高等医药院校基础医学实验教学系列教材

病原生物学实验

主　编　金志雄　杨树国

副主编　郭鄂平　李　蓓　李　健

编　委（按姓氏笔画排序）

王　娅　冯桂香　朱名胜　朱明磊

杨飞翔　杨树国　杨　靖　李　健

李　蓓　邱　红　欧　琴　金志雄

胡筱梅　徐　祥　郭鄂平　熊　琛

U0225861

科学出版社

北京

内 容 简 介

本教材包括医学微生物学和人体寄生虫学实验，适用于医学本科相关专业，可选择性应用于医学专科和非医学专业教学的需要。实验内容分为基本实验、经典验证型实验、综合型实验和科研创新型实验四个板块，内容编排遵循由易到难、由基础到创新的原则。实验内容结合我校正进行的感染模块教学改革和科研方向，具有实用性和创新性。

图书在版编目(CIP)数据

病原生物学实验 / 金志雄，杨树国主编. —北京：科学出版社，2014.8
高等医药院校基础医学实验教学系列教材
ISBN 978-7-03-041646-9

Ⅰ. 病… Ⅱ. ①金… ②杨… Ⅲ. 病原微生物-实验-医学院校-教材
Ⅳ. R37-33

中国版本图书馆 CIP 数据核字(2014)第 186638 号

责任编辑：邹梦娜 / 责任校对：包志虹
责任印制：李 彤 / 封面设计：范璧合

科学出版社 出版
北京东黄城根北街 16 号
邮政编码：100717
http://www.sciencep.com
北京凌奇印刷有限责任公司 印刷
科学出版社发行 各地新华书店经销
*
2014 年 8 月第 一 版 开本：787×1092 1/16
2023 年 6 月第六次印刷 印张：12 彩插：8
字数：277 000
定价：59.80 元
(如有印装质量问题，我社负责调换)

总　　序

　　随着现代生命科学及其各种实验技术的飞速发展和高校教学模式的改革，现代高等医学教育更加强调培养学生的探索精神、科学思维、实践能力和创新能力。这就要求从根本上改变实验教学依附于理论教学的传统观念，要从人才培养体系的整体出发，建立以能力培养为主线，分层次、多模块、相互衔接的科学实验教学体系，使实验教学与理论教学既有机结合又相对独立。同时，必须加大对实验项目、实验条件、实验教学体系的改革力度，改革传统的以教研室为单位的教学实验室模式，整合完善现代医学实验室功能和管理，从而提高医学实验教学质量。

　　本系列实验教材共9种，包括《医学大体形态学实验（人体解剖学分册）》《医学大体形态学实验（系统解剖学与局部解剖学分册）》《医学显微形态学实验》《病原生物学实验》《医学免疫学实验》《医学生物化学与分子生物学实验》《医学细胞生物学与医学遗传学实验》《预防医学实验》和《医用化学实验》。系统介绍了系统解剖学、局部解剖学、组织胚胎学、病理学、医学免疫学、病原生物学、生物化学与分子生物学、医学细胞生物学和医学遗传学、预防医学和医用化学的实验研究所必的知识与技术。编写理念是将实验教学按照建设国家实验教学示范中心要求的实验教学模式，借鉴国内外同类实验教材的编写方法，力求做到体系创新、理念创新及编写精美。内容上将基础医学实验教学按照基础医学实验体系进行重组和有机融合，按照实验教学逻辑和规律，将实验内容按模块层次进行编写，基本上包括：①实验操作及常用仪器使用；②基本实验或经典验证性实验；③综合性实验；④研究创新性实验等。不同层次学生可按照本专业培养特点和要求，对不同板块的必选实验项目和自选实验项目进行适当取舍。

　　其基本理念和设计思路具有以下特点：

　　1. 明确目标，准确定位　　本系列实验教材编写过程中增加了临床应用多、意义较大的实验内容，适当选编新的内容，力求突出基础医学知识在医学相关专业临床工作中的应用。

　　2. 突出能力，结合专业　　以"自主学习能力、临床执业能力"培养为根本，将各学科的相关知识与临床实践应用"链接"为一体，增强学生学习兴趣，突出应用能力培养，提高学生自主学习能力和学习效果。教材重视生命科学研究中如何发挥学生观察、分析与思辨能力的培养，主要任务是使大学生通过动手，得到实验技术的基本操作技能训练、科学思维和创新能力的培养，同时也要使他们初步了解或掌握先进技术和方法，与迅速发展的学科前沿接轨。

　　3. 增减内容，突出重点　　本系列实验教材在编写过程中，坚持基本理论和基本知识以"必须、实用、够用"的原则。实验内容去旧增新，删繁就简。将原来一些经典实验与现代科学思维相结合，适当压缩，并进行内容和教学方法的改革。对原书的插图进行了精选。对所开设的每一个实验要求达到的培养目标作了清晰而明确的阐述。

　　4. 整体优化，彰显特色　　教材在整体结构上，既考虑到教与学的传统习惯，力求整体上系统化，又考虑到教材内容的创新，体现教材的思想性和先进性；在教材内容的编写上突出专业特色，体现专业特点，强化知识应用，部分教材增加实验流程图以及实验要点和实验结果图的应用，使系列教材具有更广泛的适应性；在结构及内容编排上条理清楚，层次分明，充分体现规范化特点。为扩大学生的知识面，启发其思维，根据每个部分的内容在临床工作中的应用情况，精选相关内容与临床密切相关的学科知识和有应用前景的新进展和新技术，将各相关学科有机结合在一起，具有基础扎实、应用性强、科研创新性突出的优势。

　　本系列教材的使用对象以本科临床医学专业为主，兼顾预防、麻醉、口腔、影像、药学、检验、护理、康复、生物科学与生物技术、公共事业管理、信息管理与信息系统等专业需求，涵盖全部医学生的基础医学实验教学。

　　由于基础医学实验教学模式尚存在地区和校际间的差异，本系列教材可能存在偏颇之处，也会有不足和疏漏，敬请广大医学教育专家和同学提出宝贵意见，以便修订再版。

《高等医药院校基础医学实验教学系列教材》编委会

2014 年 7 月

前　言

　　《病原生物学实验》包括医学微生物学和人体寄生虫学两个学科的内容，是一本服务基础、临床和科研的实验教材。本书编写的原则是以加快实用、创新型医学本科人才培养为目标，强调学生观察能力、操作能力、运用能力和创新能力的培养。教材内容按照基本实验、经典验证性实验、综合性实验和科研创新性实验等顺序编写、排列，体现了操作技术由基本到验证，由综合应用到创新的过程。依据湖北医药学院构建新型模块教学的大纲要求，以病原学科目前开展的科研方向为主，为优秀学生提供了研究方向，也有利于学科研究水平的有序推进。

　　本教材适用于临床、麻醉、影像、检验、口腔、药学、全科医学和生物科学等本科专业，兼顾护理本、专科的病原生物学实验教学。同时，本教材也是指导本科生开展科研工作的参考书。

　　本书的出版得到了湖北医药学院领导、教务处及教材科的大力支持与帮助，在此表示衷心的感谢。

　　本教材编写过程中，广泛征求了参加《病原生物学实验》教材主编和编委们的意见。但限于编者的水平和能力，在内容和安排上难免有不足之处，恳请广大同行和读者批评指正。谢谢！

金志雄　杨树国

2014 年 6 月 12 日

目　　录

绪　言

随着社会经济的发展、世界文化的交流、人类生活的改善和行为方式的改变以及环境、气候的变化，人类感染性疾病的"病原谱"也在发生着变化，多重耐药性病原体的产生和新发病原体因子的出现，使人类仍面临着与病原生物斗争的严峻挑战。

病原生物学实验是病原生物学理论教学的重要组成部分，是临床微生物(包括病毒、细菌、立克次体、衣原体等)和寄生虫(包括原虫、蠕虫、医学节肢动物等)等感染疾病的主要诊断依据，也是培养学生实际操作、思维、科研和创新能力的基础。

一、实验目的与要求

通过实验，加深、巩固对理论内容的理解与记忆；学习、掌握病原学的基本实验方法和操作技术，树立无菌观念；通过综合型和创新型实验设计的讨论和实验结果的分析，培养学生科学的态度、思维方法以及独立分析问题和解决问题的能力。病例分析做到了理论联系实际，为以后的临床工作奠定坚实的基础。

为了提高实验课效果，保证实验课质量，要求学生做到：

(1) 每次实验前必须做好预习，明确实验目的、原理、方法及操作中的注意事项等，避免和减少发生错误。

(2) 实验过程中必须持严肃认真的态度。对操作的实验要按步骤依次进行操作，并进行积极地思考，对示教内容要仔细观察并与有关理论密切联系。

(3) 如实记录，分析结果，得出结论。

(4) 独立或协同完成实验，书写实验报告要字迹清楚，语言简练，表格清晰，画图应力求反映实际标本的原状。

(5) 遵守实验室规则。

二、实验室规则

病原生物学实验的对象大多为病原微生物和寄生虫，教学活动涉及实验室生物安全。避免实验操作人员感染，防治实验室污染源泄露对环境和公众健康的威胁。同时，为培养学生严肃态度、严格作风、严密方法的科学工作习惯，保证实验的效果，在实验教学中应严格遵守实验室生物安全的规范：

(1) 书包、衣物等勿带入室内。实验必备的书籍和文具等应放置在非操作区，以免污染。

(2) 进入实验室应穿好隔离衣、戴好帽子和口罩。

(3) 保持实验室肃静，维持室内秩序，不得高声谈笑和随处走动。

(4) 实验室内禁止饮食和吸烟，不得用嘴舔湿铅笔和标签等。

(5) 认真进行各项实验，严格掌握无菌技术。

(6) 实验中发生差错或意外事故时，应立即报告教师及时处理。切勿隐瞒或自作主张不按规定处理。如发生有病原材料污染桌面、衣物等，应立即用抹布浸蘸 2%~3%甲酚皂溶液(来苏儿)或 5%苯酚溶液，覆在污染部位，经 30min 后方可抹去。如手上沾有活病原微生物也应用上述消毒液浸泡 10min 左右，再以肥皂及自来水反复洗净。

(7) 易燃物品(乙醇、二甲苯等)不准接近火源。一旦起火，应迅速用沾水的布类和沙土覆盖扑火。

(8) 要爱护室内仪器设备，按使用规则操作，不得随意拨动电器开关。显微镜用后要擦净，各功能部件复位，登记使用情况后放入显微镜柜内。要节约使用实验材料，如不慎损坏，应报告教师进行登记。

(9) 实验完毕应整理桌面，关好水、电及煤气开关。

(10) 离开实验室前应洗手，必要时消毒液泡手，用自来水冲洗干净。轮流值日，负责实验室的卫生，关好水电、门窗再行离去。

三、实验内容和方法

1. **电视录像** 实验教学中，多安排有电视录像播放，规范的实验操作或临床标本检测技术有助于缺乏临床经验的学生理解和掌握实验技能。

2. **标本观察** 微生物标本一般分为借助显微镜的玻片染色标本和肉眼观的菌落标本两种，菌体可为死、活菌，部分具有传染性。寄生虫标本一般分为大体标本(福尔马林固定或浸制标本)、针插标本和玻片标本(包括封片标本和染色标本)。观察时应分别采用不同的方法：

(1) 大体标本：主要为较大的寄生虫虫体及其所引起的病理标本，可用肉眼或放大镜观察其形态、大小、颜色和结构或所致机体病理改变的特征。

(2) 针插标本：一般为昆虫标本，装在透明管中，用肉眼或放大镜观察，了解其外观基本结构特征。

(3) 玻片标本：微生物主要是一些细菌、真菌形态的观察。寄生虫标本一般为某些体积较小的寄生虫成虫、幼虫及蠕虫虫卵和原虫。一般观察方法为：

1) 细菌用 1000 倍的油镜观察，多数真菌可用 400 倍的高倍镜观察。

2) 寄生虫较大的虫体，用放大镜或体视显微镜(解剖镜)观察，或明视野显微镜观(低倍镜下确定标本，移至视野中央，高倍镜观察其细微结构；原虫标本需用油镜观察)。镜检标本时，必须按如下图顺序仔细观察标本，以免影响被检结果的准确性(图 0-1)。

3) 观察标本时，适当调整显微镜聚光器的高度、光圈的大小和光源的强度，使像清晰。

3. **污染物处理** 实验过程产生的废弃物、玻片、标本和培养物等必须放入固定收集器或消毒缸中，由实验室管理人员集中处理，不得擅自丢弃或排入下水道。实验结束，只有未受到污染的物品才能带出实验室。

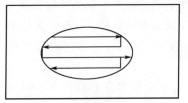

图 0-1 顺序观察标本示意图

上篇 医学微生物学实验

第一章 基本实验

第一节 细菌形态结构的观察

一、显微镜油镜使用

观察细菌最常用的仪器是光学显微镜,其大小以微米(μm)为单位,借助油镜,放大1000倍才能看清。

【实验目的】
掌握油镜的使用方法;了解显微镜的基本结构。

【实验材料】
显微镜、被检细菌标本片、香柏油、镜头清洗液、擦镜纸。

【实验方法】
1. **油镜的识别** 油镜头上标有90×或100×;镜头前端有黑、白或红色的圆圈;刻有"Ⅲ"或"Oil"等,其入光孔径也较其他物镜小。

2. **油镜的使用**

(1) 取镜:一手紧握镜臂,另一手托住镜座拿出显微镜,将其平稳地安放在实验台适宜处。

(2) 固片:标本(涂面向上)置于载物台上,载物台不能倾斜,以免液体标本和油流出。

(3) 对光:打开显微镜底座电源开关,聚光器升到最高,打开光圈,使光线通过涂片区。检查不染色的标本时,可适当用弱光(聚光器适当下降,光圈适当缩小)。

(4) 查找:在低倍镜(头)下找到标本涂片区,换用油镜(头);先在标本上滴加香柏油一滴,然后用眼从侧面观察,缓慢转动粗调节器,使载物台缓缓上升(或油镜头缓缓下降),至油镜浸入油中接近玻片为止(注意调节粗调节器时不要用力过猛、过急,以免损坏镜头或压坏标本)。通过目镜观察,仔细转动粗调节器,若发现有物像闪过,再来回转动细调节器,直到获得清晰的物像。

3. **显微镜维护** 操作结束后,先用擦镜纸擦去镜头上的油,然后用擦镜纸蘸少许镜头清洗液擦拭,再用干净的擦镜纸擦干。最后,转动两个物镜(头)呈"八"字形,降低聚光器,转动粗调节器下移镜筒,将显微镜装入镜箱。

【实验原理】
由于玻片和空气的密度差异,部分光线发生折射而散失,进入物镜的光线减少,物像不清。如图1-1所示,当在油镜与标本片之间滴加香柏油后,香柏油的折射率($n=1.515$)和

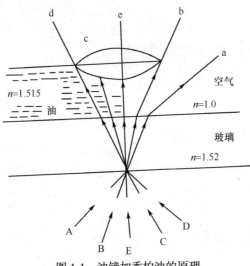

图 1-1 油镜加香柏油的原理

玻璃的折射率($n=1.52$)相仿,增加了进入物镜光线的强度,使物像清晰。

二、细菌基本形态及特殊结构的观察

细菌按其外形可分为球菌、杆菌和螺形菌三大类。球菌按其分裂后的排列方式又分为双球菌、链球菌、四联球菌、八叠球菌、葡萄球菌等。杆菌分为球杆菌、链杆菌、分枝杆菌、棒状杆菌等。螺形菌菌体弯曲,有的菌体只有一个弯曲,呈弧形或逗点状称为弧菌;有的菌体有数个弯曲,称为螺菌。某些细菌除了有细胞壁、细胞膜、细胞质和核质等基本结构外,还具有其他特殊结构,如荚膜、鞭毛、菌毛和芽孢。这些特殊结构有着各自不同的意义。

【实验目的】

掌握细菌的基本形态、特殊结构。

【实验材料】

1. 显微镜。

2. 观察标本

(1) 球菌:葡萄球菌、链球菌、脑膜炎奈瑟菌、淋病奈瑟菌。

(2) 杆菌:大肠埃希菌。

(3) 螺形菌:霍乱弧菌。

(4) 荚膜:肺炎链球菌荚膜。

(5) 鞭毛:变形杆菌鞭毛。

(6) 芽孢:破伤风杆菌芽孢。

【实验方法】

利用显微镜的油镜观察细菌形态与特殊结构。

【实验结果】

1. **球菌** 见排列方式不同的各种球菌,而且革兰染色性亦不同(彩图 1 ~ 彩图 5)。

2. **杆菌** 革兰阴性的短杆菌(彩图 6)。

3. **弧菌** 革兰阴性菌,菌体略带弯曲,呈弧形(彩图 7)。

4. **细菌特殊结构观察**

(1) 荚膜:菌体外围有一层较宽的透明区域(彩图 3)。

(2) 芽孢:经芽孢染色后,可见菌体顶端或内部有一圆形直径大于菌体的结构(彩图 8、彩图 9)。

(3) 鞭毛:通过鞭毛染色,可见菌体周围有细长弯曲的数根丝状物(彩图 10)。

三、细菌不染色标本检查

细菌标本不经染色直接镜检，可观察活细菌的形态及其运动情况。许多杆菌和螺形菌有鞭毛，能运动，可定向地朝着一定方向移动。没有鞭毛的细菌，由于体重轻而受所处环境中液体分子的冲击，呈左右前后位置变更不大的颤动，无定向移动能力。利用不染色标本检查法，可在普通光学显微镜下直接观察活细菌的形态和运动，可鉴别细菌，包括悬滴法和压滴法。

【实验目的】

了解细菌动力的显微镜检查法，观察有鞭毛与无鞭毛菌运动的特点。

【实验材料】

(1) 菌种　变形杆菌及葡萄球菌 8~12h 肉汤培养物。

(2) 载玻片、凹玻片、凡士林、盖玻片、接种环、煤气灯等。

【实验方法】

1. 悬滴法

(1) 取洁净凹玻片和盖玻片各一张，涂少许凡士林于凹玻片窝的周围。

(2) 分别取一环变形杆菌和葡萄球菌培养物，放于对应的盖玻片中央。

(3) 将涂凡士林的凹玻片反转(凹向下)，使凹窝对准盖玻片的菌液滴置于其上，粘住盖玻片后再反转凹玻片(此时液滴悬于盖玻片下)用接种环柄轻压盖片周围，使其固定并密封，防止菌液变干，便于长时间观察(图1-2)。

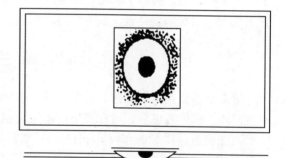

图 1-2　悬滴法
上：正面；下：侧面

(4) 凹玻片置于镜台上，将集光器稍降下，使视野内光线变暗。用低倍镜找出悬滴的边缘，然后换用高倍镜或油镜观察滴内细菌的形态和运动。

2. 压滴法

(1) 用接种环取菌液置于洁净的载玻片中央。

(2) 将擦净的盖玻片置于菌液上，加盖时，先用盖片一边接触菌液(或先使中央与液滴接触)缓缓放下盖片，防止玻片间产生气泡(否则视野过高影响观察结果)，滴加菌液量以盖片后无菌液溢出盖片为度。

(3) 将载片置于镜台上，用低倍物镜找到标本，再换高倍物镜观察。本法较悬滴法简单，但标本容易干涸，不能长时间观察。

【实验结果】

(1) 变形杆菌有鞭毛，有改变位置的运动，即真正运动。

(2) 葡萄球菌无鞭毛，只在局部颤动，即布郎运动。

【实验原理】

有鞭毛的细菌运动称真正运动，也叫固有运动，其特点是细菌从一个地方游到另一个地方，可以改变位置；无鞭毛的细菌运动叫布朗运动，特点是不能改变位置，只在局部闪动，是因液体分子的冲击，致使细菌在局部颤动，这种运动也称分子运动。

接种环又称为白金耳，接种针又称为白金线，是细菌取材或接种的常用工具。

1. 结构 接种环(针)由三部分组成，环(针)部分以用白金丝制成为佳，因易于传热、散热，不生锈而经久耐用。但因价格昂贵，通常多用镍合金丝代替。常用的接种环直径为3~4mm，长 40~50mm，其一端固定于金属杆(多为铝制)上，金属杆的另一端为绝热柄(图 1-3)。

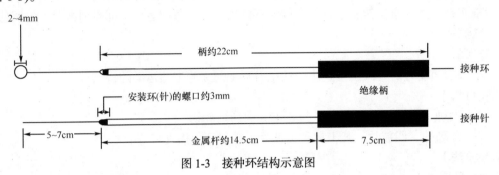

图 1-3 接种环结构示意图

2. 用法 使用时手持绝热柄，先在氧化焰中烧红镍丝部分，再平持接种环(针)使金属杆在火焰中通过 3 次灭菌，冷却后即可取菌或待检标本。用毕后立即将染菌的镍丝部分先于还原焰中烧灼，再移于氧化焰中烧红，随后按上法将金属杆部分在火焰中通过 3 次，搁置于架上，切勿随手弃置，以免灼焦台面或其他物件。

四、革 兰 染 色

形态学检查是鉴定细菌的重要一环。由于细菌个体小，无色透明，不染色在镜下不易观察清晰，菌体着色后，可在镜下清晰地观察其形态特征，协助鉴别细菌。

因细菌蛋白质等电点较低(pH2~5)，当它生长于中性、碱性或弱酸性的溶液中时常带负电荷，通常采用碱性染料(如亚甲蓝、复红、甲紫等)使其着色。

染色方法有单染色与复染色之分。只用一种染料使细菌着色的方法称单染色法，如亚甲蓝(美蓝)染色法；用两种以上染料染色的方法叫复染色法，主要有革兰染色法、抗酸染色法，此外还有多种特殊染色法。革兰染色法是最常用的复染色法，可用于鉴别细菌、选择抗菌药物及细菌致病性等研究。

【实验目的】

掌握细菌涂片制作、革兰染色的方法及意义；熟悉革兰染色法的原理。

【实验材料】

1. 菌种 葡萄球菌和大肠埃希菌混合液(18~24h 培养物)、牙垢。

2. 染液 Ⅰ：结晶紫染液；Ⅱ：碘液(媒染剂)；Ⅲ：95%乙醇(脱色剂)；Ⅳ：稀释苯酚复红液(复染剂)。

3. 其他物品 生理盐水、载玻片、接种环、酒精灯、牙签、显微镜、擦镜纸等。

【实验方法】

1. 涂片标本的制作(图 1-4)

(1) 涂片：取洁净的载玻片一张，用蜡笔标记两区，用灭菌接种环取一环葡萄球菌和大肠埃希菌混合液，在一端涂抹成直径约 1cm 大的涂片。再用灭菌后的接种环取一环生理盐水放入玻片另一端，以牙签取口腔牙垢与生理盐水混匀，涂片(注意初次涂片，取菌量不应过大，以免造成菌体重叠)。

(2) 干燥：在空气中自然干燥，或在弱火焰上方烘干(切勿紧靠火焰，以防涂膜受损或变性)

(3) 固定：将已干燥的涂片来回通过火焰3次(往返为1次)固定。固定的作用为：杀死细菌；使菌体蛋白质凝固，菌体牢固黏附于载片上，染色时不被染液或水冲掉；增加菌体对染料的结合力，使涂片易着色。

2. 染色(图1-4)

(1) 初染：加结晶紫染液盖满标本处，染色1min后水洗，并将玻片上的积水轻轻甩掉。

(2) 媒染：加碘液媒染1min，水洗并甩掉积水。

(3) 脱色：滴加95%乙醇盖满标本，轻轻摇动玻片，直至流下的乙醇无色或稍呈淡紫色为止(约30s)，水洗甩干。

(4) 复染：用稀释苯酚复红染液复染30s，水洗，用滤纸轻轻吸干，待标本充分干燥后进行油镜镜检。

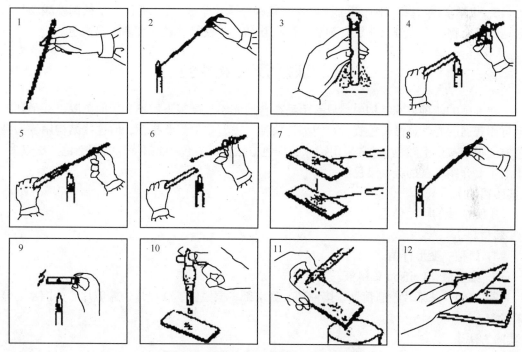

图1-4 细菌染色标本制作及染色过程

1.取接种环；2.烧灼接种环；3.摇匀细菌；4.烧灼管口；5.取一环菌液；6.取菌毕，烧灼管口，塞上塞子；7.将菌液涂布在玻片上；8.烧灼接种环；9.固定；10.染色；11.水洗；12.吸干

【实验结果】

显微镜下可见两种细菌的形态及染色性，葡萄球菌被染成紫色为革兰阳性菌(G⁺)，大肠埃希菌被染成红色为革兰阴性菌(G⁻)。牙垢涂片可见大量细菌，从形态上有球菌、杆菌和螺形菌，从染色性上可见紫色(G⁺)和红色(G⁻)。

【影响因素】

1. 操作因素 涂片太厚或太薄，菌体分散不均匀；染色过程中，使用强水流直接冲洗涂片区，影响结果观察。

2. **染色因素** 乙醇脱色过度，革兰阳性菌可能被误染为革兰阴性菌，反之则革兰阴性菌可能被误染为革兰阳性菌，所以脱色时间要掌握好。

3. **细菌因素** 被检菌的培养条件、培养基成分、菌龄的不同等原因会影响染色结果，如革兰阳性菌的陈旧培养物也有出现革兰阴性菌的概率，所以被检菌的菌龄一般最好在18~24h之内。

【革兰染色原理】

1. **等电学说** 革兰阳性菌等电点(pH2~3)比革兰阴性菌(pH4~5)低，一般染色时染液的酸碱度在pH7.0左右，电离后阳性菌带的负电荷比阴性菌多，因此与带正电荷的甲紫(结晶紫)染料结合牢固，不易脱色。

2. **通透性学说** 革兰阳性菌细胞壁结构比较致密，肽聚糖层厚，脂质含量少，乙醇不易透入，反而可使细胞壁脱水而形成一道屏障，阻止染料向细胞外渗。革兰阴性细菌细胞壁疏松，肽聚糖层很薄，而外膜、脂蛋白、脂多糖均含有大量脂质，易被乙醇溶解，致使细胞壁通透性增高，细胞内的结晶紫-碘复合物容易被乙醇溶解而脱出。

3. **化学学说** 革兰阳性菌细胞内含有某种特殊化学成分，一般认为是核糖核酸镁盐与多糖的复合物，它和染料—媒染剂复合物相互结合，使已着色的细菌不易脱色。

五、细菌特殊结构染色

在细菌的四种特殊结构中，只有菌毛在普通光学显微镜下看不到，而荚膜、芽孢和鞭毛可用普通的光学显微镜检查，它们都是菌种分类鉴定的重要指标，但这些结构用普通染色方法很难被染上颜色，通常采用特殊的染色方法使其着色。细菌特殊结构染色方法较多，本书主要介绍细菌的鞭毛染色法。

【实验目的】

了解细菌的鞭毛染色。

【实验材料】

1. **菌种** 变形杆菌。

2. **染色液** Leifson染色液。

3. **其他** 滤纸片、酒精灯、接种环、吸水纸、擦镜纸、载玻片、盖玻片、蒸馏水、显微镜等。

【实验方法】

1. **清洗玻片** 取光滑无划痕的玻片。为避免玻片彼此磨损，应将玻片放在特制的架上，然后用洗衣粉过滤液(洗衣粉煮沸后用滤纸过滤)煮沸20min。煮毕稍冷却后取出，用清水洗净，再放入浓洗液中浸泡24h左右，取出用清水冲洗残酸，最后用蒸馏水洗净，沥干水并放于95%乙醇中脱水，取出玻片，用火焰烧去乙醇，立即使用。

2. **菌液的制备** 将变形杆菌在新制备的肉膏蛋白胨斜面培养基上(斜面下部要有少量冷凝水)，连续移种5~7次，每次培养12~16h，最后一代培养9~12h。向斜面培养基中加3~5ml先在恒温箱中预热的无菌水，静置10~20min，使细菌游出配成稀薄的菌悬液，注意静置的时间不能太长，因为时间长了鞭毛可能脱落。

3. **制片** 在洁净载玻片上用尖蜡笔划4个相等的区域。将载玻片斜放，用接种环在每小格顶端加一滴菌悬液，流下的菌悬液用纸吸去，平放，自然干燥。

4. 染色 在第一个小格加 5 滴染色液，经过5、10、15s后，分别在第二、三、四个小格中滴加染色液，仔细观察染色液中有很细的沉淀物(铁锈色云雾状物)产生，当第一、二小格已产生沉淀时，立即用水洗去染色液，室温下使载玻片干燥，然后油镜下镜检。

注意事项：①载玻片要求干净无油污、无划痕。②菌种必须活化，即要连续移种几次。③菌龄要合适，一般在幼龄时鞭毛情况最好，易于染色。④染色液处理时间一定要严格掌握，处理时间太短，鞭毛上没有足够的沉积物看不清楚；处理时间太长，玻片上沉积物太多，也看不清楚。⑤涂片后只能自然干燥，不能用热风吹干，不能热固定，这是由于加热后菌体易变形，鞭毛易脱落，影响观察。

5. 镜检结果 菌体和鞭毛均染成红色(彩图10)。

【实验原理】

鞭毛是细菌的运动"器官"，一般细菌的鞭毛都非常纤细，直径为10~20 nm，只有用电子显微镜才能观察到。但是，如采用特殊的鞭毛染色法，则可在普通光学显微镜下看到。鞭毛染色法较多，但其基本原理都相同，即在染色前先用媒染剂处理，使其沉积在鞭毛上，这样可加粗鞭毛直径，然后再进行染色。常用的媒染剂由单宁酸(鞣酸)与三氯化铁或甲明矾配制而成。

【思考题】

1. 用油镜时，为什么选用香柏油作为物镜与玻片间的介质？
2. 细菌不染色标本检查法有何优缺点？
3. 影响革兰染色结果的因素有哪些？
4. 革兰染色所用染液的顺序是(　　)

A. 稀释复红-碘液-乙醇-结晶紫　　　　B. 结晶紫-乙醇-碘液-稀释复红
C. 结晶紫-碘液-乙醇-稀释复红　　　　D. 稀释复红-乙醇-结晶紫-碘液
E. 稀释复红-结晶紫-碘液-乙醇

(金志雄 王 娅)

第二节 细菌的人工培养

一、常用培养基制备

培养基 (culture medium)是由人工方法配制而成的，专供微生物生长繁殖使用的混合营养基质。由于微生物种类繁多，对营养物质的要求各异，加之实验和研究的目的不同，所以培养基在组成成分上也各有差异。但是，不同种类或不同组成的培养基中，均应含有满足微生物生长繁殖所需的水、碳、氮、无机盐、生长因子及某些必需的微量元素等。此外，培养基还应具有适宜的酸碱度pH、气体、缓冲能力、氧化还原电位和渗透压等。

【实验目的】

(1) 了解基础培养基的主要成分和制备方法。

(2) 树立无菌观念。

【实验材料】

(1) 鲜牛肉(去脂肪和肌腱)、蛋白胨、氯化钠、蒸馏水、琼脂、脱纤维羊血或兔血。

(2) pH 试纸、10%碳酸氢钠、灭菌试管、吸管、三角烧瓶、量筒、无菌平皿等。

【实验方法】

1. 液体培养基制备　肉汤培养基是常用的液体培养基,也是制备常用的细菌分离培养基及其他某些培养基的基础。

(1) 将新鲜牛肉 500g 切碎或搅碎,加水 1000ml,搅拌混合后,放 4℃冰箱或冷处浸泡过夜。

(2) 次日从冰箱中取出,搅拌均匀,煮沸 30min 左右,放凉,使残余的脂肪凝固,再用绒布或滤纸过滤,将滤液补足至原量。此溶液称为肉水或肉浸液。

(3) 1000ml 肉水中加入蛋白胨 10g、氯化钠 5g,加热溶解,放凉。

(4) 用精密 pH 试纸测酸碱度,用 10%碳酸氢钠校正 pH 为 7.2 左右。过碱时,可用 10%乙酸校正之。

(5) 分装于试管中或三角烧瓶中,121℃,103.4kPa (1.05kg/cm^2)的高压蒸汽灭菌 20~30min。

如用市售的牛肉膏代替新鲜肉水时,可将牛肉膏溶成 0.3%~0.5%的水溶液,再如上法制成培养基。

2. 普通琼脂培养基制备　普通琼脂培养基是常用的固体培养基,包括普通琼脂平板和普通琼脂斜面两种,前者用于分离纯化细菌,后者用于细菌增殖或保存菌种。

(1) 取上面配制的肉汤 100ml 加入清洁三角烧瓶中,加入琼脂 2~3g,搅拌使琼脂溶解,塞上棉塞,用两层纸包扎好。121℃,103.4kPa 高压蒸汽灭菌 20~30 min。

(2) 取出培养基,待其冷至 50℃时,无菌操作,将其倒入灭菌平皿内,每个平皿约 15ml,凝固后即成普通琼脂平板培养基。若培养基倒入灭菌试管内,再将试管斜放试验台上,凝固后即成普通琼脂斜面培养基。

普通琼脂培养基也可用市售的营养琼脂粉(含有普通琼脂培养基的各种成分并已调好pH)制备,用法见产品说明书。

3. 血液琼脂培养基制备　有些细菌对营养要求较高,在普通琼脂培养基上生长不良,可用血液琼脂培养基进行培养。

(1) 同上法制备普通琼脂培养基。

(2) 待冷却至 50℃时,加入无菌的脱纤维血液,混匀(注意勿使产生泡沫)。

(3) 分装入灭菌试管或平皿中制成血斜面或血平板培养基。

二、细菌的分离培养与生长状态的观察

绝大多数细菌在适宜的条件下可以生长,细菌感染性患者标本只有经过细菌的分离培养、鉴定和药物敏感试验,才可对感染性疾病进行病原学诊断并指导临床用药。因此,细菌培养对疾病的诊断、预防和治疗具有重要的作用。

为了从临床标本中分离出病原菌并进行准确鉴定,除选择好合适的培养基外,还要根据待检标本的来源、培养目的及所使用培养基的性状,采用不同的接种方法。

【实验目的】

初步掌握细菌分离接种的基本操作技术及生长状态。

【实验材料】

1. **菌种** 葡萄球菌和大肠埃希菌的混合菌液、大肠埃希菌培养物、葡萄球菌培养物、变形杆菌培养物。

2. **培养基** 琼脂平板、琼脂斜面培养基、肉汤培养基、半固体琼脂培养基。

3. **其他** 接种环、接种针、酒精灯等。

【实验方法】

1. **琼脂平板划线法**

(1) 右手持接种环在火焰上烧灼灭菌,待冷却(稍待 5~10s),取细菌培养物(或患者材料)少许。

(2) 左手持琼脂平板底部,用示指压住平皿盖的一处边缘,大拇指和中指撑起平皿盖,呈约 45° 的斜度。右手握持沾菌的接种环先涂在琼脂培养基表面的一角接近玻璃边缘处,涂成一薄膜(原始区)。再烧灼接种环,以除去多余的细菌。

(3) 待被烧灼的接种环冷却后,先将接种环在原涂有细菌的部位接触后,用腕力轻轻在平皿表面进行划线,划至培养基表面 1/4 处为止(第 1 区)。然后转动平皿,在划线 1/4 处的末端重复接触 2~3 根线后再向下连续划线,划至培养基表面 2/4 处(第 2 区)。同样方法划第 3 区,最后划第 4 区,此区划线时,接种环不与上述任何划线部分接触,在剩下的平板上划一个单独的区域(图 1-5A)。划线时使接种环与平板表面约呈 45° 轻轻接触。以腕力在平板表面作轻快地滑移动作,不可用力太大,以免划破琼脂平板,划线要求密集平行,充分利用平板表面,但不要交叉重复。

(4) 划线完毕,盖好盖子,随即将接种环烧灼灭菌后放好。在培养皿底玻璃侧面,用记号笔(或小纸片)注明接种菌名,接种者姓名及班、组、日期等。将培养皿倒放(即皿底在上,盖在下,这样可以避免培养过程中凝结水自皿盖滴下,冲散菌落),放置 37℃ 温箱内培养。

(5) 经 37℃ 培养 24h 后取出,观察琼脂平板表面生长的各种菌落,注意其大小、形状、边缘、表面结构、透明度、颜色等性状。在含有血液的琼脂平板上尚可观察菌落四周有无溶血现象。

(6) 结果:大肠埃希菌与葡萄球菌分离开来,分别形成不同性状的单一菌落(图 1-5B)。

2. **琼脂斜面培养基接种法**

(1) 取菌种管与培养管置于左手示指、中指、无名指之间,拇指压住试管底部上方,使菌种管靠近火焰一侧,接种管位于外侧,斜面均向上。

(2) 右手拇指和示指分别松动两管棉塞,火焰灭菌接种环。

(3) 以右手小指与手掌,小指与无名指分别拔取两管棉塞(先外后内),将两管口迅速通过火焰灭菌。

(4) 将灭菌的接种环插入菌种管,从斜面上取菌苔少许。退出菌种管,迅速伸入待接种的培养管,在斜面上先由底部向上拉一条线,再从斜面底部向上轻轻曲折连续划线(图 1-6)。

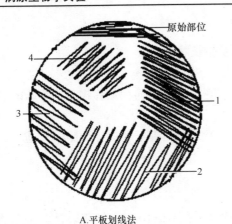

原始部位

4

3

1

2

A.平板划线法   B.培养后菌落散布情况

图1-5 琼脂平板划线法

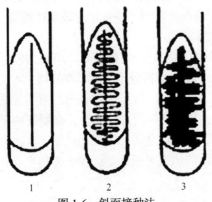

1   2   3

图1-6 斜面接种法

(5) 取出接种环，在火焰上灭菌管口，顺序塞上棉塞(先塞菌种管，后塞接种管)，然后灭菌接种环，做好标记。37℃孵育18~24h后观察结果。

(6) 结果：细菌在培养管中的接种线上，生长出许多菌落连成一片，形成了菌苔。不同种的细菌菌苔，其透明度、颜色等特征不同。此法常用于大量增菌和保存菌种。

3. 液体培养基接种法 以无菌操作程序取培养物少许，伸入待接种的培养基管内，在接近液面的管壁上轻轻研磨，并蘸取少许培养液调和，使菌混合于其中(图1-7)。

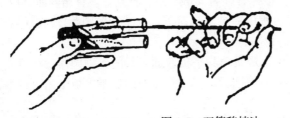

图1-7 双管移植法

采用本法接种可观察细菌的不同生长情况，有的均匀混浊，有的沉淀生长，亦有表面形成菌膜。一般作增菌用。

4. 半固体培养基穿刺接种法 以无菌操作程序用接种针分别挑取葡萄球菌及变形杆菌培养物少许，垂直刺入半固体琼脂培养基的中心，直至近管底处0.5~1cm，勿刺穿管底，然后循原线退出(图1-8)。

具有动力的细菌(如变形杆菌)能从穿刺线向

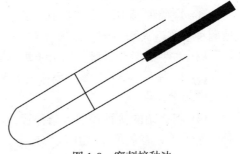

图1-8 穿刺接种法

四周弥散生长，使整个培养基混浊；细菌如无动力(如葡萄球菌)，则仅沿穿刺线生长。主要用于观察细菌动力和保存菌种。

【实验结果】

1. **固体培养基** 单个菌落是划线分离细菌的目的。首先观察整个平板培养基上的菌落形态及种类，然后再选有代表性的各种孤立菌落对其大小、形状、边缘、表面、隆起度、结构、颜色、透明度等特征作判断。观察菌落时，不要将空气中落入培养基而生长的杂菌误认为目的细菌。杂菌一般生长于划线痕迹外，或为个别的形状异常的孤立菌落。

2. **液体培养基** 肉眼观察，如培养基出现混浊或形成菌膜、沉淀等，则表示有细菌增殖，观察其增殖状态，有助于鉴别细菌。

3. **半固体培养基** 观察穿刺线周围细菌生长情况如透明度和颜色改变(培养基加有显色剂)，作出细菌是否有动力的判断。

三、平板菌落计数

平板菌落计数法是将待测样品经倍比稀释，取一定量的稀释菌液涂布到平板上，经过培养，单个细菌可生长繁殖形成肉眼可见的菌落。亦可计算出待测样品的细菌数。

【实验目的】

了解平板菌落计数的方法。

【实验材料】

(1) 培养基：高层琼脂培养基。

(2) 河水(或井水、池水)、自来水。

(3) 无菌生理盐水、无菌试管、无菌吸管。

(4) 甲紫-碘复合物

【实验方法】

(1) 取无菌空平皿 4 只，分别标记为 1、2、3、4 号。

(2) 吸取 1ml 自来水置于 1 号平皿中。

(3) 分别吸取相同河水(或井水)原倍、10^{-1}、10^{-2} 各 1ml 加入 2、3、4 号平皿中。

(4) 取 4 支溶化且冷却至 45℃的高层琼脂，分别倾注于上述四个培养皿中，充分混匀待凝。

(5) 37℃孵育 24h 取出观察，并分别在细菌菌落计算器上算出自来水和河水(或井水)中每毫升含有的活细菌数。菌落计算时，一般选择菌落数在 30~300 间的培养皿，分别乘以稀释倍数再取其平均值即得。

(6) 细菌菌落计算器：细菌菌落计算器是一块玻璃板上刻画有 144 个面积为 $1cm^2$ 的小正方形格。将长有菌落的培养皿放上，计算 10 个小方格内的菌落数，如为 30 个，则平均 1 个小方格内为 3 个菌落。培养皿的面积是 πr^2，若其直径是 9cm，则半径为 4.5cm，整个培养皿上的菌落数是 $3.1416 \times (4.5)^2 \times 3 = 191$ 个菌落。

【思考题】

1. 培养基的种类有哪些？各有何用途？

2. 接种和培养细菌的方法有几种？各有何用途？

3. 怎样区别琼脂平板上的菌落是接种菌或污染菌？

4. 简述细菌在不同培养基上的生长现象。

(金志雄)

第三节　消毒灭菌技术

影响微生物生长繁殖的因素大致可分为物理、化学和生物三方面。物理因素包括温度、辐射、超声波、渗透压、过滤及干燥等。化学因素包括用来杀死或抑制微生物生长繁殖的化学药品，如消毒剂和防腐剂。生物因素主要包括细菌素、噬菌体及抗生素等。这里介绍几种常用抑制或杀灭微生物的方法。

一、热力灭菌

热力灭菌主要依靠高温的作用，使菌体蛋白凝固变性，细胞膜受损及电解质浓缩，细菌失去生物活性而死亡。热力灭菌法可分为干热灭菌和湿热灭菌两大类，在同一温度下，湿热灭菌法灭菌效果更好。

(一) 干热灭菌器

高温对细菌有明显的致死作用，主要机制是凝固菌体蛋白质，也可能与细菌 DNA 单螺旋断裂、细菌膜功能受损及菌体内电解质浓缩有关。干烤箱为常用的干热灭菌器，其杀菌作用是通过脱水干燥和大分子变性完成的。干烤箱是中间夹着石棉的双层金属制成的方形或长方形箱，箱底装有热源，箱内有数层金属架，并附有温度计和自动温度调节器等装置(图1-9)。把待灭菌的物件均匀地放入恒温干燥箱，加热至160~170℃维持2h即可达灭菌目的。

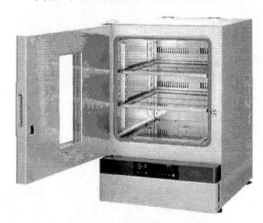

图1-9　干热灭菌器示意图

【实验目的】

(1) 了解干热灭菌器的使用方法及注意事项。

(2) 了解干热灭菌器常用于哪些物品的消毒灭菌。

【实验材料】

(1) 干热灭菌器。

(2) 培养皿、吸管、试管等。

【实验方法】

(1) 将待灭菌的物品洗净、干燥后包装。

(2) 将包好的物品置于箱内闭门加热。温度达到160~170℃后，持续2h。

(3) 关掉电源,停止加热,待温度自然下降至40℃以下才可开门取物,否则冷空气突然进入易引起玻璃器具炸裂,而且内部的热空气外溢也会灼伤皮肤。

此方法适用于金属、玻璃器具及某些药品、粉剂等的消毒灭菌。

(二) 高压蒸汽灭菌器

高压蒸汽灭菌法是热力灭菌法中杀菌效果最好的方法,可杀灭一切微生物包括细菌芽孢。通常采用的压力为 103.4kPa/cm^2,温度为 121.3℃,维持时间 20~30min。高压蒸汽灭菌为一双层金属圆筒,上端有金属厚盖及固定螺旋,装有安全阀、排气阀和压力、温度指示盘 (图 1-10)。高压蒸汽灭菌温度与压力的关系见表 1-1。

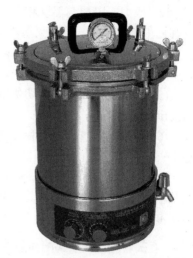

图 1-10　手提式高压蒸汽灭菌器示意图

表 1-1　高压蒸汽灭菌温度与压力的关系

| 压力 | | | 温度(℃) |
(lb/in^2)	压力(kPa)	(kg/cm^2)	
5	34.47	0.35	108.8
8	55.16	0.56	113.0
10	68.95	0.70	115.6
15	103.43	1.05	121.3
20	137.90	1.40	126.2

【实验目的】

正确使用高压蒸汽灭菌器。

【实验材料】

(1) 高压蒸汽灭菌器。

(2) 待灭菌的培养基。

【实验方法及结果】

(1) 将制备的培养基分装于三角烧瓶内,塞上瓶塞,包好瓶口。

(2) 在高压锅中加水至外筒内,待灭菌物品放入内筒。盖上锅盖,拧紧螺旋使容器密闭。

(3) 打开排气阀门,接通电源加热,排出容器内冷空气。然后关闭排气阀门,继续加热直到压力表逐渐升至所需压力(一般是 103.4kPa,温度是 121.3℃)。调节热源,使压力维持 20~30min,可达到灭菌效果。

(4) 停止加热,待压力自行下降至零时可开盖取物。不能在高压时打开排气阀门放气减压,以免液体冲出外溢。

【注意事项】

(1) 外层锅内水不宜过多,否则水沸腾时溢入内锅易使物品浸湿,水太少则蒸汽压力不足。

(2) 压力一定要与温度相符，如果容器内冷空气未排尽，虽然压力上升了，但温度并没有真正上升多少，导致灭菌不彻底。

(3) 被灭菌的物品不宜过多，中间要留有空隙，利于蒸汽流通，可保证灭菌效果。

(4) 灭菌后慢慢放气降压，以免容器中的液体及瓶塞冲出。

(5) 溶液灭菌时，瓶塞切勿使用木塞或橡皮塞，因其内外压力不一，可发生爆裂或液体溢出现象。

(6) 使用前检查压力表和安全阀是否失灵，检查仪器内水量是否合适(约 2cm 深)，在整个灭菌过程中除自动灭菌器外，需要专人负责灭菌，严禁脱离岗位以防意外。

(7) 为了确保灭菌效果，应定期检查灭菌的效能。常用方法是用硫磺粉末(熔点为 115℃)或苯甲酸(熔点为 120℃)将其置于试管内，然后进行灭菌试验，如上述物质熔化，即说明高压蒸汽灭菌器内温度已达要求，灭菌的效果是可靠的。

(三) 煮沸法对细菌繁殖体和芽孢的影响

【实验目的】

认识高温对细菌繁殖体和芽孢的作用。

【实验材料】

1. **菌种** 枯草芽孢杆菌、大肠埃希菌(无芽孢)

2. **器械与用品** 肉汤培养基、水浴锅。

【实验方法及结果】

(1) 取 8 支液体培养基分两组，每组 4 支，分别标明大肠埃希菌与枯草芽孢杆菌的菌名。

(2) 用无菌毛细吸管取大肠埃希菌和枯草芽孢杆菌，分别接种至两组液体培养基内，每管 0.1ml。

(3) 每组各取 3 管置于 100℃，水浴 5、15、30min，每组各取 1 管迅速冷却，每组各留 1 管不加热设为对照。

(4) 将两组共 8 支试管置 37℃培养 18~24h，观察结果。

结果：将各管细菌生长情况记录于表 1-2 中。

表 1-2　煮沸法对细菌繁殖体和芽孢影响的实验结果

细菌	5 min	15 min	30 min	对照
大肠埃希菌				
枯草芽孢杆菌				

二、过 滤 除 菌

【实验目的】

了解过滤除菌效果。

【实验材料】

赛氏滤菌器，玻璃滤菌器，滤膜滤器。

【实验方法及结果】

滤菌器含有微小孔径，只容许小于孔径的物体通过，可除去细菌，但无法除去病毒、L 型细菌、支原体及衣原体等微生物。滤菌器主要用于一些不耐高温的血清、酶制剂、抗生素等除菌。下面介绍三种常用的滤菌器。

1. 构造

(1) 赛氏滤菌器：系金属滤器，滤板由石棉制成(图 1-11A)。按石棉的孔径大小分为 K、EK、EK-S 型三种。K 型滤孔最大(2~7μm)，用于澄清液体；EK 型滤孔较小(1μm)，可除去一般细菌；EK-S 型滤孔最小(0.1~0.5μm)，可阻止较大的病毒通过。滤器经高压灭菌后，可重复使用。

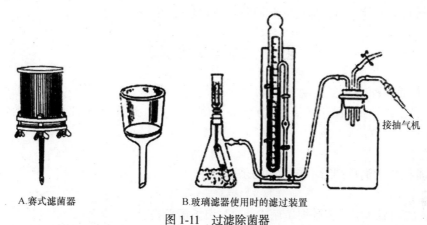

A.赛式滤菌器   B.玻璃滤器使用时的滤过装置

图 1-11 过滤除菌器

(2) 玻璃滤菌器：由玻璃制成，滤板由玻璃细砂压成并嵌在玻璃漏斗中(图 3-3B)。孔径从 0.15~30μm 不等，一般分为 G1~G6 六种，G5~G6 孔径较小，能除去一般细菌。滤器经高压灭菌后，可重复使用。

(3) 滤膜滤器：滤膜由乙酸纤维素制成，常用 0.22μm、0.45μm 两种孔径针头式滤器，接上注射器即可使用，但滤器一般不能经高压灭菌重复使用。

2. 用法

清洗、包装滤菌器和滤瓶，高压灭菌。无菌条件下，组装滤器与滤瓶，连接缓冲瓶与抽气机，将待滤液体缓缓倒入滤菌器内，开动抽气机，滤液在负压下流入滤瓶。滤毕，迅速将滤瓶中的滤液分装到无菌容器中保存。

三、紫外线杀菌

紫外线杀菌属射线杀菌的一种，其杀菌波长介于 240~280nm，以 265~266nm 波长作用最强。紫外线照射可使同一条 DNA 链上相邻的胸腺嘧啶形成二聚体，干扰 DNA 的复制从而导致细菌的死亡。紫外线的穿透力弱，只能用于空气及物体表面的消毒。

【实验目的】

了解紫外线的杀菌作用。

【实验材料】

(1) 大肠埃希菌培养物。

(2) 普通琼脂平板。

(3) 灭菌的月牙形黑纸片、镊子、灭菌棉签、紫外线灯。

【实验方法及结果】

(1) 取一个普通琼脂平板，用一无菌棉签蘸取大肠埃希菌 18~24h 培养物，均匀涂布于普通琼脂平板表面。

(2) 将灭菌的月牙形黑纸片盖在平板上，紫外线灯下照射 30min。

(3) 盖好皿盖，37℃，培养 18~24h，观察结果。

【实验结果】

黑纸片遮盖的地方可见菌苔形成，而暴露于紫外线下的琼脂表面无细菌生长或仅有极少数细菌生长。

【注意事项】

杀菌波长的紫外线对人体皮肤和眼睛均有损伤作用，操作时应注意保护。

四、化学消毒灭菌法

化学消毒剂种类众多，杀菌机制可通过使菌体蛋白变性或凝固，改变细胞壁和细胞膜的通透性，干扰细菌的代谢等方式导致细菌死亡。这里介绍几种化学消毒剂对细菌的作用。

【实验目的】

了解常用化学消毒剂对不同细菌的杀菌作用。

【实验材料】

(1) 表皮葡萄球菌、大肠埃希菌 18~24 h 肉汤培养物。

(2) 普通琼脂平板 2 个。

(3) 2%结晶紫，2.5%碘酒，75%乙醇，5%苯酚，0.5%过氧乙酸。

(4) 无菌棉拭子，镊子及直径 6mm 的滤纸片。

【实验方法】

(1) 用无菌棉拭子分别蘸取表皮葡萄球菌、大肠埃希菌菌液，均匀涂布于两个琼脂平板表面，用标签纸做好标记。

(2) 用无菌的镊子夹取滤纸片分别浸入上述 5 种消毒剂中，每种消毒剂中浸 2 片，取出滤纸片时让其靠着管壁，以便除去多余的药液。将滤纸片分别均匀贴于已接种细菌的琼脂表面。

(3) 盖好皿盖，置 37℃培养 18~24 h。

(4) 观察滤纸片周围有无抑菌圈，并比较其大小。

【实验结果】

滤纸片周围出现大小不同的抑菌圈，抑菌圈直径的大小与消毒剂的抑菌效果成正比。

【思考题】

1. 哪些物品适用于高压蒸汽灭菌法？

2. 在热力灭菌试验中为什么选择大肠埃希菌和枯草芽胞杆菌作为试验对象？

3. 简述紫外线灭菌的原理，在紫外线直接照射到的平板表面为何仍常有少数散在的菌落存在？

4. 试分析影响化学消毒剂作用的因素。

5. 选择消毒剂进行消毒时应注意哪些问题？

(欧 琴)

第四节 细菌的药物敏感性试验

抗生素是微生物的一种合成产物，因其有抑菌或杀菌作用，广泛应用于临床治疗。实践证明，有些菌对某些抗生素已失去了原有的敏感性(即形成了耐药性)，实用中已无治疗价值。为了及时有效地正确治疗，在治疗中应从病人体内分离出致病菌，进行药物敏感性测定，选择最敏感的药物治疗，以提高疗效。药敏试验的方法很多，主要有纸片法、稀释法、E试验、联合抗菌试验等，根据不同需要选择不同的实验方法。

一、纸片扩散法

【实验目的】

了解纸片扩散法的原理及结果的判断。

【实验材料】

1. **菌种** 金黄色葡萄球菌和大肠埃希菌6~8 h肉汤培养物。

2. **培养基** 普通琼脂平板培养基。

3. **器械与用品** 含抗生素(青霉素、庆大霉素、氯霉素等)或磺胺药的干燥滤纸片、镊子、酒精灯等。

【实验方法】

(1) 分别用无菌棉拭沾取6~8h金黄色葡萄球菌和大肠埃希菌培养物，密集涂布于两个琼脂平板表面(注意棉拭不可过湿，沾上菌液后可于试管壁轻轻压一下，涂布要均匀、致密)。

(2) 待稍干后，用无菌镊子将含有各种抗生素的纸片按一定间隔贴在已接种细菌的琼脂平板的表面。各纸片中心相距约24mm，纸片距平皿边缘约15mm，各纸片间距相等。

(3) 做好标记，置37℃培养18~24h后观察结果。

【实验结果】

观察抑菌圈的有无及其大小。用直尺分别测量各种抗生素纸片抑菌圈的直径，以mm表示(图1-12)，判断其敏感度及耐药性(判断标准见表1-3)。

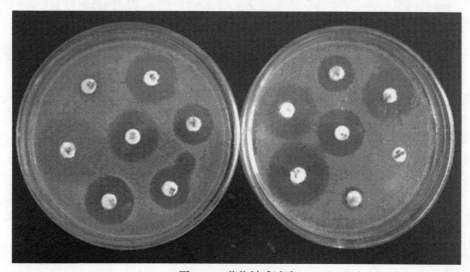

图1-12 药物敏感试验

表 1-3　抑菌圈解释标准及相应的最低抑菌浓度

抗生素	含量(μg/片)	抑菌圈直径 (mm)			MIC (μg/ml)	
		耐药	中介	敏感	耐药	敏感
青霉素	10	≤28	—	≥29	≥0.25	≤0.1
氨苄西林	20/10	≤13	14~17	≥18	≥32/16	≤8/4
先锋霉素	30	≤14	15~17	≥18	≥32	≤8
链霉素	10	≤11	12~14	≥15	—	—
庆大霉素	10	≤12	13~14	≥15	≥8	≤4
红霉素	15	≤13	14~22	≥23	≥8	≤0.5
卡那霉素	30	≤13	14~17	≥18	≥25	≤6
丁氨卡那	30	≤14	15~16	≥17	≥32	≤16
磺胺嘧啶	250	≤12	13~16	≥17	≥350	≤100
头孢菌素类	30	≤14	15~17	≥18	≥32	≤8
阿莫西林	20/10	≤13	14~17	≥18	≥16/8	≤8/4
环丙沙星	5	≤15	16~20	≥21	≥4	≤1
诺氟沙星	10	≤12	13~16	≥17	≥16	≤4
利福平	5	≤16	17~19	≥20	≥4	≤1
万古霉素	30	≤9	10~11	≥12	≥32	≤4

【注意事项】

(1) 细菌接种量要适宜，接种量越多，则抑菌圈越小，反之则越大。最适宜菌量以能区分出明显单独菌落存在又能看出明显抑菌圈为止。

(2) 培养基成分、pH 应固定，培养基越厚越硬，则药物扩散得越慢，抑菌圈越小，反之，则抑菌圈越大。

【实验原理】

将含有一定量的抗菌药物纸片，平贴在已经接种被测细菌的琼脂培养基上，纸片中的抗菌药物溶解于培养基内，并向四周呈球面扩散，药物在琼脂中的浓度随离开纸片的距离增大而降低。同时，含菌琼脂经孵育后细菌开始生长，在琼脂内的药物浓度恰等于该药对待检菌的最低抑菌浓度(MIC)时，该细菌的生长就受到抑制，在含药纸片的周围形成透明的抑菌环。测量抑菌环的大小，即可判定该细菌对某种药物的敏感程度。

二、稀 释 法

稀释法是定量测定抗菌药物抑制细菌生长活性的方法。培养基内抗生素的含量按几何级数稀释并接种适量的细菌，经孵育后，观察能引起抑菌作用的最低抗生素浓度，称最低抑菌浓度(MIC)为该菌对药物的敏感度。稀释法所获得的结果比较准确，常被用作校正其他方法的标准。稀释法分为肉汤稀释法、琼脂稀释法、微量稀释法及自动稀释法等，本处主要介绍前两种方法。

(一) 肉汤稀释法

【实验目的】

了解肉汤稀释法结果的判断。

【实验材料】

(1) 菌种：金黄色葡萄球菌菌液(10^5CFU/ml)。

(2) 培养基：MH 肉汤，去脂肪筋膜牛肉 300g 绞碎，加蒸馏水 1000ml，制成肉浸液。将可溶性淀粉 1.5g、水解酪蛋白 17.5g 加入肉浸液内，加热溶解后调 pH 至 7.4,15 磅(121℃)高压灭菌 15min 备用。

(3) 100U/ml 的青霉素钾盐。

【实验方法】

(1) 取无菌小试管 10 支排于试管架，于第一管加入 M-H 肉汤 1.9ml,2~10 管各加 1ml。

(2) 于第一管加入稀释好的 100U/ml 的青霉素钾盐 0.1ml，混匀后取 1ml 加入第 2 管，依次倍比稀释，自第 9 管吸出 1ml 弃去，第 10 管为对照管(表 1-4)。

表 1-4 青霉素液稀释法

试管号	1	2	3	4	5	6	7	8	9	10
培养基(ml)	1.9	1.0	1.0	1.0	1.0	1.0	1.0	1.0	1.0	1.0
青霉素液(ml)	0.1	1.0	1.0	1.0	1.0	1.0	1.0	1.0	1.0	弃去
青霉素浓度(U/ml)	5.00	2.50	1.25	0.63	0.31	0.16	0.08	0.04	0.02	0

(3) 将各管中加入已校正浓度的金黄色葡萄球菌菌液(10^5CFU/ml)0.05ml，混匀后放置 35℃培养 18h，观察结果。

【实验结果】

确定无细菌生长的药物最高稀释管，该管的浓度即为该菌对此药物的敏感度，即 MIC。

【实验原理】

用水解酪蛋白(M-H)液体培养基将抗生素作不同浓度的稀释，然后接种入待检细菌，定量测定抗菌药物抑制或杀死该菌的最低抑菌浓度(MIC)或最低杀菌浓度(MBC)。

(二) 琼脂稀释法

【实验目的】

了解琼脂稀释法结果的判断。

【实验材料】

(1) 菌种：金黄色葡萄球菌菌液(10^8CFU/ml)。

(2) 培养基：水解酪蛋白培养基(M-H 肉汤 1000ml，调 pH 后，加 17g 琼脂，分装后 15 磅(121℃)高压灭菌 15min 备用)。

(3) 抗菌药物原液(1280 μg/ml)。

(4) 麦氏比浊管，校正待检菌浓度用。

【实验方法】

(1) 制备含药琼脂平板：将药液倍比稀释至 15 个不同浓度，用 15 个无菌 90mm 平皿分别加各个浓度的抗生素 2ml 于其中，再加入 45℃ M-H 琼脂 18ml，充分混匀，冷却凝固(接种前平板必须相当干燥)。

(2) 取已校正浓度的待检菌液(10^8CFU/ml)接种于含药琼脂的表面，操作时从最低含药浓度的琼脂种起，使每滴约 2μl 菌液，每一接种点的液滴直径为 5~8mm，注意勿使移动，待接种点干燥后，再将平板翻转，置35℃孵箱内孵育16~24h观察结果。

【实验结果】

不出现菌落的琼脂平板上的最低药物浓度为其最低抑菌浓度。结果可用药物的浓度报告。若超过抑菌终点仍有数个明显菌落，应考虑试验菌的纯度而予以复试，如仅为单个菌落，可予以忽略。判定时应注意：①薄雾状生长不算；②<5个菌落不算；③若在数个平板上呈拖尾或跳管生长等现象，应该重做。

【实验原理】

琼脂稀释法敏感试验是将不同剂量的抗菌药物，分别加入融化并冷却至45℃的定量琼脂培养基中，混匀，制成无菌平板，即为所含药物浓度递减的培养基。接种幼龄菌于该培养基上，经培养后观察被检菌的生长情况，抑制细菌生长的最低药物浓度为该抗生素对该菌的最低抑菌浓度。

【思考题】

1. 什么是细菌对抗生素的敏感度？了解它有何意义？
2. 纸片扩散法的原理是什么？结果怎么判断？

(欧　琴)

第五节　细菌的遗传与变异

一、细菌变异现象的观察

(一) 鞭毛变异

【实验目的】

通过观察鞭毛变异现象理解细菌抗原性的某些改变。

【实验材料】

1. **菌种**　普通变形杆菌的琼脂斜面18~24h培养物。
2. **培养基**　普通培养基平板，0.1%苯酚琼脂平板培养基。
3. **器械与用品**　接种环、培养箱、酒精灯。

【实验方法】

(1) 取变形杆菌18~24h培养物，分别点种于含0.1%苯酚琼脂平板和普通琼脂平板。

(2) 37℃培养24h后观察菌落有无迁徙现象。

【实验结果】

变形杆菌在普通平板上成迁徙性生长，而在0.1%苯酚平板上无迁徙现象，只在点种处生长(说明失去鞭毛运动功能)。

【实验原理】

苯酚具有作为表面活性剂和使蛋白质变性的双重作用，当低浓度时，可使胞浆膜损伤，引起鞭毛发育受阻。

(二) 菌落变异

【实验目的】

熟悉菌落变异类型及对临床工作的影响。

【实验材料】

1. **菌种** S型大肠埃希菌琼脂斜面18~24h培养物。
2. **培养基** 普通琼脂平板、0.1%苯酚琼脂平板。
3. **器械与用品** 接种环、培养箱、酒精灯。

【实验方法】

(1) 将S型大肠埃希菌划线接种于0.1%苯酚琼脂平板上连续传6代,可获得R型菌落。

(2) 将S型与R型菌落分别接种2个普通琼脂平板,37℃培养24h后观察两型菌落之不同。

【实验结果】

S型大肠埃希菌菌落表面光滑、边缘整齐、湿润;而R型菌落则表面粗糙、边缘不整齐、干皱。

【实验原理】

某些细菌长期传代后会出现光滑型与粗糙型(S-R)菌落变异,当加入某些低浓度药物时,可促进其S-R菌落变异。将大肠埃希菌在0.05%~0.1%苯酚琼脂平板上,连续传几代则可变为R型菌落。S-R型变异是一种广泛性变异,即除菌落变异外,其细菌的形态、生化反应、毒力和抗原性往往也发生改变。

(三) 细菌L型变异

【实验目的】

熟悉细菌L型变异的原理及变异现象。

【实验材料】

(1) 菌种:金黄色葡萄球菌肉汤培养物。

(2) L型培养基:牛肉浸液800ml,蛋白胨20g,氯化钠(NaCl)50g,琼脂8g,将pH调节至7.4。高压蒸汽灭菌,待温度降至50℃左右时,加入无菌人血浆200ml后倾注平板。

(3) 低浓度(40μg/片)青霉素药物纸片。

(4) 革兰染液和细胞壁染液。

【实验方法】

(1) 于L型培养基上加入0.05ml金黄色葡萄球菌培养物,然后以L型玻璃棒均匀涂布平皿,待平皿稍干后,取青霉素药物纸片1张贴于平板中央,置37℃培养过夜,次日观察有无抑菌圈。

(2) 逐日于放大镜或低倍镜下观察抑菌圈内有无荷包蛋样小菌落出现。

(3) 如出现荷包蛋样小菌落,则取荷包蛋样菌落和抑菌圈外细菌分别进行涂片,作革兰染色和细胞壁染色,镜检。

【实验结果】

抑菌圈内出现荷包蛋样小菌落,经染色后可见细菌呈多形性,而且细胞壁缺陷,与原菌比较明显不同。

【实验原理】

细菌在有些水解酶(如溶菌酶)或某些抗生素(如青霉素)的作用下,作为细胞壁主要成分的肽聚糖合成受阻,导致细胞壁受损,成为细胞壁缺陷型细菌,称为L型细菌。由于其细胞壁缺陷,在低渗环境中,菌体会裂解死亡,但在高渗含血清的培养基中仍可生长,形成荷包蛋样的细小菌落。

二、细菌耐药质粒的提取与转化

细菌耐药性的产生原因包括产生灭活酶、外膜孔蛋白的变化、生物膜的产生以及细菌主动外排结构的改变等多种因素共同作用的结果。获得外源耐药基因是细菌耐药性转移的重要原因,抗生素耐药性基因可以位于染色体上,也可以位于质粒上。质粒独立于染色体之外进行复制并依赖于宿主编码的酶和蛋白质进行转录,可以编码产生一些表型如耐药性。在自然条件下,耐药质粒可以通过接合的方式从一种细菌进入新的宿主中。在人为条件下,例如通过冰预冷的 $CaCl_2$ 处理细菌经过短暂加热后可使细菌产生一种短暂的感受态从而可以提高细菌摄取外源DNA的概率,使受体菌获得新的性状。

质粒 pET32a 是一种带有氨苄西林抗性基因的质粒,携带有 pET32a 质粒的细菌能在含氨苄青西林的培养基上生长。

【实验目的】
(1) 掌握细菌质粒的提取方法。
(2) 化学法质粒转化方法。

【实验材料】
1. **质粒与细菌** 含 pET32a 质粒的大肠埃希菌 BL21(DE3)、大肠埃希菌 DH5α。
2. **试剂的配制**
(1) 质粒提取Ⅰ液:50mmol/L 葡萄糖,25mmol/L Tris-HCl,10mmol/L EDTA,pH8.0。
(2) 质粒提取溶液Ⅱ液:0.2mol/L NaOH、0.1%SDS。
(3) 质粒提取溶液Ⅲ液:3mol/L 乙酸钠/乙酸。
(4) TE 液:10mmol/L Tris-HCl,1mmol/L EDTA,pH8.0。
(5) $CaCl_2$ 与氨苄西林分别配制为 1mmol/L、1g/ml 的储存液。
3. **实验仪器** 紫外分光光度计、水浴箱、细菌培养箱、低温离心机。

【实验方法】
1. **质粒的提取** 采用碱裂解法。
(1) 取含pET32a质粒的大肠埃希菌BL21(DE3)新鲜培养物,接种于3ml含氨苄西林的(终浓度为100μg/ml)LB液体培养基的试管中,37℃振荡培养24h。取1.5ml的培养物10 000r/min离心2min集菌。吸去培养液,使细菌沉淀尽可能干燥。
(2) 菌体重悬于100μl预冷的质粒提取Ⅰ液中,强烈振荡。
(3) 加入200μl新配制的质粒提取溶液Ⅱ,在离心管中迅速而温和地颠倒10次,静置5min后,内容物清亮。
(4) 加入150μl溶液Ⅲ,温和颠倒几次混匀,冰上放置10min,12 000r/min冷冻离心15min,取上清液。
(5) 加入等体积的苯酚:氯仿(1:1),温和颠倒几次混匀,10 000r/min离心10min。取上清液,加入等体积氯仿,温和颠倒几次混匀,10 000r/min离心10min取上清液。
(6) 加RNA酶至终浓度为50~100μg/ml,37℃作用1h。

(7) 加入2倍体积的乙醇，充分混匀，室温下放置2min沉淀双链DNA，4℃下10 000r/min离心10min。

(8) 小心吸去上清液，将离心管倒置于吸水纸上，使所有的液体流出。

(9) 以1ml 70%乙醇于4℃洗涤双链DNA沉淀，尽可能地将上清液全部去掉，在空气中干燥沉淀10min。

(10) 用50μl TE液溶解沉淀，用紫外分光光度计(Beckman DU600)测定DNA吸光度值，确定DNA的浓度。

2. 质粒的转化

(1) 受体菌感受态细胞的制备：①将工程菌大肠埃希菌DH5α接种于3ml的LB培养基中，37℃振摇培养4h，以1.5ml离心管于5000r/min 4℃离心3min集菌，弃去上清液。②以1ml用冰预冷的0.1mol/L CaCl$_2$重悬沉淀，4℃ 5000r/min离心3min集菌，弃去上清液。重复两次。③以400μl的0.1mol/L CaCl$_2$重悬。4℃放置过夜备用，一般不超过24h。

(2) 质粒的转化：①用无菌吸头取50μl感受态细胞悬液于无菌的1.5ml离心管中，每管加3μl所提取的质粒，冰上放置30min。②将离心管放置于加温到42℃的循环水浴箱中90s。③取出后再冰浴2min。④加500μl的灭菌LB培养基于离心管中，37℃摇床孵育1h使细菌复苏。⑤取100μl的转化菌加入到含氨苄西林(终浓度为100μg/ml)的LB琼脂培养基上，用L型玻璃棒将转化的细胞涂布到琼脂平板表面。⑥将平板置于室温直至液体被吸收。⑦倒置平皿，于37℃培养12~16h后可出现菌落。

三、R因子传递试验

有些耐药的细菌，特别是肠道杆菌，带有可传递的耐药因子，即R因子。这种耐药性因子可经细菌间接合，由供体菌传给受体菌，使后者也获得相应的耐药性。

【实验材料】

1. 菌种　供体菌为多重耐药的痢疾志贺菌 D$_{15}$，Sm^r、Cm^r、Tc^r(耐链霉素、氯霉素、四环素)；受体菌为大肠埃希菌 C600(染色体上含耐利福平基因)。

2. 培养基　LB 液体培养基、LB 琼脂平板(含 100μg/ml 利福平和 20μg/ml 氯霉素)。

【实验方法】

1. 细菌活化　将供、受体菌分别接种于 1ml LB 液体培养基中，37℃培养 5~6h。

2. 接合　吸取供、受体菌各 0.02ml 于 0.5ml LB 液体培养基中混匀，37℃水浴中作用 2h。

3. 接合菌的检出　在含氯霉素(Cm) + 利福平(Rif)的 LB 琼脂平板上，分别涂布 0.05ml 供体菌、受体菌和接合菌，置 37℃培养过夜，观察结果。

【实验结果】

在平板上，供、受体菌均不生长，只有接合菌生长，出现菌落。

【思考题】

1. 细菌基因转移重组的方式及其定义？

2. 细菌有哪些变异现象？

3. H—O变异属于(　　)

A. 毒力变异　　B. 菌落变异　　　　C. 鞭毛变异　　　D. 形态变异　　E. 耐药性变异

4.有关质粒的叙述不正确的是( )

A. 质粒是细菌核质以外的遗传物质 B. 质粒是细菌必备结构

C. 质粒不是细菌必备结构 D. 质粒是双股环状DNA

E. 质粒可独立存在于细菌体内

(李 蓓)

第六节 细菌代谢产物的检测

细菌的新陈代谢和其他生物一样，分为同化作用和异化作用两大类，前者将吸收的营养物合成菌体成分，后者将培养基成分或菌体成分分解生成能量及各种代谢产物，细菌的新陈代谢受到一系列酶的控制，不同细菌的酶系统不完全，因此可通过对代谢产物的测定来鉴定细菌。

一、单糖发酵试验

【实验目的】

了解单糖发酵试验的原理及临床意义。

【实验材料】

1. **菌种** 大肠埃希菌、痢疾志贺菌琼脂斜面培养物。

2. **培养基** 葡萄糖及乳糖发酵管。

【实验方法及结果】

1. 分别取上述两种细菌少许接种葡萄糖及乳糖发酵管各一支，置 35℃温箱内培养 18~24h，观察结果。

2. 观察结果时，首先观察细菌是否生长。细菌生长后，培养基呈混浊。如发酵糖类产酸，则培养基中指示剂(溴甲酚紫)呈酸性变化，变为黄色，可以"＋"号表示；如发酵糖后产酸又产气，则培养基除变黄色外，在倒置的小管中还会有气泡，可用"⊕"表示之；如不发酵此种糖类，则培养基无变化，仍为紫色，小管内无气泡，以"－"表示之。

【实验原理】

各种细菌的酶系统不同，发酵糖的能力各异，其产生的分解产物亦有不同，即有的只产酸，有的产酸又产气，借此可协助鉴别菌种，尤其是在肠道细菌的鉴定中经常使用。

二、IMViC 试验

吲哚(I)、甲基红(M)、VP(V)、枸橼酸盐利用(C)四种试验，常用于鉴定肠杆菌科细菌，合称之为 IMViC 试验。大肠埃希菌呈"＋＋－－"，产气杆菌为"－－＋＋"。

(一) 靛基质(吲哚)试验

【实验目的】

了解吲哚试验的原理及结果的判断。

【实验材料】

1. **菌种** 大肠埃希菌、产气肠杆菌琼脂斜面培养物。

2. **培养基** 蛋白胨水培养基。

【实验方法及结果】

(1) 分别接种大肠埃希菌、产气肠杆菌于2支蛋白胨水培养基管中。

(2) 35℃培养1~2日取出，每管加2~3滴靛基质试剂于培养物液面(注意应沿管壁慢慢加入，使试剂浮于培养物表面)，若二者接触面呈现红色者为靛基质试验阳性，无红色者为阴性。

【实验原理】

有些细菌能分解色氨酸，生成无色的吲哚，当加入靛基质试剂(含对二甲基氨基苯甲醛)后，结合形成玫瑰吲哚，为红色化合物。

(二) 甲基红试验

【实验目的】

了解甲基红试验的原理及实验方法。

【实验材料】

1. **菌种** 大肠埃希菌、产气肠杆菌琼脂斜面培养物。

2. **培养基** 葡萄糖蛋白胨水培养基。

3. **试剂** 甲基红试剂(pH感应界为4.4~6.0，色调变更由红→黄)。

【实验方法及结果】

将两种细菌分别接种于上述培养基中，置35℃培养1~2日，加入甲基红试剂2滴轻摇后观察。出现红色反应为阳性，黄色为阴性。

【实验原理】

有些细菌如大肠埃希菌分解葡萄糖产生丙酮酸后，可继续分解丙酮酸产生乳酸、甲酸、乙酸等，由于产生大量有机酸，使培养基pH降至4.5以下，加入甲基红指示剂即显红色。而有些细菌如产气肠杆菌则分解葡萄糖产酸量少，或产生的酸进一步转化为其他物质如醇、酮、醛等，则培养基的pH仍在6.2以上，加入甲基红指示剂呈黄色。

(三) VP试验

【实验目的】

了解细菌代谢产物的检查方法及在鉴定细菌上的意义。

【实验材料】

1. **菌种** 大肠埃希菌、产气肠杆菌斜面培养物。

2. **培养基** 葡萄糖蛋白胨水培养基。

3. **试剂** VP试剂(6%α-萘酚乙醇溶液，40%氢氧化钾溶液)。

【实验方法及结果】

将细菌分别接种于上述培养基中，置35℃培养24~48h后，分别取2ml培养物，加入6%α-萘酚乙醇溶液1ml，再加入40%氢氧化钾溶液0.4ml，充分振荡，室温下静置5~30min

后观察结果, 呈红色反应为阳性, 如无红色出现, 而且置37℃ 4h仍无红色反应者为阴性。本试验常与甲基红试验一起作用。本试验阳性, 甲基红试验阴性, 反之亦然。

【实验原理】

某些细菌如产气肠杆菌具有丙酮酸脱羧酶, 可使分解葡萄糖后产生的丙酮酸脱羧生成中性的乙酰甲基甲醇, 后者在碱性条件下, 可被空气中的 O_2 氧化成二乙酰, 二乙酰可与培养基中含胍基的物质起作用, 生成红色化合物。

(四) 枸橼酸盐利用试验

【实验目的】

了解枸橼酸盐利用试验的原理、结果判断及临床意义。

【实验材料】

1. **菌种** 大肠埃希菌、产气肠杆菌斜面培养物。

2. **培养基** 枸橼酸盐培养基。

【实验方法】

将细菌分别接种于上述培养基斜面上, 于35℃培养 1~4 日, 每日观察结果。

【实验结果】

培养基斜面上有细菌生长, 而且培养基由淡绿色变为深蓝色者为阳性; 无细菌生长, 培养基颜色不变保持绿色为阴性。

【实验原理】

枸橼酸盐培养基不含任何糖类, 枸橼酸盐为唯一碳源、磷酸二氢铵为唯一氮源。当有的细菌(如产气肠杆菌)能利用铵盐作为唯一氮源, 并能同时利用枸橼酸盐作为唯一碳源时, 便可在此培养基上生长, 分解枸橼酸钠, 使培养基变碱, 培养基中的溴麝香草酚蓝指示剂由绿色变为深蓝色。

三、H₂S 试验

【实验目的】

了解 H_2S 试验的原理及临床意义。

【实验材料】

1. **菌种** 大肠埃希菌、变形杆菌琼脂斜面培养物。

2. **培养基** 枸橼酸铁(或乙酸铅)琼脂培养基。

【实验方法及结果】

(1) 分别穿刺接种大肠埃希菌、变形杆菌于 2 支枸橼酸铁(或乙酸铅)琼脂培养基管中。

(2) 35℃培养 1~2 日后观察结果, 沿穿刺线部位呈现黑褐色者为阳性, 不变色者为阴性。

【实验原理】

某些细菌能分解含硫氨基酸(如胱氨酸), 生成硫化氢。硫化氢遇培养基内的铁盐(或铅盐), 则形成黑褐色的硫化铁(或硫化铅)沉淀物。

四、尿素酶试验

【实验目的】

　　了解尿素酶试验的原理及意义。

【实验材料】

　　1. 菌种　大肠埃希菌、变形杆菌琼脂斜面培养物。

　　2. 培养基　尿素培养基。

【实验方法及结果】

　　(1) 分别接种大肠埃希菌、变形杆菌于 2 支尿素培养基中。

　　(2) 35℃培养 18~24h 后观察结果，培养基呈紫红色为阳性反应。

【实验原理】

　　某些细菌具有尿素分解酶，能分解尿素形成大量的氨，使培养基的 pH 变成碱性，酚红指示剂呈紫红色。

五、内毒素的检测

【实验目的】

　　了解内毒素的检测原理及检测方法。

【实验材料】

　　1. 实验仪器　MB-80 微生物快速动态检测系统、洁净工作台、T02 恒温仪(70℃)、20~200μl 加样器、200~1000μl 加样器、旋涡混合器、定时器。

　　2. 实验耗材　200μl 无热原吸头、1000μl 无热原吸头、无热原平底试管、无热原真空采血管。

　　3. 试剂盒组成　革兰阴性菌脂多糖检测试剂盒(光度法)，包括反应主剂和样品处理液。

【实验方法】

　　(1) 打开 MB-80 微生物快速动态检测系统主机、电脑及恒温仪预热 30min。

　　(2) 打开 MB-80 微生物快速动态检测系统软件，录入患者信息、样本种类及检测项目等信息后点击采集(必须先点击采集再插入平底试管)。

　　(3) 血液前处理过程，无菌操作，用专用无热原真空采血管(肝素类抗凝)抽取静脉血 4ml 轻轻混匀，按转速 3000r/min 进行离心 1min，得到富含血小板血浆。

　　(4) 取上述富含血小板(上清液的中上部)血浆 100μl，加入到样品处理液中，轻轻摇匀约 10s 后插入恒温仪加热区中进行 70℃干热 10min。

　　(5) 干热结束后，将前处理液冷却 5min，至室温后取出(取出时切忌振荡)。

　　(6) 取上述前处理液中上清液 200μl 加入到反应主剂中，轻轻混匀(一般混匀约 10s 即可)，待完全溶解至透明后，全量移液至平底试管中(注意不要产生气泡)，立即插入 MB-80 微生物快速动态检测系统中进行检测。

　　(7) 反应结束后仪器自动计算结果并保存。

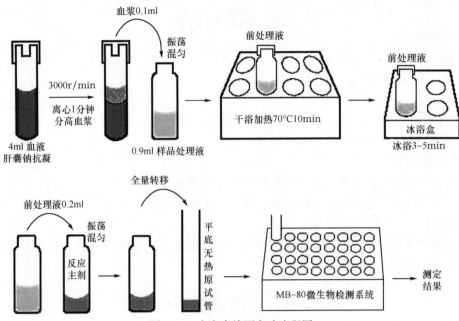

图 1-13　内毒素检测实验流程图

【实验结果】

(1) 10pg/ml 以下，为无革兰阴性菌感染。

(2) 10~20pg/ml，为观察期，应连续检测。

(3) 20pg/ml 以上，怀疑为革兰阴性菌感染。

【实验原理】

革兰阴性菌细胞壁外层脂多糖(内毒素)成分能激活酶反应主剂中的相应因子后形成凝固蛋白，根据其引起的吸光度变化对革兰阴性菌脂多糖浓度进行定量测定。

【思考题】

1. IMViC 试验指的是什么？有什么意义？

2. 仅根据一种生化反应的结果，能否区别不同的细菌，为什么？

(邱　红)

第二章　经典验证性实验

第一节　化脓性球菌

化脓性球菌是一类能够感染人体并引起化脓性炎症的球状细菌。它们对人体有致病性，常引起皮肤、皮下软组织、深部组织的化脓性感染乃至内脏器官的脓肿，也能引起脓毒血症。化脓性细菌种类较多，主要包括葡萄球菌、链球菌、肺炎链球菌、脑膜炎奈瑟菌及淋病奈瑟菌。

化脓性球菌常引起创伤感染和医院内化脓性感染，它们在形态、染色及培养等方面各有特点，其鉴别在临床上有重要意义。

一、常见化脓性球菌的形态观察

【实验目的】

掌握葡萄球菌、链球菌、肺炎链球菌、脑膜炎奈瑟菌和淋病奈瑟菌的形态。

【实验材料】

(1) 金黄色葡萄球菌，链球菌、肺炎链球菌、脑膜炎奈瑟菌、淋病奈瑟菌革兰染色标本片。

(2) 肺炎链球菌荚膜染色标本片。

【实验方法】

取上述标本片置油镜下观察每种细菌的形态、排列方式及染色。

【实验结果】

(1) 金黄色葡萄球菌菌体呈球形、排列成葡萄串状、革兰染色呈阳性(彩图 1)。

(2) 链球菌菌体呈球形或椭球形、链状排列、革兰染色呈阳性(彩图 2)。

(3) 肺炎链球菌菌体呈卵圆形或矛头状，常成双排列，宽端相对，尖端相背。菌体外有明显荚膜，革兰染色呈阳性。在普通染色中，荚膜不着色，呈半透明环状(彩图 3)。用荚膜染色法可使荚膜着色。

(4) 在患者脑脊液涂片标本中，脑膜炎奈瑟菌常位于中性粒细胞内外，菌体成双排列，呈肾形，凹面相对，革兰染色呈阴性(彩图 4)。

(5) 淋病奈瑟菌常成双排列，两球菌的接触面平坦，形似一对咖啡豆。脓汁标本中，大多数常位于中性粒细胞内。革兰染色呈阴性(彩图 5)。

二、常见化脓性球菌的培养特征

【实验目的】

熟悉金黄色葡萄球菌、表皮葡萄球菌、腐生葡萄球菌，甲型、乙型、丙型链球菌以及肺炎链球菌在血琼脂平板上的菌落特点和溶血性；脑膜炎奈瑟菌、淋病奈瑟菌在巧克力琼脂平板上的菌落特点。

【实验材料】

金黄色葡萄球菌、表皮葡萄球菌、腐生葡萄球菌、甲型溶血性链球菌、乙型溶血性链球菌、丙型链球菌及肺炎链球菌的血琼脂平板培养物。脑膜炎奈瑟菌和淋病奈瑟菌的巧克力琼脂平板培养物。

【实验方法】

观察各种培养平板上的菌落形态、大小、颜色、表面、边缘、透明度等。

【实验结果】

(1) 三种葡萄球菌的菌落均为圆形、凸起、表面光滑、湿润、边缘整齐、不透明、中等大小(直径约 2mm)。金黄色葡萄球菌产生金黄色脂溶性色素，菌落呈金黄色，还可产生溶血毒素，故菌落周围有完全透明的溶血环。表皮葡萄球菌产生白色脂溶性色素，菌落呈白色，不产生溶血毒素，菌落周围无溶血环。腐生葡萄球菌产生柠檬色脂溶性色素，菌落呈柠檬色，不产生溶血毒素，菌落周围无溶血环。

(2) 三种链球菌血琼脂平板上形成圆形隆起、灰白色、表面光滑、半透明或不透明的微小(直径为 0.5~0.7mm)菌落。甲型溶血性链球菌菌落周围有 1~2mm 宽的草绿色溶血环(α 溶血)，这种草绿色物质可能是细菌产生的过氧化氢使血红蛋白氧化成正铁血红蛋白所致。乙型溶血性链球菌菌落周围有 2~4mm 宽、界限分明、完全透明的溶血环(β 溶血)。丙型溶血性链球菌不产生溶血素，菌落周围无溶血环。

(3) 肺炎链球菌在血琼脂平板上形成圆形、光滑、扁平、透明或半透明细小菌落。在菌落周围有草绿色狭窄溶血环，与甲型链球菌相似。培养时间稍久，因本菌产生自溶酶，出现自溶现象，致使菌落中央凹陷，呈脐状。

(4) 脑膜炎奈瑟菌：菌落直径 1.0~1.5mm，为无色、圆形、凸起、光滑、透明、似露滴状的小菌落。

(5) 淋病奈瑟菌(37℃孵育 48h)：呈凸起、圆形、灰白色、表面光滑、直径 0.5~1.0mm 的细小菌落。

三、血浆凝固酶试验

致病性葡萄球菌能产生血浆凝固酶，使血浆中纤维蛋白原(凝血因子)变为不溶性纤维蛋白，附于细菌表面，生成凝块，因而具有抗吞噬的作用。凝固酶试验对于判定该菌株是否具有致病力很有帮助。葡萄球菌凝固酶试验被广泛地用于常规鉴定金黄色葡萄球菌与其他葡萄球菌。葡萄球菌所产生的凝固酶有两种：结合凝固酶和游离凝固酶。结合凝固酶(即凝聚因子)：是一种结合于菌体细胞壁的酶，它直接作用于血浆中纤维蛋白原，使之变成纤维蛋白，而使葡萄球菌凝集成块，玻片法阳性结果是由此酶(凝聚因子)所致。游离凝固酶：是凝血酶原样物质，不直接作用于血浆纤维蛋白原上，而被血浆中的致活剂(即凝固酶致活因子)激活后，变成耐热的凝血酶样物质，此物质可使血浆中的液态纤维蛋白原变为固态纤维蛋白，从而使血浆凝固。试管法的阳性结果为此酶所致。

【实验目的】

了解血浆凝固酶试验的原理、方法、结果观察及意义。

【实验材料】

1. **菌种**　金黄色葡萄球菌和表皮葡萄球菌血琼脂平板培养物。
2. **器材**　兔血浆、生理盐水、毛细滴管、接种环、载玻片、试管等。

【实验方法】

1. **玻片法**

(1) 取洁净载玻片 1 张,于两端各加生理盐水 1 滴。

(2) 以灭菌接种环自血琼脂平板上挑取两种葡萄球菌培养物少许,分别混悬于玻片上的生理盐水内,使其成均匀的细菌悬液,观察有无自凝现象。

(3) 于每滴细菌悬液内,各加入兔血浆 1 滴,混匀。

(4) 5~10s 观察结果,若细菌呈颗粒状凝集则为阳性,若无凝集则为阴性。

2. **试管法**

(1) 用生理盐水将血浆 4 倍稀释,各取 0.5ml 置于 2 支试管内。然后分别挑取金黄色葡萄球菌和表皮葡萄球菌 3~5 个菌落于稀释血浆中,制成浓菌悬液。

(2) 置 37℃水浴,每 30min 观察 1 次结果,3~4h 后,凝固者为阳性。若阴性可继续 37℃孵育 24h 再观察,仍不凝者为阴性。

【实验结果】

金黄色葡萄球菌能导致血浆凝固,而表皮葡萄球菌则不能(图 2-1)。

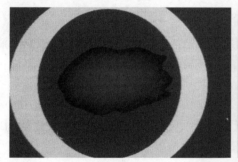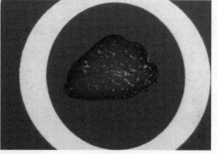

图 2-1　血浆凝固酶试验(玻片法)
左:阴性;右:阳性

四、触酶试验

革兰阳性球菌中,葡萄球菌和微球菌等均产生过氧化氢酶,但链球菌不产生,即触酶试验(过氧化氢酶试验)为阴性,故常用此试验来鉴别葡萄球菌和链球菌。本试验不宜用血平板上的菌落,因红细胞内含有触酶,会出现假阳性。此外,陈旧培养物可丢失触酶活性。

【实验目的】

了解触酶试验的原理、方法、结果观察及意义。

【实验材料】

1. 葡萄球菌、链球菌普通琼脂平板的 24h 培养物。

2. 接种环、玻片、3%过氧化氢(新鲜配制)。

【实验方法】

用接种环挑取固体培养基上的菌落，置于洁净的玻片上，滴加 3%过氧化氢溶液 1 滴，观察结果。

【实验结果】

有大量气泡产生者为阳性(葡萄球菌)，不产生气泡者为阴性(链球菌)。

五、耐热核酸酶试验

金黄色葡萄球菌能产生一种耐热核酸酶，它需要 Ca^{2+} 作为激活剂，对热有显著的抵抗力(100℃ 15min)，非致病性葡萄球菌虽也能产生核酸酶，但不耐热。核酸酶可使 DNA 长链水解成寡核苷酸，长链 DNA 可被酸沉淀，而水解后的寡核苷酸则可溶于酸。故于 DNA 琼脂板上加入盐酸，可在产生耐热 DNA 酶的部位形成透明圈。因此，可将耐热核酸酶作为检测致病性葡萄球菌的重要指标之一。

【实验目的】

了解耐热核酸酶试验的原理、方法、结果观察及意义。

【实验材料】

(1) 金黄色葡萄球菌及表皮葡萄球菌培养物。

(2) 含 0.2%DNA 琼脂平板、吸管等。

【实验方法】

将被检菌 12~18h 培养物置沸水中煮沸 15min，冷却后，吸取培养物 1~2 滴，滴加在含 0.2%DNA 琼脂平板表面，37℃孵育 18~24h，然后用 1mol/L HCl 倾注平板，观察结果。

【实验结果】

培养物部位有透明圈者为阳性(金黄色葡萄球菌)，无透明圈者为阴性(表皮葡萄球菌)。此试验可用于区分金黄色葡萄球菌和表皮及腐生葡萄球菌。

六、抗链球菌溶血素 "O" 试验(ASO)

乙型溶血性链球菌产生溶血毒素 "O"，溶血毒素 "O" 在空气中迅速失去溶血活力，在检测 ASO 时，先将溶血毒素 "O" 还原，恢复其溶血活力，再与不同稀释度的患者血清混合，加 O 型红细胞或兔红细胞悬液作为指示剂。"O" 溶血素具有很强的抗原性，人受溶血性链球菌感染后 2~3 周，体内即可产生抗链球菌溶血素 "O" 抗体，此种抗体能中和溶血素 "O"，直至病愈后数月至年余才消失。若患者血清内溶血素 "O" 的抗体效价显著增高，可认为最近受过或反复受过溶血性链球菌的感染，如患风湿及急性肾小球肾炎等，可作为链球菌感染后变态反应性疾病的辅助诊断。

【实验目的】

掌握抗 "O" 实验的原理及其在临床检验中的意义。

【实验材料】

(1) 溶血素 "O" 和还原剂。

(2) 2%兔红细胞悬液。

(3) 生理盐水。

(4) 小试管、吸管、试管架、37℃水浴箱等。

【实验方法】

(1) 稀释血清：将待检血清先经 56℃、30min 灭活。然后取 0.1ml 加入 0.9ml 盐水中混匀，再取 1∶20 稀释血清 0.1ml 加入 0.9ml 盐水中，则稀释血清为 1∶200。

(2) 取小试管 5 支并分别编号，第一管不加生理盐水，第五管加 0.75ml，其余 3 管均加 0.5ml 生理盐水，置试管架上。

(3) 于第一管和第二管内分别加入 1∶200 稀释血清 0.5ml，混匀后从第二管取 0.5ml 加入第三管中，混匀后取 0.5ml 弃去(表 2-1)。

(4) 除第五管外每管均加入 1 个单位溶血素 "O" 0.25ml，37℃水浴 15min。

(5) 各管均加入 2%兔血红细胞 0.25ml，37℃水浴 45min。

(6) 观察有无溶血现象。

表 2-1　抗链球菌溶血素 "O" 试验

试管	1	2	3	溶血素对照	红细胞对照
生理盐水	—	0.5	0.5	0.5	0.75
待检血清(1∶200)	0.5	0.5 ⎫0.5	0.5 ⎫0.5 弃去	—	—
溶血素 "O"	0.25	0.25 ⎭	0.25 ⎭	0.25	—
兔血红细胞(2%)	0.25	0.25	0.25	0.25	0.25

【实验结果】

溶血者液体呈红色透明，不溶血者混浊，完全不溶血之血清最大稀释度即为该血清的抗链球菌溶血素 "O" 抗体的效价。例如，结果为 1∶200(–)，1∶400(–)，1∶800(+)，则效价为 1∶400。目前临床标准 1∶200 以下为阴性，1∶400 以上为阳性。

七、胆汁溶菌试验

肺炎链球菌能产生自溶酶，可被胆汁或胆盐活化，使肺炎链球菌出现自溶现象。胆汁可降低细菌的表面张力，加速细菌裂解，以此区别肺炎链球菌和甲型溶血性链球菌。

【实验目的】

了解胆汁溶菌试验的原理及临床意义。

【实验材料】

10%去氧胆酸钠或纯牛胆汁、肺炎链球菌及甲型溶血性链球菌的培养物。

【实验方法】

1. **试管法**　取被检菌 18~24h 肉汤培养物 1ml，加入去氧胆酸钠溶液 0.1ml 或纯牛胆汁 0.2ml，另取同一培养物 1ml 加入生理盐水 0.1ml 作为对照，摇匀后置于 37℃水浴箱内 10~15min，若加胆汁(或胆盐)管的培养物清晰、透明，对照管仍均匀混浊者为阳性。

2. **平板法**　用接种环取 10%去氧胆酸钠溶液涂于血平板的被检菌落上，37℃孵育 30min，观察结果。若菌落消失为阳性，否则为阴性。

【实验结果】

肺炎链球菌的肉汤培养物变清晰、透明，对照管仍均匀混浊。甲型溶血性链球菌肉汤培养物和对照管均为混浊。肺炎链球菌菌落消失，甲型溶血性链球菌菌落无变化。

八、氧化酶试验

某些细菌如奈瑟菌和铜绿假单胞菌等具有氧化酶(细胞色素氧化酶)，可通过细胞色素C将二甲基对苯二胺或四甲基对苯二胺氧化成红色的醌类化合物。氧化酶试验阳性是奈瑟菌的共同特点。

【实验目的】

了解氧化酶试验的原理及临床意义。

【实验材料】

(1) 1%盐酸四甲基对苯二胺或1%盐酸二甲基对苯二胺水溶液，盛于密闭的棕色瓶置冰箱内可保存1周。

(2) 脑膜炎奈瑟菌、铜绿假单胞菌、大肠埃希菌。

【实验方法】

取洁净的白色滤纸一角，蘸取被检细菌少许，滴加试剂1滴，观察颜色变化。上述试剂也可滴加至被检菌落上，观察菌落的变色情况。

【实验结果】

蘸取脑膜炎奈瑟菌和铜绿假单胞菌的滤纸一角变红，菌落也变红，为氧化酶试验阳性。大肠埃希菌无红色出现，氧化酶试验阴性。

【思考题】

1. 常见的化脓性球菌有哪些？各有何形态特征？
2. 如何鉴别致病性和非致病性葡萄球菌？
3. 如何鉴别肺炎链球菌和甲型溶血性链球菌？
4. 简述ASO试验的原理及临床意义。

(徐 祥 熊 琛)

第二节 肠 道 杆 菌

肠道杆菌是一大群寄居在人类和动物肠道中生物学性状近似的革兰阴性中等大小杆菌。大多数肠道杆菌是肠道的正常菌群，但在宿主抵抗力低下或细菌侵入肠道以外部位时，可以作为条件致病菌引起疾病。一部分肠道杆菌是引起人类肠道疾病的主要病原菌，如痢疾志贺菌、沙门菌、致病性大肠埃希菌等。肠道杆菌在形态、染色性及营养要求上无其他区别，因此鉴定肠道杆菌一般用生化反应作初步鉴定，然后再根据需要，用血清学试验或特异噬菌体的溶菌试验等作进一步鉴定。

一、肠道杆菌的形态观察

【实验目的】

了解肠道杆菌的形态学特征。

【实验材料】

大肠埃希菌、伤寒沙门菌、痢疾志贺菌等革兰染色标本片。

【实验方法及结果】

油镜下观察，三种肠道杆菌均呈红色的革兰阴性杆菌(彩图 6)，两端较钝圆，大小无明显差异。肠道杆菌不能通过形态及染色性等鉴别。

二、肠道杆菌的培养特征

【实验目的】

熟悉常见肠道杆菌在伊红美蓝琼脂平板(EMB)及 SS 培养基上的菌落特点；了解变形杆菌迁徙生长现象。

【实验材料】

大肠埃希菌、伤寒沙门菌及痢疾志贺菌等 EMB 和 SS 琼脂平板培养物，变形杆菌普通琼脂平板培养物。

【实验方法】

分别观察大肠埃希菌、伤寒沙门菌及痢疾志贺菌在 EMB 和 SS 琼脂平板上生长的菌落的大小、颜色及透明度。观察变形杆菌在普通琼脂平板上的生长现象。

【实验结果】

1. **大肠埃希菌菌落** 较大、圆形、光滑、不透明，在 EMB 上形成深紫蓝色菌落(因分解乳糖产酸，与伊红美蓝结合)，在 SS 琼脂平板上形成红色菌落(因分解乳糖产酸，中性红指示剂变红)。

2. **伤寒沙门菌和痢疾志贺菌菌落** 中等大小、圆形、光滑、半透明，在 EMB 和 SS 上呈无色或淡黄色(因不分解乳糖)。

3. **变形杆菌菌落或菌苔** 在固体培养基上形成以接种点为中心厚薄交替，同心圆形的层层波状菌苔，无单个菌落，呈迁徙生长(图 2-2)。

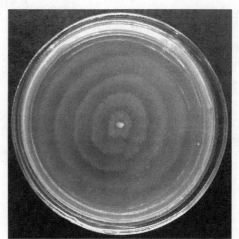

图 2-2 变形杆菌波状菌苔

三、肠道杆菌的生化反应

【实验目的】

了解大肠埃希菌、沙门菌属及痢疾志贺菌的生化反应特点。

【实验材料】

(1) 大肠埃希菌、伤寒沙门菌、甲型副伤寒杆菌、福氏痢疾志贺菌、产气肠杆菌及普通变形杆菌的单糖(葡萄糖、乳糖、甘露醇)发酵管培养物。

(2) 上述六种肠道杆菌蛋白胨水培养物(靛基质试验)及葡萄糖蛋白胨水培养物(甲基红、VP试验)。

(3) 上述六种肠道杆菌枸橼酸盐(枸橼酸盐利用试验)及枸橼酸铁培养物(H_2S试验)。

(4) 上述六种肠道杆菌尿素培养基培养物(尿素试验)。

(5) 上述六种肠道杆菌半固体培养物(动力试验)。

【实验方法】

(1) 观察上述六种肠道杆菌在单糖发酵管内生长情况,注意是否分解及产酸(黄色)、产气情况。

(2) 于上述六种肠道杆菌蛋白胨水培养物内,分别加入靛基质试剂,观察培养物与加入试剂的接触面是否变红。

(3) 观察上述六种肠道杆菌在葡萄糖蛋白胨水中的颜色变化,看是否变红。

(4) 观察上述六种肠道杆菌的枸橼酸盐培养物是否变为深蓝色,枸橼酸铁培养物是否有黑色出现。

(5) 观察上述六种肠道杆菌尿素培养物是否呈紫红色。

(6) 观察上述六种肠道杆菌在半固体培养基内的生长现象。

【实验结果】

六种肠道杆菌生化反应结果见表2-2。

表2-2 六种肠道杆菌生化反应结果

菌名	葡萄糖	甘露醇	乳糖	靛基质	甲基红	VP试验	枸橼酸盐	硫化氢	尿素分解	动力
福氏痢疾志贺菌	+	+	−	− / +	+	−	−	−	−	−
伤寒杆菌	+	+	−	−	+	−	− / +	+	−	+
甲型副伤寒杆菌	⊕	⊕	−	−	+	−	−	+ +	−	+
大肠埃希菌	⊕	⊕	⊕	+	+	−	−	−	−	+
产气肠杆菌	⊕	⊕	⊕	−	−	+	+	−	−	+
普通变形杆菌	⊕	−	−	+	+	−	− / +	+ +	+	+

注:+,表示产酸或阳性;−,表示阴性;⊕,表示产酸和产气。

四、肥达(Widal)试验

人患伤寒或副伤寒后,经1~2周,血清内即可产生相应抗体。此种抗体在体外与相应细菌(伤寒或副伤寒杆菌)结合时,能使细菌发生凝集。肥达反应即是依据此原理,用已知伤寒沙门菌O、H和甲、乙型副伤寒沙门菌H抗原(诊断菌液)与患者血清作定量凝集试验,根据抗体的有无、含量多少及其增长情况,作为伤寒与副伤寒的辅助诊断。

【实验目的】

掌握肥达反应原理、操作方法、结果判断及临床意义。

【实验材料】

(1) 待检患者血清(1∶20 稀释)。

(2) 诊断菌液，生物制品研究所有商品供应，一般包括伤寒沙门菌"O"及"H"菌液、甲型副伤寒沙门菌(PA)"H"菌液、乙型副伤寒沙门菌(PB)"H"菌液。

(3) 生理盐水、移液器、吸头和移液器架等。

【实验方法】

(1) 取小试管 24 支，分四排置试管架上，每排 6 支，于每排第一管上分别标记 O、H、PA、PB(表 2-3)。

(2) 每管加生理盐水 0.5ml。

(3) 吸取 1∶20 的患者血清 0.5ml 加至每排的第 1 管，混匀，再吸取 0.5ml 加至第 2 管，依次稀释至第 5 管，最后吸取第 5 管 0.5ml 混合液弃去。第 6 管不加血清作为对照。

(4) 每支试管中加入诊断菌液

第一排各管内加 0.5ml 伤寒"O"诊断菌液。

第二排各管内加 0.5ml 伤寒"H"诊断菌液。

第三排各管内加 0.5ml 甲型副伤寒(PA)"H"诊断菌液。

第四排各管内加 0.5ml 乙型副伤寒(PB)"H"诊断菌液。

(5) 将试管架充分振摇，使诊断菌液与血清混匀，置 56℃水浴 1h，拿出静置 30min 观察结果，确定凝集效价。

表 2-3 肥达反应

试管	1	2	3	4	5	6
生理盐水(ml)	0.5	0.5	0.5	0.5	0.5	0.5
患者血清 20×(ml)	0.5	0.5	0.5	0.5	0.5	弃去
诊断菌液(ml)	0.5	0.5	0.5	0.5	0.5	0.5

【实验结果】

(1) 先勿振动试管，开始观察生理盐水对照管，正确结果是：管底沉淀物呈圆形，边缘整齐，轻轻振摇，细菌分散仍呈均匀混浊，即未出现凝集现象。若出现非特异性凝集现象，则本次试验无效。

(2) 观察试验管应自第一管看起，"O"型伤寒沙门菌抗原凝集物呈颗粒状，轻摇时不易升起和离散；"H"型抗原凝集物呈疏松棉絮状，轻摇时易升起和离散。根据凝集反应的有无及程度，分别以下列记号表示：

"++++"：很强，细菌完全被凝集于管底，管内液体澄清。

"+++"：强，细菌大部分被凝集于管底，管内液体轻度混浊。

"++"：中等程度，细菌部分被凝集管底，管内液体中度混浊。

"+"：弱，细菌仅少量被凝集管底，但不明显，管内液体混浊。

"-"：无凝集，管内液体与对照管相同。

(3) 血清效价：凡最高血清稀释度仍能与相应菌液发生明显凝集反应("++")者，此管血清稀释度即为该被检查患者血清效价。将结果填入表 2-4。

表 2-4 肥达反应结果记录表

血清浓度	1 (1∶80)	2 (1∶160)	3 (1∶320)	4 (1∶640)	5 (1∶1280)	6 对照
伤寒沙门菌 "O"						
伤寒沙门菌 "H"						
甲型副伤寒沙门菌 "PA"						
乙型副伤寒沙门菌 "PB"						

判定凝集效价。

【结果分析】

肥达反应仅是一种辅助诊断方法，在判断结果对疾病做出诊断时，需综合考虑以下几点：

(1) 首先应了解当地正常人效价，一般情况下，伤寒沙门菌 O 凝集价在 1∶80 以上，H 凝集价在 1∶160 以上，甲、乙型副伤寒沙门菌凝集价在 1∶80 以上才有诊断意义。

(2) 曾接种过伤寒沙门菌苗者，血清中含有凝集素。由于 H 凝集素在血内保持时间较久，O 凝集素较短，所以曾注射菌苗者 O 凝集价在诊断上比较重要。

(3) 真正的伤寒患者 O 凝集素出现常较 H 凝集素为早，存在于血清内时间较短；H 凝集素产生较慢但效价较高，存在时间较长，可达数年。

(4) 过去曾接种过伤寒菌苗或患过伤寒病，近期又感染流感或布鲁菌病时，可产生高效价的 H 凝集素及较低的 O 凝集素，此种反应称为非特异回忆反应，其他如结核病、败血症、斑疹伤寒、肝炎等也可出现类似反应。

(5) 确诊为伤寒的患者中，约有 10% 肥达反应始终为阴性，故阴性结果不能完全排除伤寒的诊断。

(6) 采血时间不同，肥达反应的阳性率也不同，发病第一周 50%，第二周 80%，第四周 90% 以上。恢复期凝集价最高，以后逐渐下降。一般以双份血清(急性期和恢复期)对比，凝集价有明显上升者作为新近感染的指征。

【思考题】

1. 肠道杆菌有哪些共同特点？

2. 怎样根据肠道杆菌生化反应结果来判断各种肠道杆菌？

3. 分离肠道病原菌为什么要用 EMB 平板？

4. 怎样分析与解释肥达试验的结果？对你自己实验所得的结果将作如何判断？

(杨飞翔 王 娅)

第三节　厌氧性细菌

厌氧性细菌简称厌氧菌，是指一大群生长和代谢不需要氧气，利用发酵获得能量的细菌，分为有芽孢厌氧梭菌属和无芽孢厌氧菌。临床常见的厌氧芽孢梭菌有破伤风芽孢梭菌、产气荚膜梭菌、肉毒芽孢梭菌及艰难梭菌，主要引起外源感染。无芽孢厌氧菌包括多个菌属的球菌和杆菌，多为人体正常菌群的成员，可引起内源性感染。本实验要求掌握常见厌氧芽孢梭菌的形态、培养特征及鉴别要点。

一、常见厌氧芽孢梭菌的形态观察

【实验目的】
　　掌握破伤风芽孢梭菌、产气荚膜梭菌和肉毒芽孢梭菌的形态特征。
【实验材料】
　　破伤风芽孢梭菌、产气荚膜梭菌和肉毒芽孢梭菌革兰染色标本片。
【实验方法】
　　分别取三种细菌革兰染色标本片，置油镜下观察其形态及特殊结构(芽孢、荚膜)。
【实验结果】
　　1. **破伤风芽孢梭菌**　革兰染色阳性。菌体呈细长杆状，芽孢正圆形，直径大于菌体，位于菌体顶端，使细菌呈鼓槌状，为该菌典型特征(彩图 8)。
　　2. **产气荚膜梭菌**　革兰染色阳性粗大杆菌。芽孢小于菌体，位于次极端，呈椭圆形，但在组织中和普通培养基上较少形成。在被感染的人或动物体内，菌体周围有明显荚膜(彩图 11)。
　　3. **肉毒芽孢梭菌**　革兰染色阳性短粗杆菌。芽孢呈椭圆形，大于菌体，位于菌体次极端，使细菌呈典型的网球拍状或汤匙状(彩图 9)。

二、常见厌氧芽孢梭菌的培养特征

【实验目的】
　　了解厌氧培养法及其原理，熟悉常见厌氧芽孢梭菌的培养及菌落特征。
【实验材料】
　　1. **细菌**　破伤风芽孢梭菌、产气荚膜梭菌、肉毒芽孢梭菌疱肉培养物。
　　2. **培养基**　疱肉培养基、血琼脂平板培养基。
　　3. **其他**　接种环、酒精灯、无菌纱布块、脱脂棉、焦性没食子酸、10%NaOH、石蜡等。
【实验方法】
　　1. **疱肉培养基厌氧培养法**
　　(1) 将疱肉培养基于酒精灯火焰上加热融化凡士林。
　　(2) 用接种环挑取 3 种厌氧菌的疱肉培养物各一环，分别接种于 3 个疱肉培养基的肉汤中。
　　(3) 置 80~85℃水浴 10 min，将培养基直立于试管架上，用凡士林密封后，置37℃温箱中培养 24~28 h，观察结果。
　　2. **碱性焦性没食子酸厌氧培养法**
　　(1) 用接种环挑取 3 种厌氧菌的疱肉培养物各一环，分别将细菌划线接种于血琼脂平板上。
　　(2) 取方形玻璃一块，中央置脱脂棉一片，放 1g 焦性没食子酸于脱脂棉上，然后覆盖一小块无菌纱布，再向纱布上滴加 10%NaOH 约 1ml。

(3) 立即将种有细菌之平板反盖于方形玻璃上，并在平板周围迅速用熔化石蜡密封。

(4) 置 37℃温箱中培养 24~28 h，取出观察菌落特点及有无溶血现象等。

【实验结果】

1. 疱肉培养法

(1) 破伤风芽孢梭菌：肉汤轻度浑浊，肉渣部分被消化，微变黑，产生少量气体，有腐败恶臭。

(2) 产气荚膜梭菌：肉汤浑浊，肉渣变成粉红色，不被消化，产生大量气体，将液面石蜡推向上方。

(3) 肉毒芽孢梭菌：肉汤浑浊，消化肉渣，使之变黑，有腐臭，产生气体。

2. 碱性焦性没食子酸培养法

(1) 破伤风芽孢梭菌：血琼脂平板上形成疏松、不规则、边缘不整齐呈锯齿状菌落，菌落周围有 β 溶血环。

(2) 产气荚膜梭菌：血琼脂平板上生成圆形、凸起、光滑、半透明、边缘整齐的菌落，多数菌株在菌落周围出现双层溶血环，内层完全溶血，外层不完全溶血。

(3) 肉毒芽孢梭菌：血琼脂平板上形成发丝状或盘状灰色菌落，有溶血圈。

【实验原理】

疱肉培养基厌氧培养法：培养基中的肉渣含有不饱和脂肪酸和谷胱甘肽，具有还原性，能吸收培养基中的氧，使氧化还原电势下降；凡士林封闭培养基液面，可隔绝空气中的游离氧进入培养基内，形成良好的厌氧条件，故适于培养厌氧菌。

碱性焦性没食子酸厌氧培养法：焦性没食子酸是还原剂，在碱性溶液中能迅速吸收氧气，生成深棕色的焦性没食子橙，是有效的化学除氧方法。每容器按 100 ml 容积加 1 g 焦性没食子酸和 10%NaOH 1 ml，立即石蜡封闭培养基，形成良好的厌氧条件。

三、"汹涌发酵"试验

【实验目的】

了解"汹涌发酵"试验的原理、现象及意义。

【实验材料】

1. **菌种** 产气荚膜梭菌疱肉培养物。

2. **培养基** 溴甲酚紫牛乳培养基。

3. **其他** 接种环、酒精灯等。

【实验方法】

(1) 将疱肉培养物及溴甲酚紫牛乳培养基管倾斜，置火焰上微微加热，使凡士林熔化，并黏于管壁一侧。

(2) 用接种环挑取产气荚膜梭菌疱肉培养物二环，接种于溴甲酚紫牛乳培养基中。

(3) 待接种后再稍加温，直立试管，使凡士林封闭。

(4) 置 37℃温箱中培养 6~8h，观察"汹涌发酵"现象。

【实验结果】

产气荚膜梭菌可分解乳糖产酸(使牛乳培养基中溴甲酚紫指示剂由紫色变为黄色)，使酪蛋白凝固，产生大量气体，冲散凝固的酪蛋白，将凡士林冲向试管口，气势汹涌称为"汹涌发酵"现象。

【实验原理】

　　产气荚膜梭菌在牛乳培养基中，能分解乳糖产酸，使其中的酪蛋白凝固；同时产生大量气体(H_2 和 CO_2)，可将凝固的酪蛋白冲成蜂窝状，将液面上的凡士林层上推，甚至冲开棉塞，气势汹涌，称为"汹涌发酵"现象，是鉴定本菌的特点之一。

四、脂酶试验

【实验目的】

　　了解脂酶试验的原理、方法及结果判断。

【实验材料】

　　1. **菌株** 肉毒芽孢梭菌和破伤风芽孢梭菌的庖肉培养物。

　　2. **培养基** 卵黄琼脂平板。

【实验方法】

　　(1) 将上述两种庖肉培养物培养基管倾斜，置火焰上微微加热，使凡士林熔化，并黏于管壁一侧。

　　(2) 用接种环分别挑取两种细菌庖肉培养物，接种在两个卵黄琼脂平板上。

　　(3) 置 37℃厌氧培养 48~72h，观察结果。

【实验结果】

　　肉毒芽孢梭菌菌落周围出现浑浊圈，脂酶试验阳性；破伤风芽孢梭菌菌落周围无上述现象，脂酶试验阴性。

【实验原理】

　　肉毒芽孢梭菌能产生脂酶，作用于卵黄琼脂中的游离脂肪，生成甘油和不溶性游离脂肪酸，在菌落下面的培养基中，形成局限性的不透明区，且于菌落表面形成一层珠光层。

五、产气荚膜梭菌动物试验

【实验目的】

　　了解产气荚膜梭菌的致病性。

【实验材料】

　　(1) 产气荚膜梭菌庖肉培养物。

　　(2) 正常小白鼠，注射器等。

【实验方法】

　　(1) 吸取产气荚膜梭菌培养物 0.2~1.0ml，注入小白鼠腹腔内。

　　(2) 5~10min 后将小白鼠断髓处死，置 37℃温箱中 5~8h。

　　(3) 取出动物观察有无膨胀气肿现象，解剖动物观察脏器及肌肉有无气泡，然后取内脏检查。

【实验结果】

　　见小白鼠腹部鼓胀，尸检可见各脏器与肌肉内有大量气泡，以肝脏为最明显，称之为"泡沫肝"，有特殊的臭味。内脏涂片、革兰染色镜检，可见革兰阳性、有明显荚膜的短粗大杆菌，为产气荚膜梭菌。

【思考题】

1. 常见厌氧芽孢梭菌有哪些？各有何形态特征？

2. 一名接种史不明的外伤患者，需紧急预防破伤风，最适的措施是(　　)

A. 抗生素　　　　　　　　B. 清创　　　　　　　　C. 破伤风抗毒素

D. 破伤风抗毒素 + 清创　　　E. 清创 + 破伤风抗毒素 + 抗生素

3.在已知毒素中毒性最强的是(　　)

A. 霍乱毒素　　　B. 炭疽毒素　C. 白喉毒素　　　D. 破伤风毒素　　　E.肉毒毒素

(金志雄)

第四节　呼吸道感染细菌

呼吸道感染细菌是指经呼吸道传播，引起呼吸道或呼吸道以外器官病变的一类细菌，主要包括结核分枝杆菌、白喉棒状杆菌、嗜肺军团菌、百日咳鲍特菌、流感嗜血杆菌及肺炎克雷伯菌等。

一、常见呼吸道感染细菌形态观察

【实验目的】

掌握结核分枝杆菌和白喉棒状杆菌的形态、染色性，了解麻风分枝杆菌等细菌的形态、染色性。

【实验材料】

(1) 结核分枝杆菌与麻风分枝杆菌抗酸染色标本片、白喉棒状杆菌及百日咳鲍特菌革兰染色标本片。

(2) 香柏油、显微镜、擦镜纸等。

【实验方法及结果】

油镜下观察上述标本片。

1. **结核分枝杆菌**　细长或略带弯曲的杆菌,单个存在或平行相聚排列,有时呈分枝状。抗酸染色阳性(红色)，背景及其他非抗酸菌均呈蓝色(彩图 12)。

2. **麻风分枝杆菌**　麻风分枝杆菌(彩图 13)与结核分枝杆菌的镜下鉴别要点见表 2-5。

表 2-5　麻风分枝杆菌与结核分枝杆菌的镜下特征

比较内容	麻风分枝杆菌	结核分枝杆菌
排列方式	呈束状或柴捆状	单个散在
菌体形态	粗直、两端尖细	细长、略弯曲
涂片中细菌数	较多	较小
标本来源	病变组织	痰、粪、尿及体液

3. **白喉棒状杆菌**　菌体细长微弯，一端或两端膨大呈棒状，排列很不规则，常呈 L、V 或 Y 形，也可排列成栅栏状，革兰染色阳性(紫色)，Neisser 染色后菌体两端或一端可见

着色较深的异染颗粒(彩图 14)。

4. 百日咳鲍特菌　革兰阴性球杆菌，具有多形性。

二、结核分枝杆菌和白喉棒状杆菌培养特征

【实验目的】

了解结核分枝杆菌及白喉棒状杆菌的培养特征。

【实验材料】

(1) 结核分枝杆菌固体培养基培养物。

(2) 白喉棒状杆菌吕氏血清培养物及亚碲酸钾血琼脂平板培养物。

【实验方法及结果】

结核分枝杆菌在含有蛋黄、马铃薯、甘油和天门冬酰胺等的固体培养基上的菌落呈干燥、坚硬、表面呈颗粒状，乳酪色或黄色，形似花菜样；在液体培养基中呈粗糙皱纹状菌膜生长。

白喉棒状杆菌在吕氏血清培养基上生长迅速，形成圆形灰白色的小菌落。在亚碲酸钾血琼脂平板上，白喉杆菌能使亚碲酸钾还原为黑色的金属元素碲，形成黑色或灰色菌落，亚碲酸钾可抑制其他杂菌生长。

三、分枝杆菌菌种鉴定

【实验目的】

了解结核分枝杆菌和非结核分枝杆菌的鉴定方法。

【实验材料】

1. 菌种　结核分枝杆菌和非结核分枝杆菌(耻垢杆菌)培养物。

2. 培养基　PNB(对硝基苯甲酸)培养基和 TCH(噻吩-2-羧酸肼)培养基。

3. 其他　30%H_2O_2、10%Tween-80、接种环、酒精灯等。

【实验方法】

1. 培养

(1) 将上述三种细菌制备成 10^{-2}mg/ml 的菌悬液。

(2) 分别接种 0.1ml 的菌悬液于 PNB 和 TCH 培养基中。

(3) 37℃培养，每周观察一次，非结核分枝杆菌 1 周内可长出菌落，结核分枝杆菌 3~4 周出现肉眼可见的菌落。

2. 触酶试验和热触酶试验

(1) 取结核分枝杆菌、牛结核分枝杆菌和耻垢分枝杆菌 10mg 左右放入小试管内，分别加入 0.067mol/L 的磷酸盐缓冲液(PBS，pH7.0)至 1.0ml，制成细菌悬液。

(2) 将 1ml 菌悬液分装入各 0.5ml 的小试管中，取三种菌悬液各 1 支放 68℃水浴内保温 20min，取出后冷却至室温，向 6 支菌悬液管内沿管壁徐徐加入新鲜配制的 30%H_2O_2 和 10%Tween-80 等量混合液 0.5ml，勿摇动，观察结果。产生气泡为阳性，无气泡为阴性。

【实验结果】

见表 2-6。

表 2-6　三种分枝杆菌的鉴别

菌种	PNB	TCH	触酶试验	热触酶试验
结核分枝杆菌	−	+	+	−
牛结核分枝杆菌	−	−	+	−
非结核分枝杆菌	+	+	+	+

四、抗酸染色

【实验目的】

掌握抗酸染色的原理、方法及意义。

【实验材料】

1. **菌种**　卡介苗和变形杆菌混合液。

2. **染液**

抗酸染液Ⅰ：苯酚复红。

抗酸染液Ⅱ：3%盐酸乙醇。

抗酸染液Ⅲ：碱性亚甲蓝液。

3. **其他**　载玻片、接种环、酒精灯、显微镜、擦镜纸。

【实验方法】

1. **涂片标本的制作**　卡介苗和变形杆菌混合液制片，方法如革兰染色。

2. **染色**

(1) 在涂片滴加苯酚复红液，染色 20min(随时补加染液，以防干枯)，水洗。

(2) 滴加 3%盐酸乙醇，轻轻摇动玻片，直至无红色流下为止(30~60s)，水洗。

(3) 滴加碱性亚甲蓝，复染 1min，水洗。

【实验结果】

染色片吸水纸吸干，油镜检查。镜下可见红色的卡介苗，为抗酸染色阳性；蓝色的变形杆菌，为抗酸染色阴性(彩图 12)。

【实验原理】

结核分枝杆菌一般常用齐-尼(Ziehl-Neelsen)抗酸染色，结核分枝杆菌能抵抗 3%盐酸乙醇脱色呈红色，而其他非抗酸细菌及细胞等呈蓝色。结核分枝杆菌的抗酸性与细胞壁内所含分枝菌酸残基和胞壁固有层的完整性有关。

五、结核菌素试验

人感染结核分枝杆菌后，产生免疫力的同时也会发生迟发型超敏反应。将一定量的结核菌素接种入皮内，若受试者曾感染结核分枝杆菌，则在接种部位出现直径超过 0.5cm 的红肿硬结的炎症反应，为结核菌素试验阳性。同时，卡介苗接种成功，结核菌素试验也阳性，说明机体有特异性免疫力。

【实验目的】

熟悉结核菌素试验原理、结果判断及意义。

【实验材料】

豚鼠(300g,结核菌素试验阴性者)、卡介苗、5%旧结核菌素、无菌注射器(1ml)及4号针头、乙醇、碘酒、棉花、剪刀。

【实验方法】

(1) 取豚鼠2只,一只在右腹沟内侧皮下注射卡介苗1ml,另一只不注射作为对照。

(2) 将动物标记后,置笼中饲养1个月。

(3) 将两只动物腹侧部毛剪去一块,用碘酒消毒后,以1ml无菌注射器吸取1：1000稀释的旧结核菌素,每只豚鼠皮内注入0.1ml。

(4) 48~72h后观察结果。

【实验结果】

如注射部有红肿硬结,直径超过0.5cm者为阳性。被预先注射过卡介苗的豚鼠结核菌素试验为阳性,另外一只为阴性。

六、流感嗜血杆菌卫星试验

【实验目的】

了解卫星试验原理、方法及结果判断。

【实验材料】

1. **菌株** 金黄色葡萄球菌和流感嗜血杆菌培养物。

2. **器材** 血琼脂平板培养基。

【实验方法】

(1) 用接种环挑取流感嗜血杆菌接种在血琼脂平板上。

(2) 将金黄色葡萄球菌点种其上2~4处。

(3) 置37℃温箱培养24h后观察结果。

【实验结果】

可见金黄色葡萄球菌菌落邻近处的流感嗜血杆菌菌落较大,较远处渐小,即为"卫星现象"阳性。

【实验原理】

当与金黄色葡萄球菌在血平板上共同孵育时,由于后者能合成较多的V因子,可促进流感嗜血杆菌生长。因此,在金黄色葡萄球菌菌落周围生长的流感嗜血杆菌的菌落较大,离金黄色葡萄球菌菌落越远的越小,此称为"卫星现象"(satellite phenomenon)。

【思考题】

1. 痰标本中查出抗酸杆菌有何意义?

2. 如何区别结核分枝杆菌和其他非典型分枝杆菌?

3. 什么是结核菌素试验?简述其原理、结果判断及临床意义。

(金志雄 朱明磊)

第五节 其他微生物

炭疽芽孢杆菌、放线菌、螺旋体、支原体、立克次体及衣原体等原核细胞型微生物，也是临床常见的感染病原。

一、其他微生物的形态观察

【实验目的】

熟悉炭疽芽孢杆菌、放线菌、螺旋体、肺炎支原体、立克次体及沙眼衣原体等原核细胞型微生物的形态特征。

【实验材料】

上述微生物标本片、光学显微镜、香柏油、擦镜纸等。

【实验方法及结果】

油镜下观察：

1. **炭疽芽孢杆菌** 菌体两端平齐，单个存在或几个相连成短链，菌体相连处有清晰的间隙，如竹节状，菌体周围有透明荚膜，革兰染色阳性(彩图 15)。

2. **放线菌的硫磺样颗粒**(高倍镜观察) 颗粒成菊花状，中心部分由分支的菌丝交织组成，革兰染色呈阳性，周围长丝排列呈放线状，大部分为革兰染色阴性(彩图 16)。

3. **螺旋体**(镀银染色) 钩端螺旋体呈棕褐色，螺旋盘绕紧密而规则，但分不清楚，一端或两端弯典如钩状，常使菌体屈曲呈 C、S 等字形(彩图 17)；梅毒螺旋体呈棕褐色，两端尖直，有 8~14 个呈锐角弯曲而规则的螺旋(彩图 18)。

4. **肺炎支原体**(吉姆萨染色) 淡紫色，呈高度多形性，常有球形、杆状、丝状、分支状、颗粒状等。

5. **立克次体**(恙虫病立克次体，吉姆萨染色) 球杆状，呈紫色，散在于宿主单核细胞质内，靠近细胞核旁边，或成堆排列(彩图 19)。

6. **沙眼衣原体包涵体**(吉姆萨染色) 呈深紫色，很致密，占据细胞质的大部分，呈帽型紧扣在细胞核上或稍有间隙(彩图 20)。

二、其他微生物的培养特征

【实验目的】

了解炭疽芽孢杆菌、枯草芽孢杆菌和肺炎支原体的菌落特征。

【实验材料】

炭疽芽孢杆菌和枯草芽孢杆菌普通琼脂固体培养物、血琼脂固体培养物和半固体培养基培养物；肺炎支原体固体培养物。

【实验方法及结果】

1. **普通琼脂固体培养基**

(1) 炭疽芽孢杆菌：生成扁平灰白色、不透明、干燥、边缘不整齐的大菌落，用低倍镜观察可见菌落边缘呈卷发状。

(2) 枯草芽孢杆菌：形成扁平灰色、不透明、干燥、皱纹、边缘不整齐的大菌落(彩

图 21)。

2. 血琼脂固体培养基

(1) 炭疽芽孢杆菌：菌落灰白，不透明，大而扁平，表面粗糙，边缘不整齐，菌落周围一般无溶血环。

(2) 枯草芽孢杆菌：菌落较大，灰白色，稍隆起，表面粗糙，边缘不整齐，菌落周围有明显的溶血环。

3. 半固体培养基

(1) 炭疽芽孢杆菌：无鞭毛，不能运动，沿穿刺线生长。

(2) 枯草芽孢杆菌：有鞭毛，能运动，向穿刺线四周扩散生长。

4. 肺炎支原体固体培养基

低倍镜下观察，可见菌落中心较厚，如同蛋黄深入培养基中；周围薄薄一层颗粒区，形同蛋清，整个菌落呈荷包蛋状。

三、炭疽芽孢杆菌串珠实验

【实验目的】

了解串珠试验的原理、方法及意义。

【实验材料】

(1) 炭疽芽孢杆菌培养物。

(2) 肉汤培养基、青霉素、载玻片等。

【实验方法】

(1) 取炭疽芽孢杆菌新鲜培养物接种蛋白胨肉汤，37℃培养 6h 左右，并振匀。

(2) 取一环肉汤培养物滴于含青霉素 0.05~0.5U/ml 的载玻片上，混匀，把载玻片放平皿中，皿内放一小团湿棉球，盖上皿盖。

(3) 置 37℃温箱作用 1~4h，取出载玻片，盖上盖玻片，用低倍或高倍镜检查。

【实验结果】

炭疽芽孢杆菌菌体肿胀为圆球形，并相连呈串珠状，为阳性反应。

【实验原理】

炭疽芽孢杆菌的幼龄培养物常呈链状排列，在含有低浓度青霉素(0.05~0.5U/ml)的培养基中，可以发生形态变异。由于细胞壁的合成被抑制，菌体内部渗透压高，菌体膨胀为圆球形，并相连呈串珠状，而其他需氧芽孢杆菌则不出现这种现象，具有较高的鉴别意义。

四、放线菌属硫磺样颗粒检测

放线菌属为人体的正常菌群，可引起内源性感染，常见的有衣氏放线菌、牛氏放线菌、内氏放线菌和黏液放线菌等。对人致病较强的为衣氏放线菌，可通过检测标本中的硫磺样颗粒及培养等方法确诊放线菌感染。

【实验目的】

了解放线菌的硫磺样颗粒检测方法；熟悉硫磺样颗粒形态。

【实验材料】

患者局部病灶、窦腔、瘘管的脓汁、痰或活检组织。

【实验方法及结果】

取脓汁、痰、渗出液等标本置于平皿内，查找肉眼可见的硫磺样颗粒，颗粒质地较硬，直径为 0.2~2mm，呈黄色或褐色颗粒。星型诺卡放线菌亦有呈红色或黑色的色素颗粒。

1. 压片检查　取颗粒置于玻片上，加盖玻片轻轻压平，显微镜下可见放射状排列的菌丝，菌丝末端膨大呈棒状，形似菊花状。革兰染色，颗粒中央部呈阳性，周围长丝状，末端大部分阴性。组织切片用 HE 染色，中央呈紫色，末端膨大，大部分为红色。若无颗粒，涂片，革兰染色阳性呈分支纤细丝状，则可能为放线菌。

2. 培养　取标本，接种至葡萄糖巯基乙酸盐培养基中，或划线法接种至脑心浸液血液琼脂平板上，37℃，5%CO_2，厌氧培养 2~14 天。在葡萄糖巯基乙酸盐培养基中，菌在底部生长或绒毛样菌球。在脑心浸液血液琼脂平板上，18~48h 可呈小菌落，7~14 天长成大菌落，不溶血，可取培养物作形态学特征观察。

【实验原理】

患者感染放线菌后，在病灶组织和瘘管中流出的脓汁中，肉眼可见黄色小颗粒，称硫磺样颗粒(sulfur granule)，是放线菌在组织中形成的菌落，为放线菌感染的特征。

五、梅毒螺旋体 RPR 试验

【实验目的】

了解 RPR 试验的原理、方法及意义。

【实验材料】

(1) RPR 试剂盒，包括吸附碳颗粒的类脂质抗原、阳性对照血清、阴性对照血清和 RPR 卡片。

(2) 待检血清、毛细吸管。

【实验方法】

(1) 用 3 个毛细吸管取阳性血清、阴性血清和待检血清各 1 滴，分别加入卡片的圆圈内。

(2) 在上述血清中分别加 1 滴 RPR 抗原。

(3) 旋转摇动 5min 后观察结果。

【实验结果】

阳性对照在反应圈中可见明显的黑色碳颗粒凝集，而阴性对照为均匀浑浊，无黑色颗粒或絮片。待检血清如出现黑色碳颗粒为阳性，否则为阴性(图 2-3)。

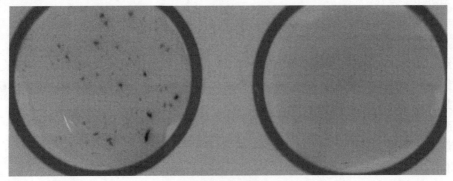

图 2-3　RPR 试验

左.阳性；右.阴性

【实验原理】

在梅毒螺旋体感染的所有阶段，梅毒患者血清中会存在心磷脂抗体(又称反应素)，它可以与生物组织中的某些脂类物质发生反应。临床上，用正常牛心肌的心脂质替代梅毒螺旋体作为抗原，测定患者血清中的反应素(抗脂质抗体)。快速血浆反应素试验(rapid plasma regain，RPR)所用抗原类脂质被吸附在碳颗粒上，与一滴待检血清在 RPR 卡片的圆圈中混合，如出现间接炭凝说明血清阳性。此法快速、简便，不需显微镜，适于梅毒初筛。

六、解脲脲原体脲酶试验

【实验目的】

了解脲酶试验的原理、方法、结果判断及临床意义。

【实验材料】

(1) 含解脲脲原体的标本。

(2) 培养基，牛心浸液 74ml、马血清 10ml、10%(W/V)酵母浸液 5ml、0.2%(W/V)酚红 1ml、10%(W/V)尿素 10ml、20000U 青霉素，pH6.0 ± 0.5，滤过除菌，装入无菌试管内，每管 5ml。

【实验方法】

(1) 用无菌棉棒取生殖道分泌物。

(2) 将棉棒迅速放入上述装有培养基的试管内，盖上塞子。

(3) 95%N_2 和 10%CO_2 环境下，37℃培养 24~48h 后，观察结果。

【实验结果】

培养基由黄色变为红色为阳性，颜色不发生改变为阴性。

【实验原理】

解脲脲原体又名溶脲脲原体，可分解尿素产生 NH_3 和 CO_2，在含酚红指示剂的尿素培养基中，由于产 NH_3，pH 上升使指示剂由黄变红。

七、外斐(Weil-Felix)反应

立克次体的微生物学检查主要是血清学检测和病原体的分离鉴定，后者易引起实验室污染，临床主要依据血清学方法辅助诊断立克次体病。目前应用的血清学诊断方法主要有两类：一类为立克次体特异性血清学反应，即利用特异性外膜蛋白抗原或者脂多糖抗原通过微量免疫荧光法(microimmunofluorescence， MIF) 检测特异性抗体；另一类为非特异性血清反应，或称为外斐反应(Weil-Felix reaction)。

【实验目的】

了解外斐反应原理、方法及应用。

【实验材料】

(1) 斑疹伤寒患者血清。

(2) 变形杆菌 OX_{19} 诊断菌液。

(3) 生理盐水、小试管、吸管、试管架等。

【实验方法】

(1) 取小试管 8 支，编号后排列于试管架上。

(2) 第1管加生理盐水 0.9ml，其余各管每管均加 0.5ml。

(3) 第1管加待检患者血清 0.1ml，混匀后吸出 0.5ml 加入第2管，吸吹混匀。

(4) 自第2管取 0.5ml 加入第3管，依此稀释血清至第7管混匀，并吸出 0.5ml 弃去(表2-7)。

(5) 第8管不加血清，作为对照管。

(6) 各管内均加入变形杆菌 OX_{19} 诊断菌液 0.5ml，自对照管加起，加完后充分摇匀。

(7) 置 37℃水浴箱(或温箱)过夜，次日观察并记录结果。

表 2-7　具体操作步骤与方法

试剂＼试管号	1	2	3	4	5	6	7	8
生理盐水(ml)	0.9	0.5	0.5	0.5	0.5	0.5	0.5	0.5
血清(ml)	0.1	0.5	0.5	0.5	0.5	0.5	0.5	弃去
诊断菌液(ml)	0.5	0.5	0.5	0.5	0.5	0.5	0.5	0.5
血清稀释度	1:20	1:40	1:80	1:160	1:320	1:640	1:1280	对照
	摇匀，置37℃过夜							
结果								

【实验结果】

观察记录结果方法同肥达反应。

血清的凝集效价是以血清最高稀释管能发生明显("++")凝集现象。单份血清凝集价超过 1:160 时，有诊断意义，若双份血清测定，后次凝集价上升 4 倍以上，更有诊断价值。

【实验原理】

外斐反应的原理是由于某些变形杆菌菌株如 OX_{19}、OX_2、OX_k 菌体的耐碱多糖部分与立克次体有共同抗原性成分，可与立克次体的特异性抗体发生交叉凝集反应。变形杆菌易于培养，在临床上可用变形杆菌菌株作为抗原与患者血清作凝集反应，作为某些立克次体病的辅助诊断。

【思考题】

1. 有关衣原体的描述正确的是(　　)

A. 原体在细胞外不稳定　　　　　B. 原体以吞饮方式进入细胞

C. 细胞质包围原体形成空泡　　　D. 在空泡内始体增大而发育成原体

E. 原体是发育周期中的繁殖型

2. 地方性斑疹伤寒的传播媒介是(　　)

A. 蝉　　　　B. 蚊　　　　C. 鼠蚤　　　　D. 恙螨　　　　E. 鼠虱

3.支原体与病毒的相同点是(　　)

A. 能在无生命培养基上生长繁殖　　B. 个体微小，能通过滤菌器

C. 胞膜中含大量胆固醇　　　　　　D. 对抗生素敏感

E. 有两种核酸

4. 男性20岁，农民，高热、全身肌肉酸痛、乏力7天。检查：眼结膜充血、巩膜黄染、肝肋下1.5cm腓排肠肌压痛明显。尿蛋白+。血清胆红素和丙氨酸转氨酶均明显升高。肥达

反应0=1：40、H=1：320，外斐反应1：80。你认为应诊断的疾病可能是(　　)

A. 甲型急性黄疸型病毒性肝炎　　　B. 流行性出血热

C. 钩端螺旋体病　　　　　　　　　D. 斑疹伤寒

E. 伤寒

(金志雄)

第六节　真　　菌

一、真菌形态结构观察

真菌(fungus)是一大类细胞核高度分化，有核膜和核仁，细胞质内有完整细胞器，细胞壁由几丁质、甘露聚糖、葡聚糖组成，不分根、茎、叶，不含叶绿素，包括单细胞和多细胞结构的真核细胞型微生物。真菌种类很多，分布极广，大多对人无害，只有少数真菌可以感染人体引起真菌病。真菌引起的疾病是多种多样的，以皮肤、毛发和指甲等浅部感染居多。近年来，真菌引起的深部感染日益引起临床关注。真菌的基本形态有单细胞和多细胞两种类型，前者细胞呈圆形或卵圆形，如新生隐球菌、白假丝酵母菌等；大多数真菌为多细胞，呈丝状，其结构由菌丝和孢子两部分组成，不同的菌种可出现不同形式的菌丝和孢子。

【实验目的】

掌握真菌的形态结构特征。

【实验材料】

(1) 新生隐球菌墨汁染色及白假丝酵母菌革兰染色标本片。

(2) 白假丝酵母菌、须癣毛菌、石膏样小孢子菌、曲霉和青霉等真菌小培养标本。

【实验方法】

取新生隐球菌墨汁染色及白假丝酵母菌革兰染色标本片、白假丝酵母菌、须癣毛菌、石膏样小孢子菌、曲霉及青霉小培养标本，置显微镜下观察，注意其形态及某些结构特征。

【实验结果】

白假丝酵母菌为革兰阳性的较大圆形菌体，可产生芽生孢子及假菌丝，出芽细胞呈卵圆形，比葡萄球菌大2~5倍(图2-4A)。

新生隐球菌体为球形，壁厚，大小不等，菌体周围有宽厚、透明的荚膜带(图2-4 B)。

白假丝酵母菌小培养标本可见菌体呈卵圆形产生分枝的假菌丝，有厚膜孢子和芽生孢子(图2-4 C)。

须癣毛菌小培养标本可见小分生孢子群集于分枝菌丝末端呈葡萄状，亦有圆形小分生孢子位于菌丝的侧旁(图2-4 D)。

石膏样小孢子菌小培养可见梭形具有横隔的大分生孢子(图2-4 E)。

曲霉小培养可见分生孢子梗和顶囊上的分生孢子(图2-4 F)。

青霉小培养可见青霉的帚状分生孢子梗和分生孢子(图2-4 G)。

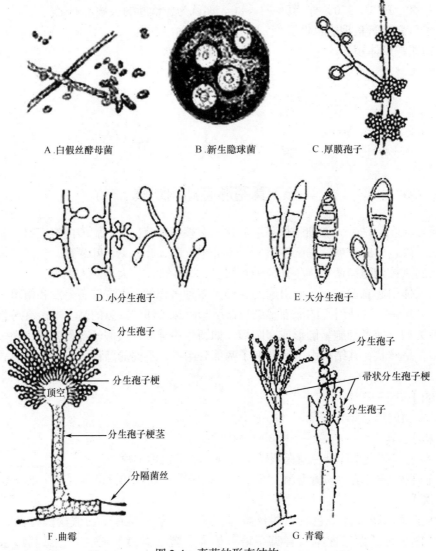

A.白假丝酵母菌   B.新生隐球菌   C.厚膜孢子

D.小分生孢子   E.大分生孢子

分生孢子

分生孢子梗

顶空

分生孢子梗茎

分隔菌丝

F.曲霉

分生孢子

帚状分生孢子梗

分生孢子

G.青霉

图 2-4　真菌的形态结构

二、真菌的培养特征

　　真菌对营养要求不高，常用的培养基包括沙氏葡萄糖琼脂培养基(sabouraud dextrose agar，SDA)、马铃薯葡萄糖琼脂培养基(potato dextrose agar，PDA)、察氏培养基(czapek-dox agar，CDA)、脑心浸膏琼脂培养基(brain-heart infusion agar，BHI)等，并需要一定的温度与湿度。由于在不同培养基上真菌及其菌落形态有很大差异，故鉴定时以SDA培养基上的形态为准。

　　依据检验目的的不同，通常选择不同的培养方法如平皿、试管、玻片法等。平皿、试管法又名大培养，主要用于增殖、保存菌种、菌落观察等。玻片培养法又名小培养，主要用于观察真菌的形态结构，鉴别真菌。两种培养方法在真菌的培养鉴定中要结合使用，以提高真菌的检出率。真菌的大培养类似细菌的培养方法，现主要介绍一下真菌小培养方法。

　　真菌小培养的方法很多，如玻片琼脂法、悬滴培养法、郭氏钢圈法、回形针法等。

【实验目的】

了解真菌小培养方法及作用。

【实验材料】

菌种：白假丝酵母菌或毛霉菌；培养基：SDA
培养基；回形针：如图 2-5 用铁丝或曲别针制成。

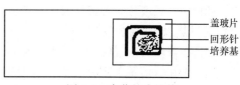

图 2-5　真菌的小培养

【实验方法】

(1) 将回形针置酒精灯加热灭菌，趁热蘸蜡固定于载玻片上。

(2) 于回形针中心部滴加预热溶化的沙保培养基少许，待琼脂凝固后，将菌种接种在
培养基上。

(3) 上覆盖玻片，用石蜡封固，置无菌平皿内 37℃培养(平皿内放一浸有大量无菌水的
棉球，使平皿内的空气保持充分的湿度)。

(4) 待生长后，用肉眼观察菌落特征，并可将玻片置显微镜下观察真菌生长发育及形
态、结构特征。先用低倍镜观察，再用高倍镜仔细观察菌丝和孢子形态。

【实验结果】

接种真菌，培养数日至十余日后，可见菌落。依据菌落形态，真菌可分三大类：酵母
菌落、酵母样(型)菌落及丝状菌落。

1. 酵母菌落(观察新生隐球菌)　菌落为圆形、较白色，边缘整齐表面光滑、湿润，假
菌丝不伸入到培养基内，和表皮葡萄球菌菌落相似。

2. 酵母样(型)菌落(观察白假丝酵母菌)　表面和酵母菌落相似，但生成的假菌丝伸入
培养基内。

3. 丝状菌落　观察各种皮肤丝状菌(dermatophyte)斜面培养物，菌落表面大都有气生
菌丝(aerial mycelium)，肉眼观察呈绒毛状、粉状、棉花样等，故称丝状菌落，色泽多种多
样，红色毛菌呈紫红色，铁锈色毛菌呈铁锈色或棕色等，菌落底层有营养菌丝(vegetative
mycelium)伸入培养基内。

三、常见浅部感染真菌检测

浅部感染真菌是指寄生或腐生于角质蛋白组织(表皮角质层、毛发和指(趾)甲)的真菌，
分为皮肤癣菌和角层癣菌。其中，皮肤癣菌可引起皮肤癣，是世界上感染最普遍的真菌病，
以手足癣最常见。皮肤癣菌有 3 个属，即毛癣菌属、小孢子菌属和表皮癣菌属。临床诊断
方法很多，主要有直接镜检和分离培养。

【实验目的】

掌握浅部感染真菌病临床标本直接镜检的方法。

【实验材料】

1. 患者皮屑标本。

2. 10%氢氧化钾溶液，乳酸苯酚棉蓝染液。

3. 载玻片、盖玻片、酒精灯、刀片等。

【实验方法】

1. 不染色标本的检查

(1) 用刀片取少量皮屑或病发放于载玻片上，滴加 1~2 滴 10%KOH 溶液。

(2) 加一盖玻片,将玻片放在火焰上方微微加热,使组织或角质溶解,直到标本透明。但切勿过热以免产生气泡或烤干。

(3) 在盖玻片上轻轻加压,使溶解的组织分散,用滤纸吸去周围溢液。

(4) 先在低倍镜下观察有无菌丝或孢子,再以高倍镜检查菌丝或孢子的特征。镜检时用稍弱的光线使视野稍暗为宜。

2. 乳酸苯酚棉蓝染色法 取洁净玻片 1 块,滴加 1 滴染液,将皮屑标本放于染色液中,加上盖玻片(加热或不加热)后镜检。

【实验结果】

(1) 不染色标本片镜检时,阳性标本低倍镜下菌丝呈折光性较强、绿色纤维分支丝状体;高倍镜下,菌丝呈分隔或呈节孢子,有时菌丝末端有较粗短的关节孢子(图 2-6)。镜检找到菌丝或孢子时,可确立癣症的诊断,若需确定由何种真菌所致,则有待培养后鉴定。

(2) 乳酸酚棉蓝染色镜检时阳性标本可见被染成蓝色的真菌。

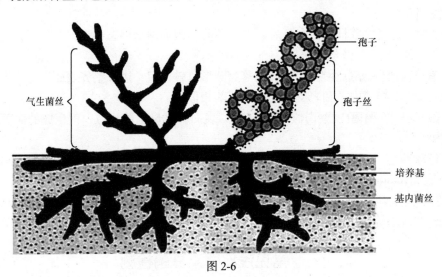

图 2-6

四、常见深部感染真菌检测

深部感染真菌是指侵袭人体深部组织和内脏以及能引起全身感染的真菌。多数能引起慢性肉芽肿样炎症、溃疡和坏死等病变,如新生隐球菌、组织胞浆菌等。近年来,由于广谱抗生素、激素等大量应用,条件致病性的假丝酵母菌病越来越多。

(一) 形态学检测

【实验目的】

掌握常见深部真菌形态学检测方法。

【实验材料】

1. **菌种** 新生隐球菌患者脑脊液标本、白假丝酵母菌培养物。

2. **试剂** 优质墨汁,革兰染液。

3. **器材** 载玻片、盖玻片、酒精灯、接种环、生理盐水等。

【实验方法】

1. 新生隐球菌墨汁负染

(1) 将标本 4000r/min 离心 30min。取上清液到另外一无菌试管内,留沉淀液混匀待检。

(2) 取洁净玻片 1 张,滴 1 滴菌液于玻片上,再滴 1 滴墨汁,用接种环混匀后覆盖玻片。

(3) 将玻片置显微镜下,先用低倍镜观察找到菌体,再用高倍镜仔细观察菌体及荚膜形态。

2. 白假丝酵母菌革兰染色

(1) 取一杯生理盐水滴于一洁净载玻片上,然后取少许白假丝酵母菌培养物与生理盐水混匀,并涂开。自然干燥,火焰固定。

(2) 革兰染色(见第一章)。

(3) 高倍镜观察。

【实验结果】

1. 在黑色的背景中,可见发亮的新生隐球菌,呈圆形,外周有一层宽厚荚膜,可见芽生孢子。

2. 白假丝酵母菌呈革兰染色阳性(紫色),呈圆形或椭圆形,可见芽生孢子及假菌丝。

(二) 真菌 β- (1-3) -D 葡聚糖检测

通过检测患者血液中真菌 β- (1-3)- D 葡聚糖水平及变化情况,提示深部真菌感染患者的疾病发展和预后。

【实验目的】

监测血液中真菌 β-(1-3)-D 葡聚糖含量,快速辅助诊断深部真菌感染。

【实验材料】

被检患者血清、微生物动态快速检测系统、真菌 β- (1-3)- D 葡聚糖检测试剂盒和微量加样器等。

【实验方法】

1. 标本处理　取静脉血 4ml,进行 3000r/min 离心 15min,取血清 0.1ml 加入装有 0.9ml 样品处理液中,混匀后 70℃孵育 10min,取出后立刻放入冷却槽中冷却 5min,即为待测血清样品。

2. 标本检测　取待测血清样品 0.2ml 加入酶反应剂中溶解,移至 9mm×65mm 标准无热源平底试管中(不要产生气泡),插入 MB-80 微生物快速动态检测系统中检测血清中真菌 β-(1-3)-D 葡聚糖含量。

【实验结果】

正常情况下人体内 β-(1-3)-D 葡聚糖低于 60pg/ml,是消化道存在的酵母共生体。60~100pg/ml 之间为观察期,应连续检测。100pg/ml 以上,预示深部真菌感染。

【实验原理】

大多数致病性真菌的细胞壁中含有 β-(1-3)-D 葡聚糖,β-(1-3)-D 葡聚糖能够激活鲎的阿米巴细胞溶胞物中的 G 因子,引起一系列的酶促反应,使反应主剂中的凝固酶原和显色寡肽等发生凝固蛋白原转变的级联反应,从而引起吸光度的变化,根据其变化对真菌 β-(1-3)-D 葡聚糖浓度进行定量。

【思考题】
    1. 真菌菌落有几种类型？各有何特点？
    2. 真菌的培养方法有几种？各有何作用？
    3. 怎样进行浅部真菌临床标本的检查？

(金志雄　胡筱梅)

第七节　病　　毒

    病毒性疾病在人类疾病中占有十分重要的地位，SARS 的流行也说明了这一点。病毒感染的诊断在疾病的预防上可了解流行病学情况、疫苗的免疫效果以及采取及时的免疫措施及必要的隔离和防护。目前病毒实验室诊断常用的实验方法有：病毒分离、电子显微镜直接检查、检查病毒的抗原成分(免疫荧光染色、凝集试验、酶联免疫吸附试验 ELISA 等)、病毒血清学诊断(中和试验、补体结合试验、血凝抑制试验、ELISA 等)及基因诊断。每种诊断方法各有其优缺点，但许多临床医院大多采用血清学检测或检测病毒的抗原成分。

一、病毒的鸡胚培养

    病毒必须在活细胞内才能增殖，应根据病毒的不同，选用动物接种、鸡胚接种、组织培养等方法。组织培养法有器官培养、移植培养、细胞培养。细胞培养最常用于培养病毒，根据细胞的来源、染色体特征及传代次数又可分为原代培养、二倍体培养、传代培养等。

    鸡胚培养为常用的病毒培养法之一，操作简便，管理容易，本身带病毒的情况少见。对某些呼吸道病毒如正黏病毒、副黏病毒、痘类病毒、疱疹病毒和某些脑炎病毒很敏感，可用来从患者样品中分离上述病毒。实验室常用的鸡胚接种法有尿囊接种、绒毛尿囊膜接种、卵黄囊接种及羊膜腔接种，按各类病毒在鸡胚中的适宜生长部位选用适当方法接种。

【实验目的】
    了解各种鸡胚培养法。
【实验材料】
    (1) 来亨鸡受精卵、卵架、检卵灯。
    (2) 病毒液：流感病毒、乙型脑炎病毒、单纯疱疹病毒。
    (3) 碘酒、酒精消毒棉球、灭菌的手术刀、镊子、剪刀、1ml 注射器及针头、石蜡、透明胶纸。
【实验方法及结果】
    1. 尿囊腔接种法
    (1) 取孵育10~12日龄鸡胚，在检卵灯下标出气室界线，于胚胎附近无大血管处画出标记作为注射入口。

(2) 将卵置卵架上，消毒标记处，用无菌剪刀尖在标记处打一小孔。

(3) 用灭菌注射器吸取流感病毒液0.2ml，由小孔刺入0.5cm后，进行注射(图2-7)。

(4) 注射后，用加热熔化的石蜡封孔，置35℃温箱孵育。

(5) 每日在灯下检视鸡胚情况(若鸡胚在接种后24h内死亡为非特异性死亡，应弃之)。孵育3天后取出，放4℃冰箱过夜。次日取出鸡胚，消毒气室端卵壳，用无菌剪刀击破气室端卵壳，用小镊子在无大血管处撕破卵膜，以无菌毛细管吸取尿囊液，放入无菌试管中待做血细胞凝集试验、病毒鉴定及进行传代培养。

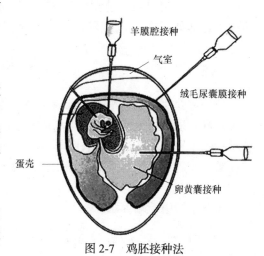

图2-7　鸡胚接种法

2. 绒毛尿囊膜接种法

(1) 取10~12日龄鸡胚，于检卵灯下标记胎位，在附近无大血管处及气室端碘酒乙醇消毒。

(2) 用小锯片在标记处卵壳上锯一三角形，同时于气室端用刀尖锥一小孔。

(3) 用针头挑去三角形之卵壳，勿伤及卵壳膜，滴加灭菌生理盐水一滴于壳膜上。

(4) 用橡皮乳头从气室小孔吸气，可见盐水被吸下，绒毛膜下沉，去壳膜后可见人工气室已形成。

(5) 以注射器吸取0.2~0.5ml单纯疱疹病毒液滴于绒毛尿囊膜上(图2-7)，无菌透明胶纸封口，37℃孵育。

(6) 孵育2日后，一旦发现鸡胚活动减弱，血管昏暗模糊处于濒死状态，即取出放4℃冰箱；如不死亡，经4~5日再放入冰箱过夜后取出。消毒卵壳，除去透明胶纸，扩大气窗。观察绒毛尿囊膜上出现白色斑点，为病毒在绒毛尿囊膜细胞中生长所形成的病变。剪下有病变的绒毛尿囊膜，经固定后，可长期保存。

3. 卵黄囊接种法

(1) 取6~8日龄鸡胚，检卵灯下标出胎位和气室，垂直放于卵架上，气室端向上。

(2) 碘酒乙醇消毒气室中央，以无菌剪刀尖锥一小孔。

(3) 以1ml注射器及12号针头吸取乙型脑炎病毒液0.5ml，自小孔穿入垂直接种于卵黄囊内(图2-7)，深度为3cm左右。注入标本0.2~0.5ml，退出注射器。以胶纸封口，37℃孵育，每天检卵并翻动2次。

(4) 取孵育24h以上濒死的鸡胚，于无菌气室端开窗，用镊子提起卵黄蒂，挤去卵黄液，用无菌生理盐水洗去卵黄囊上的卵黄液后将卵黄囊置于无菌平皿内，低温保存、备用。

4. 羊水囊接种法

(1) 取12日龄鸡胚，检卵灯标出气室及胚胎位置。

(2) 在气室端开方形天窗，紧捏无菌镊子，选无大血管处，快速穿刺绒毛尿囊膜，镊子头进入尿囊后，再夹起羊膜，轻轻将其自绒毛尿囊膜破裂处拉出，以1ml注射器穿破羊膜(图2-7)，注入病毒液0.1~0.2ml，用镊子将羊膜轻轻送回原位，用无菌透明胶纸封闭气室端天窗，37℃孵育。

(3) 培养3~5日后，消毒人工气室，剪去壳膜及绒毛尿囊膜，吸弃尿囊液，夹起羊膜，用细头毛细吸管穿入羊膜吸取羊水于小瓶中冷藏。

二、病毒的组织培养

组织培养法是目前培养病毒应用最广的方法，经济适用，结果正确敏感，较实验动物易控制和管理。组织培养法是用离体的活组织或细胞来培养病毒，组织来源多种多样，如各种动物组织、鸡胚组织、人胚羊膜组织或人胚组织等。实验室常用的细胞有原代细胞如鸡胚单层细胞、人胚肾及猴肾细胞；传代细胞如HeLa细胞及二倍体细胞等。

【实验目的】

了解不同组织培养法。

(一) 原代细胞培养法

【实验材料】

(1) 健康小兔(15~20日龄)。

(2) 试剂及培养液：Hank液、胰蛋白酶(0.5%)、生长液、维持液、5%NaHCO$_3$、抗生素(青霉素及链霉素)等。

(3) 玻璃器材：平皿、三角烧杯、培养瓶、吸管等(均须经洗涤液浸泡洗涤，蒸馏水冲洗、高压灭菌后使用)。

【实验方法】

1. **制备肾组织块**

(1) 猛击头部或用无菌注射器经耳静脉注入气体处死小兔，无菌取出肾脏放灭菌平皿中。

(2) 用加有抗生素的Hank液洗涤后，用眼科镊子剥去肾包膜，用剪刀取肾脏表面皮质部分，并将其剪成1~1.5mm^{3}的小块。

(3) 再用Hank液洗涤数次至溶液透明为止，将组织块移入三角烧瓶中。

2. **消化** 有冷消化和温消化(37℃)两种方法，本实验应用冷消化法。

(1) 将0.5%胰蛋白酶与等量的Hank液混合，使胰蛋白酶浓度为0.25%。

(2) 向装组织块的三角烧瓶中加入0.25%胰蛋白酶25~30ml(根据组织块多少可适当调整胰蛋白酶浓度及用量)。

(3) 放4℃冰箱消化过夜。

(4) 离心弃去0.25%胰蛋白酶。

3. **分散细胞**

(1) 取适量生长液(20~30ml)加入已消化的组织块的瓶内。

(2) 用10ml吸管反复吹打组织块，使细胞分散。

(3) 吹打后，待余下的大组织块自然沉淀后(或用双层纱布过滤)，吸出上层细胞，悬液放于另一瓶中。

4. **计数细胞**

(1) 吸出0.5ml细胞悬液，加入0.1%结晶紫枸橼酸溶液1ml，置室温3~5min。

(2) 用吸管取上述悬液，滴入血球计数盘内，按白细胞计数法计数四角四大格内细胞总数(仅计算有细胞质和胞核完整的细胞),按以下公式算出每毫升(ml)的细胞数。

$$细胞数/ml = \frac{4大格完整细胞总数}{4} \times 10\,000 \times 稀释倍数$$

(二) HeLa 细胞传代培养法

HeLa细胞是Gey由宫颈癌患者Hela的癌组织中分离的一株能长期在体外传代培养的上皮细胞。因能无限地进行传代,故可供实验室长期进行各种实验使用。

【实验材料】

(1) HeLa细胞。

(2) Hank液,1%胰蛋白酶(或0.02%EDTA、胰酶-EDTA消化液),细胞生长液 (Eagle液或RPMI-1640液),青、链霉素溶液(P.S),5.6%NaHCO$_3$。

(3) 小三角瓶、培养瓶、无菌吸液管(5ml、1ml)、毛细滴管等。

【实验方法】

(1) 选生长良好的HeLa细胞1瓶,轻轻摇动培养瓶数次,悬浮起浮在细胞表面的碎片,连同生长液一起倒入小三角烧瓶(废液瓶)内,用Hank液洗涤1次。

(2) 从无细胞面侧加入0.25%胰蛋白酶或0.02%EDTA,或胰蛋白酶-EDTA(1%胰酶5ml、1%EDTA 2ml、PBS93ml,pH7.2)消化液4~5ml,翻转培养瓶,使消化液浸没细胞1min左右,再翻转培养瓶使细胞层在上,放置5~10min,至肉眼观察细胞面出现布纹状网孔为止。

(3) 沿细胞面加入适量生长液,洗下细胞,并用吸管吹打数次(将生长液吸入吸管内,将吸管口对准瓶底或瓶壁用力吹出管内液体,吹打贴壁细胞,并使其细胞脱落分散)使其成为细胞悬液,视其细胞数量,按1传2份或3份分装培养瓶,原瓶可保留使用。

(4) 置37℃孵箱静止培养,接种后30min左右可贴壁,48h可换生长液,一般3~4日可形成单层。形成单层细胞后,换维持液供感染病毒等试验用。

三、空(蚀)斑形成试验

蚀斑形成试验(plaque forming assay)是目前测定病毒感染性最精确的方法。将适当浓度的病毒悬液加入致密的单层细胞培养瓶中,使病毒吸附,再覆盖一层融化的琼脂,病毒在细胞内复制后,可产生一个局限的感染灶,即蚀斑。用中性红染活细胞,可见未染上颜色的空斑。蚀斑是由一个感染性病毒体复制产生的,类似细菌的菌落,称为蚀斑形成单位(plaque forming unit,PFU),以每毫升能形成的蚀斑形成单位来表示,即PFU/ml。

【实验材料】

(1) 待测病毒液。

(2) HeLa 细胞。

(3) 2%FCS MEM 或 RPMI-640 维持液、Hank 液和 1.5%覆盖琼脂。

(4) 玻璃培养瓶(皿)、吸管、试管等。

【实验方法】

(1) 将待测病毒用维持液作 10 倍系列稀释。

(2) 将经 24h 培养生长良好的单层细胞培养瓶(皿)内的生长液倒掉,用 Hank 液洗涤细胞 3 次。

(3) 取不同稀释度的病毒液 0.5ml，分别接种于细胞培养瓶(皿)内，轻轻摇匀，每个稀释度至少接种 2 瓶，同时做正常细胞对照。

(4) 放 37℃温箱吸附 1h，每 15min 摇动一次。

(5) 弃去病毒液，将已融化的 42℃左右琼脂 5ml 覆盖于各瓶(皿)内，待琼脂凝固后，将琼脂层向上，置 37℃避光培养 3~5 日，逐日观察结果。

【实验结果】

由于覆盖琼脂内含有中性红，在红色背景上可见无色的蚀斑。选择蚀斑不融合、分散呈单个、数目在 30~100 个/瓶(皿)，分别计算蚀斑数，再求平均值，并按以下公式计算：

$$蚀斑形成单位(PFU/ml) = \frac{每瓶内蚀斑平均数 \times 病毒稀释度}{每瓶接种病毒量(ml)}$$

四、流感病毒的血凝试验

【实验目的】

掌握血凝试验的原理，熟悉其实验方法及临床意义。

【实验材料】

(1) 已接种流感病毒的鸡胚。

(2) 鸡红细胞悬液(0.5%)。

(3) 生理盐水。

(4) 吸管、小试管等。

【实验方法】

(1) 取 10 支小试管在试管架上排成一排，按表 2-8 各管加入生理盐水，第 1 管为 0.45ml，其他各管均为 0.25ml。

(2) 用镊子击破感染的鸡胚气室端卵壳，撕去壳膜，在无大血管处穿破绒毛尿囊膜以无菌乳头吸管吸取尿液；如以羊水囊接种法分离病毒时，则小心刺破羊水囊，用吸管取羊水，放入无菌试管内，待检测。

(3) 取上述收集的病毒液 0.05ml 加入第 1 管作 1∶10 稀释，混匀后吸取 0.25ml 加入第 2 管混匀，依次作倍比稀释至第 9 管，混匀后自第 9 管吸出 0.25ml 弃掉。第 10 管为盐水对照。

(4) 稀释完毕后每管加入 0.25ml 0.5%的鸡红细胞悬液。摇匀，置室温 30~60min(注意不要摇动试管)。具体操作方法参见表 2-8。

表 2-8 流感病毒血凝试验

试管	1	2	3	4	5	6	7	8	9	10
生理盐水	0.45	0.25	0.25	0.25	0.25	0.25	0.25	0.25	0.25	0.25
病毒液	0.05	0.25	0.25	0.25	0.25	0.25	0.25	0.25	0.25	弃
每管混匀后，吸出 0.25ml 移入下管中，第 9 管吸出 0.25ml 弃掉										
稀释倍数	10	20	40	80	160	320	640	1280	2560	对照
0.5%鸡红细胞悬液	0.25	0.25	0.25	0.25	0.25	0.25	0.25	0.25	0.25	0.25
结果举例	++++	++++	++++	+++	++	++	+	-	-	-

【实验结果】

(1) 首先观察对照管，红细胞应无凝集。

(2) 观察实验管，各管出现的红细胞凝集程度以＋＋＋＋、＋＋＋、＋＋、＋、－表示，判定标准如下：

＋＋＋＋：全部红细胞凝集，凝集的红细胞铺满管底，边缘不整齐。

＋＋＋：大部分红细胞凝集，在管底铺成薄膜状，但尚有少数红细胞不凝，在管底中心形成小红点。

＋＋：约有半数红细胞凝集，在管底铺成薄膜，面积较小，不凝集的红细胞在管底中心聚集成小圆点。

＋：只有少数红细胞凝集，不凝集的红细胞在管底中心聚成小圆盘状，凝集的红细胞在此小圆盘周围。

－：不凝集，红细胞沉于管底，成一致密圆盘，边缘整齐。

凝集效价：能使红细胞呈＋＋凝集的病毒最高稀释度为凝集效价，表示含有一个单位血凝抗原。如上述第 5 管为＋＋，则该病毒悬液效价为 1∶160，即病毒稀释到 1∶160 时，每 0.25ml 中含 1 个血凝单位。配制 4 个血凝单位时，病毒液应稀释成 1∶160/4，即 1∶40。

【实验原理】

根据各种病毒的性质不同及接种于鸡胚的部位不同，应采用不同的观察指标检测病毒的增殖情况。流感病毒颗粒表面有血凝素，具有使鸡、豚鼠血红细胞凝聚的能力。把一定浓度的鸡红细胞加到待检的鸡胚尿液或羊水中，如出现血细胞凝聚现象，即表示有病毒存在，这种试验叫做血红细胞凝集试验，简称血凝试验。

五、血细胞凝集抑制试验

【实验目的】

掌握血凝抑制试验的原理，熟悉其实验方法及临床意义。

【实验材料】

(1) 流感病毒感染的鸡胚尿液(4U/0.25ml)。

(2) 患者血清。

(3) 0.5%鸡红细胞悬液。

(4) 生理盐水。

(5) 吸管、小试管等。

【实验方法】

(1) 排列小试管 10 支于试管架上。

(2) 按表 2-9 顺序等倍稀释诊断血清，将第 1 管的 10 倍稀释血清 0.25ml 移至第 10 管作为血清对照，同时再从第 1 管弃掉 0.25ml，使管内血清量与其他管一致。

(3) 稀释完后，除第 10 管外，每管加入流感病毒 0.25ml，摇匀。

(4) 向各管加入 0.5%鸡红细胞悬液各 0.25ml。

(5) 摇匀后置室温 30~60min 后观察结果。具体操作方法参见表 2-9。

表 2-9　流感病毒血凝抑制试验

试管	1	2	3	4	5	6	7	8	9	10
生理盐水	0.9	0.25	0.25	0.25	0.25	0.25	0.25	0.25	0.25	0.25
病人血清	0.1	0.25	0.25	0.25	0.25	0.25	0.25	0.25	弃	0.25(10×)
每管混匀后，吸出 0.25ml 移入下管中，第 8 管吸出 0.25ml 弃掉										
血清稀释倍数	10	20	40	80	160	320	640	1280	病毒对照	血清对照
流感病毒	0.25	0.25	0.25	0.25	0.25	0.25	0.25	0.25	0.25	–
0.5%鸡红细胞悬液	0.25	0.25	0.25	0.25	0.25	0.25	0.25	0.25	0.25	0.25
结果举例	–	–	–	–	–	++	++++	++++	++++	

【实验结果】

判定各管血细胞凝集的情况，方法与流感病毒血凝试验相同。

血凝抑制效价：完全抑制血细胞凝集的血清最高稀释度即为该血清的血凝抑制效价。如完全抑制到第 5 管，则效价为 1∶160。

鉴定病毒时，效价应与原免疫血清效价相等或相似。血凝抑制试验亦可用已知病毒抗原，测定患者血清抗体以进行血清学诊断，恢复期比初期抗体效价增高 4 倍以上才有诊断意义。

【实验原理】

血凝抑制试验是在加鸡红细胞前先加病毒相应的抗血清，然后加红细胞，病毒的血凝性可被免疫血清中的特异性抗体所抑制，此试验称血凝抑制试验。由于该试验中所用抗体为已知病毒的抗血清，故可鉴定病毒型及亚型。常用于流感病毒等黏病毒或副黏病毒的鉴定。

六、胶体金标记抗体一步法检测 HbsAg

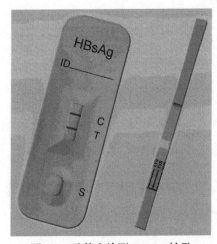

图 2-8　胶体金检测 HBsAg 结果

【实验目的】

了解胶体金标记抗体一步法检测 HBsAg 的原理、检测方法及临床意义。

【实验材料】

检测条、待检血清、EP 管等。

【实验方法】

(1) 取检测条，让检测条及标本恢复至室温，辨明检测区和对照区。

(2) 取血清样品0.2ml加入EP管内，将检测条白色末端垂直插入待检血清中，浸入深度不可超过"MAX"线。

(3) 20min之内判断结果。

【实验结果】

1. **阳性**　出现两条红色的带(图2-8)。

2. **阴性**　只在对照区产生一条红色条带。

3. **无效**　对照区未出现红色带则说明检测条失效。

4. **注意**　检测结果应结合临床，由医生确诊。

【实验原理】

乙肝表面抗原(HBsAg)快速检测条是以快速免疫层析法定性检测乙肝患者血浆中的HBsAg。它利用针对HBsAg不同决定簇的两种单克隆抗体固定在试纸条的不同部位，一种被标记，另外一种没被标记。当检测条插入血清/血浆标本时(不能超过MAX线)，如标本中含有相应的待测物质，则抗原和标记的抗体复合物在毛细效应下向上层析，在测试区内(T)出现一条红色条带(固定有HBsAg的抗体)，未被结合的反应物被固定在对照区(C)，产生另一条肉眼可见的红色条带，表明检测结果阳性。如标本中不含有相应的待测物质，则测试区内(T)将没有红色条带，只有对对照区(固定有抗抗体)有一条红色条带，则是阴性结果。无论相应的待测物质是否存在于标本中，一条红色条带都会出现在对照区(C)。对照区内(C)所显现的红色条带是判定是否有足够标本、层析过程是否正常的标准，同时也作为试剂的内控标准。

七、ELISA 检测 HIV 抗体

【实验目的】

了解 HIV 抗体筛选试验的原理及临床意义。

【实验材料】

1. HIV 检测试剂盒

(1) HIV-1/2 抗原包被的反应板。

(2) 洗涤液：0.05mol/L(pH7.2)PBS 加 0.05% Tween-20。

(3) 样品稀释液：洗涤液加 5%小牛血清。

(4) HRP-兔抗人 IgG 及其稀释液(洗涤液加 1%小牛血清)。

(5) 底物：邻苯二胺(OPD)，现配现用。

2. 待检血清、阳性血清、阴性血清

【实验方法】

(1) 用 pH9.6 的 Na_2CO_3-$NaHCO_3$ 包被液将 HIV 抗原稀释成 $1\mu g/ml$，在酶标反应板中每孔加 $100\mu l$。置湿盒中 4℃过夜，次日洗 6 次。

(2) 用样品稀释液将待检血清(或血浆)作 1：100 倍稀释，每孔加 $100\mu l$。每块酶标反应板应同时加 2 个 HIV 抗体阳性对照和 3 个阴性对照，稀释方法相同。37℃保温 30min 后洗 6 次。

(3) 加 HRP-兔抗人 IgG 酶标抗体(1：1 000 倍稀释)，每孔加 $100\mu l$，37℃保温 25min 后洗 6 次。

(4) 加底物(OPD-H_2O_2)溶液 $100\mu l$，然后用 2mol/L H_2SO_4 终止反应，测定 492nm 处吸光度(OD 值)。

【实验结果】

按试剂盒说明书判断

(1) 阳性对照 OD 值应≥0.9，阴性对照 OD 值应≤0.1。临界值计算：阴性对照平均OD 值 + 0.15(若阴性对照平均值小于 0.05，按 0.05 计算)。标本 OD 值≤临界值为阴性。标本 OD 值＞临界值为阳性。

(2) 若测试结果的阳性对照 OD 值减去阴性对照 OD 值小于 0.80，该测试无效，须重做。

(3) 凡待测样品被 ELISA 法判为阳性，必须重新取样，双孔重复检测 1 次，若重复测定后仍为阳性，则此份样品应视为 HIV-1/2 抗体 ELISA 法检测阳性。筛选试验的结果可根据表 2-10 的情况具体判定。

表 2-10 筛选试验的结果判定

检测次数	检测结果			
第 1 次	−	+	+	+
第 2 次		+	−	−
第 3 次			−	+
判断	−	+	−	+

【实验原理】

采用基因工程或人工合成多肽抗原包被反应板。当待检标本中有 HIV IgG 抗体时，该抗体被固相化抗原结合于反应板上，最后用酶标抗人 IgG 与结合在抗原上的 IgG 抗体结合，然后用底物显色。该试验为间接 ELISA 法。

【思考题】

1. 病毒培养方法有几种，各有何优缺点？
2. 血凝试验和血凝抑制试验在病毒鉴定上各有什么用途？

(杨　靖)

第三章　综合性实验

综合性实验的目的是依据基本理论的前提下，培养学生利用基本技术、基本技能系统性检测微生物学标本的能力，为其参与或开展科学研究打下坚实的基础。

一、脓汁标本病原微生物的分离鉴定

化脓性感染是临床患者常见的，通常由化脓性细菌侵入机体组织、器官所导致的疾病。化脓性感染常见部位：①皮肤脓肿、疖、痈、蜂窝织炎、皮肤溃疡、压疮等，创伤、烧伤或动物咬伤能诱发皮肤化脓性感染。②深部脓肿可发生于内脏器官、腹腔、盆腔、脏器周围组织、大脑等。

常见引起化脓性感染的病原菌可分为两大类：

1. **内源性**　感染源是炎症局部周围器官中正常菌群(进入无菌状态的组织内发生感染)。

2. **外源性**　感染源是存在于人体外部自然界的微生物，由于外伤和直接接触，外界微生物通过人体表面进入人体造成感染。

脓汁分泌物中可能存在的微生物以细菌最为多见，也可见真菌的感染，常见的病原菌见表3-1。

表 3-1　脓汁中可能存在的病原微生物

细菌		真菌及其他病原体
革兰阳性菌	革兰阴性菌	
葡萄球菌	肠杆菌科细菌	酵母菌
链球菌	假单胞菌	孢子丝菌
消化链球菌	拟杆菌	粗球孢子菌
炭疽芽孢杆菌	梭杆菌	皮炎芽生菌
破伤风芽孢杆菌	嗜血杆菌	烟曲菌
产气荚膜梭菌	产气杆菌	疱疹病毒
溃疡棒状杆菌	无色杆菌	
结核分枝杆菌	弧菌属细菌	
放线菌、奴卡菌	气单胞菌	

【实验目的】

(1) 了解脓汁标本采集及处理方法。

(2) 熟悉脓汁标本的微生物分离鉴定程序。

【实验材料】

(1) 待检脓汁标本。

(2) 血琼脂平板培养基、巧克力平板等。

(3) 革兰染色液、抗酸染色液。

(4) 酒精灯、载玻片、接种环等。

【实验方法】

1. **标本采集**

(1) 开放性脓肿和脓性分泌物：用无菌棉棒(拭子)采取脓汁及病灶分泌物。

(2) 深部脓肿：先用碘酒及酒精棉球消毒患部皮肤，然后再以无菌棉拭子采取溃疡深处的分泌物。如怀疑有厌氧菌，最好用注射器抽取脓汁立即送检。

(3) 封闭性脓肿：先用碘酒及酒精棉球消毒患部皮肤或黏膜表面，然后用无菌干燥注射器穿刺抽取脓汁，及时送检。

(4) 放线菌标本：常用无菌棉拭子挤压瘘管，选取流出脓液中的"硫磺样颗粒"盛于无菌试管内送检。

2. **检验程序**　见图3-1。

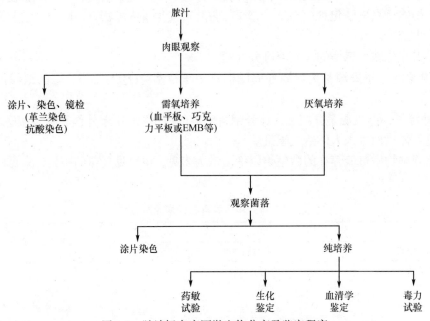

图3-1　脓汁标本病原微生物分离及鉴定程序

3. **检测方法**

(1) 肉眼观察：观察脓汁性状、色调、有无恶臭气味等，如脓汁带绿色时，可能有铜绿假单胞菌的感染，如有恶臭气味可能有厌氧菌感染。

(2) 涂片镜检：采集的标本首先进行涂片、革兰染色镜检，观察病原体的形态、排列和染色性。疑为结核分枝杆菌应作抗酸染色镜检。

(3) 分离培养：根据标本采集的部位、性状(如有无色素、是否含血、有无硫磺样颗粒或是否有恶臭等)选择适宜的培养基和培养条件。一般培养，多选用血平板、巧克力平板或伊红美蓝平板；对封闭性脓肿、深部感染等标本应考虑作厌氧培养；怀疑为结核分枝杆菌感染时应用罗氏培养基进行需氧培养。根据分离培养获得的菌落特征，再经纯培养后作药敏试验及生化反应、血清学鉴定和毒力试验等。

若直接涂片镜检发现细菌，而分离培养又无细菌生长，此时应考虑：患者接受药物治疗；可能为厌氧菌；标本未及时接种或培养基选择不当。

(4) 病原鉴定：根据培养特征及涂片镜检结果选择适当的生化反应、血清学试验及毒力试验等。

1) 初判为葡萄球菌，需做甘露醇发酵试验、血浆凝固酶试验，以判断是否为金黄色葡萄球菌。注意与链球菌鉴别(见葡萄球菌章节)。

2) 怀疑为链球菌时，根据溶血环的特征决定甲、乙、丙三型，疑为甲型链球菌应与肺炎链球菌鉴别(见链球菌章节)。

3) 疑为肺炎链球菌时，应做荚膜肿胀试验，并做菊糖发酵和胆汁溶菌试验。

4) 疑为脑膜炎球菌时，应做葡萄糖、麦芽糖、蔗糖发酵试验，氧化酶试验及血清学鉴定。

5) 初步认为是革兰阴性杆菌时，做肠道杆菌的鉴定主要依靠生化反应和血清学反应。而准确的生化反应，往往可做出初步的鉴定。

6) 疑为厌氧菌时，应选择适当的培养基做厌氧培养。

4. 临床意义 引起皮肤化脓性感染的病原菌以化脓性球菌为主。腹腔或内脏脓肿则多为厌氧菌感染所致，放线菌属或诺卡菌属则是引起"硫磺样颗粒"组织病变和瘘管的重要病原体，免疫功能低下、拔牙、口腔黏膜损伤等情况下出现的内源性感染也与此类病原体相关。外源性伤口感染一般由葡萄球菌和链球菌引起，而当伤口接触土壤、植物或水等物体时，尚可由其他多种微生物引起，如大肠埃希菌、克雷伯杆菌、肠杆菌属、变形杆菌属、沙雷菌属和假单胞菌属等。常见导致烧伤皮肤感染的病原菌是铜绿假单胞菌，葡萄球菌与铜绿假单胞菌的混合感染也较常见。

【思考题】

1. 脓汁中常见有哪些病原微生物？

2. 如果给你一份脓汁标本，里面混有金黄色葡萄球菌和化脓性链球菌，你怎样将它们鉴别出来？试设计一个实验方案。

(金志雄)

二、痰标本病原微生物的分离鉴定

痰标本的细菌学检查对于支气管和肺部感染性疾病的诊断和治疗具有很重要的意义。引起支气管和肺部感染的病原菌种类很多，有时为混合感染，痰标本中常混有口腔和鼻咽部的正常菌群，在标本采集和标本检验中需要认真鉴别和仔细分析以明确微生物的来源及种类。

痰标本中含有的微生物种类较多，常见的病原微生物见表 3-2。

表 3-2　痰标本中常见病原微生物

	革兰阳性	革兰阴性
球菌	肺炎链球菌、草绿色链球菌、金黄色葡萄球菌、厌氧性球菌	脑膜炎奈瑟菌、卡他球菌
杆菌	结核分枝杆菌、白喉棒状杆菌、类白喉棒状杆菌、炭疽芽孢杆菌	流感嗜血杆菌、肺炎克雷伯菌、大肠埃希菌、铜绿假单胞菌、产气肠杆菌、变形杆菌、嗜肺军团菌、沙雷菌、鼠疫耶尔森菌
其他	假丝酵母菌、曲霉菌、奋森螺旋体	放线菌、肺炎支原体

【实验目的】

(1) 了解痰标本采集及处理方法。

(2) 熟悉痰标本的微生物分离鉴定程序。

【实验材料】

(1) 待检痰标本。

(2) 血琼脂平板培养基、罗氏培养基、厌氧培养基、沙氏培养基。

(3) 革兰染色液和抗酸染色液。

(4) 小白鼠、豚鼠。

(5) 酒精灯、载玻片、接种环等。

【实验方法】

1. 标本采集 合格标本的采集是取得正确检验结果的关键,因此要教会患者如何采取或亲自去收集,要求采集肺深部的痰液,不要唾液。常见的痰标本采集方法如下

(1) 自然咳痰法:患者清晨起床,用清水反复漱口后用力自气管深部咳出当日第一口浓痰,置于无菌容器中尽快送检。

(2) 气管镜采集法:用气管镜在肺内病灶附近用导管吸引或者用支气管刷直接取得,该方法对于患者有一定痛苦,不易接受。

(3) 小儿取痰法:用弯压舌板向后压舌,用棉拭深入咽部,小儿经压舌刺激咳嗽时,可喷出肺部和气管分泌物,黏在棉拭上,取出检查。

(4) 气管穿刺法:通过气管穿刺取得的痰液主要用于厌氧培养。

(5) 胃内采痰法:结核病人尤其婴幼儿患者不会咳痰,且有时把痰误咽入胃内,可采胃内容物作结核菌培养,其阳性结果比咳痰高10%左右,该方法于清晨空腹时,将胃管插入胃内,用注射器抽取胃液。

在采集痰标本的时候,要注意以下几点:①痰标本的采集以晨痰为佳,咳前充分漱口,减少口腔正常菌群的污染。②标本采集后应及时送检,以防某些细菌在外环境中死亡。作结核分枝杆菌或真菌培养的痰液如不能及时送检,应放入4℃冰箱,以免杂菌生长。③做结核分枝杆菌检查,通常最好收集24h痰液。④先用低倍镜检查痰标本,区分痰标本的正常和病变部分。正常部分可看到来自口腔黏膜的扁平上皮细胞,其上黏附有不少正常菌群的细菌。如果痰标本中每个低倍镜视野内扁平上皮细胞多于25个,脓细胞又少于10个,找不到病变部分,表示标本来自唾液,不必做进一步检查,要求重新送检痰标本。⑤痰标本培养前需要处理,其作用是使痰液均质化,而对细菌培养无影响,通常用胰酶均质化法。

2. 检查程序 见图3-2。

3. 检测方法

(1) 涂片镜检:痰标本直接涂片后革兰染色制成的玻片用普通显微镜检查,如果发现大量革兰阳性的葡萄状排列的球菌提示葡萄球菌感染;如果发现矛头状成双排列并且尖端相对的有明显荚膜或荚膜不明显但细菌之间有空隙,则提示肺炎链球菌感染。

痰标本革兰染色找不到细菌或有可疑的革兰阳性杆菌,或临床疑有结核感染者,应做抗酸染色。若镜检发现细菌的形态及染色形似结核分枝杆菌,不能报告找到结核分枝杆菌,只能报告发现抗酸杆菌,必须经过培养或动物试验方法证实后才可以报告发现结核分枝杆菌。

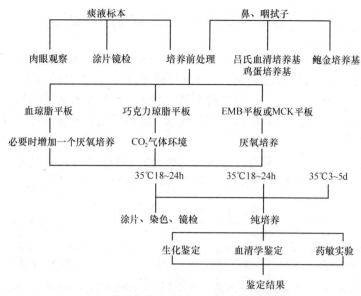

图 3-2 痰液标本病原微生物分离及鉴定程序

直接涂片抗酸染色镜检报告方式：

－：仔细观察 300 个视野(观察时间不少于 4min)未发现抗酸杆菌。

±：300 个视野内发现 1~2 条抗酸杆菌。

＋：300 个视野内发现 3~9 条抗酸杆菌。

＋＋：300 个视野内发现 10~99 条抗酸杆菌。

＋＋＋：每个视野内发现 1~9 条抗酸杆菌。

＋＋＋＋：每个视野内发现 10 条以上抗酸杆菌。

但是以上报告方式只适用于直接涂片镜检，对集菌涂片应按"发现抗酸杆菌"或"未发现抗酸杆菌"的方式报告。

(2) 分离培养：将处理后的痰标本分区划线接种于血平板，在 35~37℃下培养 18~24h，最好在含有 10%CO_2 的环境下培养。有学者建议分区划线后作卫星现象使流感嗜血杆菌容易生长，尤其是在直接涂片中看到有革兰阴性小杆菌时，更有必要。

如怀疑为放线菌感染，挑取痰标本中的黄色"硫磺样颗粒"接种于沙氏培养基，同时进行厌氧和需氧培养，需要 37℃下培养 3~5 天后观察结果。

(3) 其他必要时需要做的检查：有 1/4 到 1/2 肺部感染的患者可能发生菌血症，可同时做血培养检查。婴幼儿患有肺结核病时由于不会咳痰吐出，又常有不自觉地吞咽现象，因此可以采取胃液标本进行检查，常可弥补不足，但需要与胃液中的抗酸性腐物寄生菌区别。

【思考题】

1. 请设计一个从痰标本中分离结核分枝杆菌的实验方案。

2. 痰标本中查到抗酸杆菌有何临床诊断意义？

(杨 靖)

三、尿液标本病原微生物的分离鉴定

正常人的尿液是无菌的，但在外尿道，尤其是接触体表的部分，有许多正常菌群和条件致病菌寄生(表 3-3)，可以通过多种途径引起尿路感染。急性尿路感染常表现为起病急骤、发热、腰酸痛，常伴有尿急、尿痛等膀胱刺激症状，尿常规发现大量白细胞，可有菌尿。慢性尿路感染则多数有反复发作的尿路感染症状，尿培养很有意义。对于特异性感染则早期症状不明显，但累及膀胱后常出现尿急、尿痛等膀胱刺激症状，甚至血尿。

尿液标本的细菌学检查不仅有助于泌尿道感染的诊断，还可以通过细菌培养后的药敏试验选择出有效的抗菌药物进行治疗，还可以作为判断疗效的一个指标。

表 3-3 尿液标本中常见细菌

	革兰阳性菌	革兰阴性菌
正常菌群	葡萄球菌、肠球菌、四联球菌、八叠球菌、枯草芽孢杆菌、乳酸杆菌、产气荚膜芽孢梭菌、耻垢分枝杆菌等	大肠埃希菌、变形杆菌、卡他布兰汉菌、粪产碱杆菌、拟杆菌、阴道加德纳菌等
病原菌	金黄色葡萄球菌、肠球菌、化脓性链球菌、表皮葡萄球菌、厌氧性链球菌等	淋病奈瑟菌、大肠埃希菌、变形杆菌、卡他布兰汉菌、肺炎克雷伯菌、产气肠杆菌、沙门菌、铜绿假单胞菌、沙雷菌、拟杆菌等

【实验目的】

(1) 了解尿液标本采集及处理方法。

(2) 熟悉尿液标本的微生物分离鉴定程序。

【实验材料】

(1) 待检尿液标本。

(2) 血琼脂平板培养基、罗氏培养基、厌氧培养基、沙氏培养基、柯索夫培养基。

(3) 革兰染色液和抗酸染色液。

(4) 酒精灯、载玻片、接种环等。

【实验方法】

1. 标本采集　常见的尿液标本采集方法如下：

(1) 导尿法：采取导管导尿，注意无菌操作，取 10~15ml 尿液盛于无菌容器中，立即送检。

(2) 中段采集法：最常用方法，女性患者先用肥皂水或 1/1000 高锰酸钾水溶液冲洗外阴及尿道口；男性患者应翻转包皮冲洗，用 1/1000 苯扎溴铵溶液(新洁尔灭)消毒尿道口再用灭菌纱布擦干。让患者排尿，弃去前段尿，收集中段尿 10~20ml 尿液盛于无菌容器中，立即送检。

(3) 肾盂尿采集法：为确定尿液是否来自肾脏，可用导尿管收集肾盂尿。需要先充分冲洗膀胱，以最后一次冲洗尿做对照，然后将导尿管插入输尿管，分别标记左右侧，收集 3 次尿液。肾盂尿采集法一般应该请泌尿科医师协助。

(4) 膀胱穿刺尿采集法：将患者耻骨上皮经碘酒或乙醇消毒后，以无菌针筒做膀胱穿刺。此方法主要收集尿液用于厌氧菌培养。

(5) 留尿法：尿液检查结核分枝杆菌时，可用一洁净容器，留取 24h 的尿液，取其沉淀部分盛于清洁瓶内送检。

采集尿液标本需要注意的事项：①尿液标本的采集和培养中最大的问题是污染杂菌，故应该严格无菌操作。②尿液标本采集后立即送检或短时存放 4℃冰箱。③通常取晨起第一次尿液中段尿。④治疗用药物多数通过尿液排泄，因此，最好在用药前采集尿液标本。⑤尿液标本中不得加防腐剂或消毒剂，否则影响检出的阳性率。

2. 尿液标本的检查程序 见图 3-3。

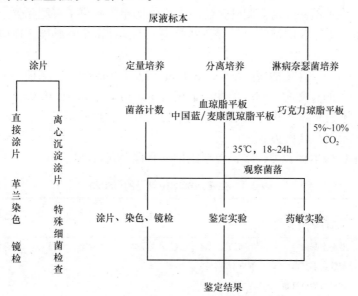

图 3-3 尿液标本微生物分离及鉴定程序

3. 检测方法

(1) 尿液细菌计数：一般认为每 ml 含菌数 1000 以内时多为体外污染；每 ml 含菌数 2000~10 000 之间时应考虑污染；每 ml 含菌数 100 000 以上可以肯定为感染。

(2) 直接涂片检查：清晨第一次尿液 10ml 离心后沉淀物革兰染色或吕氏美蓝染色后镜检，如查见革兰阴性肾形双球菌，存在于脓细胞内外，可以确诊为淋球菌感染。

尿液离心后沉淀物做抗酸染色后镜检如查见红色杆菌，基本可以确定为结核杆菌感染。

尿液离心后沉淀物如果太多，可滴加 10g/L 的 KOH 使其溶解后再镜检，如发现有光亮的芽生孢子和假菌丝，提示白假丝酵母菌感染。

取发病一周后的患者尿液 10ml 以 3000r/min 离心 30min，取沉淀物一滴于载物片上，加盖玻片后用暗视野显微镜观察，如发现两端钩状的一串细密亮珠沿纵轴旋转运动的螺旋体，可以确诊为钩端螺旋体感染。

【思考题】

离心处理后的临床尿液标本涂片做抗酸染色发现抗酸杆菌可以确定为结核分枝杆菌感染吗？

(杨 靖)

四、生殖道标本病原微生物的分离鉴定

正常人的内生殖道是无菌的，而外生殖道有许多正常菌群和条件致病菌寄生，对于维持生殖系统内环境的稳定起着重要作用。生殖道与外界相通并在肛门附近，容易导致其他微生物的侵袭。随着人体的生长发育，性激素的产生和性活动的进行，男女生殖道的内环境发生改变，为多种条件致病菌和外来病原微生物的感染提供了有利条件。感染一般引起生殖系统的炎症，如不及时治疗，可导致盆腔炎、不孕甚至全身感染，还可以引起新生儿先天感染。

在生殖道感染中，性传播疾病(sexually transmitted disease，STD)是一大类与性有关的传染性疾病，常见的有淋病、非淋菌性尿道炎(nongonococcal urethritis，NGU)、梅毒、尖锐湿疣、软下疳、性病淋巴肉芽肿、腹股沟淋巴肉芽肿、生殖道疱疹、AIDS 等，多数通过性传播，也可有其他传播方式。

生殖道标本中微生物种类较多，包括细菌、真菌及病毒(表 3-4)。

表 3-4 生殖道标本中常见的微生物

细菌		支原体	衣原体	真菌	螺旋体	病毒
革兰阳性菌	革兰阴性菌					
金黄色葡萄球菌	淋病奈瑟菌	生殖道支原体	沙眼衣原体	白假丝酵母菌	梅毒螺旋体	HSV
表皮葡萄球菌	脑膜炎奈瑟菌	解脲脲原体				HPV
β-溶血性链球菌	杜克雷嗜血杆菌	人型支原体				HIV
肠球菌	动弯杆菌					CMV
消化链球菌	不动杆菌					
阴道加特纳菌	类杆菌					

【实验目的】

(1) 初步掌握生殖道标本采集及处理方法。

(2) 熟悉生殖道标本的微生物分离鉴定程序。

【实验材料】

(1) 待检生殖道标本。

(2) 血琼脂平板培养基、巧克力血平板、厌氧培养基、沙保弱培养基(Sabouraud medium)。

(3) 革兰染色液。

(4) 酒精灯、载玻片、接种环等。

【实验方法】

1. **标本采集**　生殖道感染病变多种多样,需要根据不同病变特征及检测目的采集不同标本。

(1) 分泌物标本：尿道及尿道口标本，先用生理盐水局部清洗，用无菌棉拭子插入尿道口 1~2cm，停留 10s，轻轻旋转采集标本；外阴部糜烂或溃疡的先用生理盐水局部清洗，然后用无菌棉拭子擦取边缘的分泌物；阴道及宫颈口分泌物则在窥阴器下操作，用长的无菌棉拭子采集分泌物；前列腺液则需进行前列腺按摩获取。

(2) 穿刺液标本：生殖器疱疹先应用碘酒或乙醇消毒后用无菌皮试注射器刺入采集疱

疹液；子宫内分泌物用无菌导管抽取，导管外套有保护膜，插入子宫后再刺穿保护膜抽取子宫内分泌物。

(3) 组织标本：尖锐湿疣、软下疳、性病淋巴肉芽肿、腹股沟淋巴肉芽肿可切取组织块制备切片。

在采集生殖道标本的时候，要注意以下几点：①生殖器官是开放性器官，标本采集过程中应严格遵守无菌操作以减少杂菌感染。②阴道内有许多正常菌群，采取宫颈标本时应尽可能不触及阴道壁。③衣原体和病毒为细胞内寄生，采集标本时应该在取材部位停留十几秒钟，并擦取内壁细胞。④生殖道感染中厌氧菌也比较多见，采集标本的时候注意避免与氧气接触。⑤奈瑟菌属的细菌抵抗力差，并且有自溶性，标本采集后要注意保温保湿、立即接种和镜检，最好是床边接种。

2. 检查程序　见图 3-4。

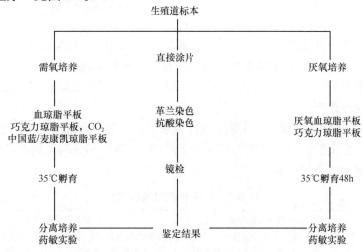

图 3-4　生殖道标本微生物分离及鉴定程序

3. 检测方法

(1) 涂片镜检

1) 普通显微镜下检查结果：生殖道标本直接涂片后革兰染色制成的玻片用普通显微镜检查，如果在白细胞内外都可以发现大量革兰阴性、形态典型的双球菌提示淋球菌感染；如果发现大量革兰阳性的芽生孢子和假菌丝提示白假丝酵母感染。

2) 暗视野或相差显微镜下检查结果：把采集的生殖道棉拭子和生理盐水混匀后的液体制成压片后在暗视野或相差显微镜下检查，如果发现大量发亮的芽生孢子和假菌丝提示白假丝酵母感染；暗视野或相差显微镜下检查采集的生殖器溃疡或下疳患者的分泌物，如果发现运动活泼的螺旋体提示梅毒螺旋体感染。

3) 荧光抗体染色检查结果：根据临床表现，对于怀疑为非淋病性尿道炎或梅毒的患者可以分别取尿道、子宫颈、下疳处的分泌物涂片，自然干燥后用甲醛固定，分别进行特异的荧光抗体染色，如果在上皮细胞内见到多处针头样的单个存在的荧光点，提示为衣原体感染；如果梅毒螺旋体特异荧光染色见到均匀着色的密螺旋体可诊断为梅毒螺旋体感染。

(2) 一般细菌培养用普通平板或血平板进行分离培养后做生化鉴定。女性患者白带多而且有特殊气味者应该采集标本厌氧培养。怀疑为淋球菌感染的应该接种在巧克力血平板上在 35°C $3\%{\sim}10\%CO_2$ 的环境下培养，待出现典型菌落后再做生化鉴定，如果氧化酶阴性，一般可排除淋球菌。衣原体培养除用专用培养基外，也需要在 35℃ 5%CO_2 的环境下培养 3~4 天，待出现典型菌落后再做生化鉴定。

(3) HSV、HPV、CMV、HIV 等引起生殖道感染的病毒或难以进行培养的病原体如梅毒螺旋体可以采用血清学方法、分子杂交或 PCR 等方法进行鉴定。

(4) 尖锐湿疣、软下疳、性病淋巴肉芽肿、腹股沟淋巴肉芽肿可以直接采集标本进行病理学检查。

【思考题】

从临床标本中分离培养淋病奈瑟菌要注意些什么问题？

(杨 靖)

五、粪便标本病原微生物的分离鉴定

在粪便标本中可以发现的微生物种类很多，根据来源可分为两大类：

1. 内源性 包括构成正常菌群的各种厌氧菌、大肠埃希菌、肠杆菌科细菌、变形杆菌等，是粪便的重要的组成部分，一般不致病，但当机体抵抗力下降、乱用抗生素等情况下可引起肠道的病理改变。

2. 外源性 外源微生物大都具有致病性，细菌、真菌及病毒均可引起疾病。

粪便标本中分离的病原微生物大多数为革兰阴性杆菌，另外可发现真菌和病毒引起的感染，常见的病原微生物见表 3-5。

表 3-5 粪便中常见的微生物

微生物种类	正常人体常见的微生物	常见的病原微生物
细菌	大肠埃希菌、双歧杆菌、类杆菌、棒状杆菌、肠球菌、假单胞菌、肠杆菌科其他细菌	幽门螺杆菌、沙门菌、大肠埃希菌、志贺菌属、霍乱弧菌、副溶血性弧菌、弯曲菌、小肠结肠炎耶尔森菌、结核分枝杆菌、金黄色葡萄球菌、艰难梭菌、产气荚膜梭菌
病毒及真菌	白假丝酵母菌	轮状病毒、埃可病毒、诺如病毒、腺病毒

【实验目的】

初步掌握从粪便标本中分离与鉴定致病性肠道杆菌的方法。

【实验材料】

(1) 患者粪便标本。

(2) SS 琼脂平板、半固体双糖含铁培养基、EMB 平板、糖发酵管、蛋白胨水、尿素培养基等。

(3) 沙门菌、痢疾志贺菌诊断血清等。

【实验方法】

1. 标本采集

(1) 自然排便采集：患者自然排出粪便后，挑取其少许，如为成形粪便采集 2~3g，而稀便或水样便时则取絮状物 2~3ml，采集的部位以脓血或黏液处为宜。标本采集后立即接种增菌培养基或置保存液中运送至实验室。若临床实验室不远，也可直接盛于无菌容器送检。

(2) 直肠拭子：用于粪便难以获得或排便困难的患者和婴幼儿，采集时棉签应预先用保存液或生理盐水湿润，然后插入肛门 4~5cm 处(婴幼儿 2~3cm)轻轻旋转后取出，置携带培养基或无菌容器中送检。直肠拭子还可方便地用做流行病学调查，但与自然排便采集的标本相比，检出的阳性率低。由于粪便标本久存后易产酸而影响病原体的存活，故遇不能及时接种培养的标本，往往置缓冲甘油盐水中暂时保存。

2. 检验程序 见图3-5。

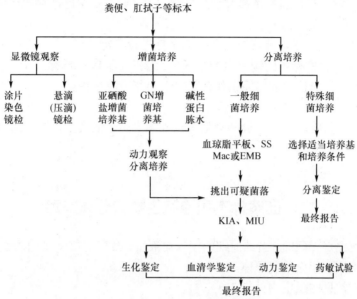

图3-5 粪便标本病原微生物分离及鉴定程序

3. 检查方法

(1) 肉眼观察：观察粪便的颜色、形状、气味、是否带血等对感染作出大致的判断，如痢疾志贺菌感染为黏液脓血便，霍乱弧菌感染为米泔水样便等。

(2) 显微镜观察：肠道细菌大多为革兰阴性杆菌，且粪便中有各种正常菌群，形态上难以区分，因此涂片镜检一般不做。但当怀疑有弧菌、弯曲菌、螺菌、真菌等特殊形态的病原微生物或革兰阳性菌感染时，应做染色镜检，或采用悬滴法、压滴法观察细菌的动力。

(3) 分离培养与鉴定：根据肉眼观察、显微镜观察结果及临床特点选择适当的培养基进行培养。

1) 疑为沙门菌属、志贺菌属及致病性大肠埃希菌感染的粪便标本，同时接种强选择培养基(SS 琼脂)及弱选择培养基(EMB 等)分离培养，挑选可疑菌落接种于克氏双糖铁琼脂(KIA)和尿素-动力-靛基质(UMI)培养基，最后经生化鉴定和血清学鉴定。

2) 疑为弧菌感染采用碱性蛋白胨水增菌和碱性胆盐琼脂平板(TCBS)等分离培养，然后进行玻片凝集试验。

3) 疑为弯曲杆菌采用炭末-头孢哌酮-去氧胆酸盐培养基(CCD)，42℃，微嗜氧环境培养48h。挑选可疑菌落做马尿酸水解试验等生化反应进行鉴定。

4) 疑为幽门螺杆菌接种哥伦比亚琼脂培养基，37℃，微需氧环境培养3~4天。挑选可疑菌落做脲酶试验等生化反应进行鉴定。

5) 疑为小肠结肠炎耶尔森菌可将标本接种于新耶尔森菌选择培养基(NYE)、麦康凯平板或用 PBS(1/15mol/L，pH 7.4~7.8)4℃增菌后再接种上述培养基培养分别做 25℃及 37℃培养，挑选可疑菌落做动力试验、尿素酶试验等生化反应及血清学分型鉴定。

6) 疑为葡萄球菌取海水样绿色粪便接种于甘露醇高盐琼脂平板，35℃培养 18~24h，挑选可疑菌落做凝固酶、耐热核酸酶等试验进行鉴定。

7) 疑为厌氧菌感染应立即将标本接种血琼脂平板、CCFA(环丝氨酸、头孢甲氧霉素、果糖和卵黄琼脂)平板上，在厌氧环境下培养，挑选可疑菌落作生化反应鉴定。

8) 疑为白假丝酵母菌将标本接种沙保弱培养基，取可疑菌落做芽管形成试验、厚膜孢子形成试验等进行鉴定。

9) 菌群失调时可选用多种培养基及培养条件进行鉴定。

4. 临床意义　粪便标本的病原生物学检验，有助于临床胃肠炎、坏死性肠炎等消化道感染性疾病的诊断，对检出的病原菌作药敏试验可指导临床用药。

【思考题】

检验科收到一份临床科室送检的疑似细菌性痢疾患者的粪便标本，如何进行微生物学实验室检验？

(金志雄)

六、血液标本病原微生物的分离鉴定

正常人血液中是无菌的，当其他细菌侵入血液后，会产生败血症、菌血症或病毒血症，此时血液中可检测到相应的病原体。

血液标本中常见的微生物见表 3-6。

表 3-6　血液中常见微生物

细　菌	真　菌	病　毒
金黄色葡萄球菌、溶血性链球菌、大肠埃希菌、铜绿假单胞菌、炭疽芽孢杆菌、产气荚膜梭菌、产单核李斯特菌、结核分枝杆菌、脑膜炎奈瑟菌、卡他布拉汉菌、伤寒/副伤寒沙门菌、变形杆菌、脆弱类杆菌、梭杆菌、布鲁司菌、鼠疫耶尔森菌	申克孢子丝菌 组织胞浆菌 球孢子菌 皮炎芽生菌	甲、乙、丙、丁、戊型肝炎病毒 巨细胞病毒、水痘-带状疱疹病毒、单纯疱疹病毒、流感病毒、麻疹病毒、柯萨奇病毒、乙型脑炎病毒、人类免疫缺陷病毒

【实验目的】

初步掌握血标本的采集和其中病原微生物的检测程序。

【实验材料】

(1) 待检血标本。

(2) 血琼脂平板培养基、巧克力血平板、厌氧培养基、增菌培养基。

(3) 革兰染色液。

(4) 酒精灯、载玻片、接种环等。

【实验方法】

1. 标本的采集与送检

(1) 采血时间应在病人使用抗菌药物之前，对已用药而又不能终止用药的病人应在下次用药前采血。

(2) 采血量约为培养液的 1/10，采集的血液应立即注入含增菌肉汤的培养瓶中，并迅速轻摇，使之充分混合，防止血液凝固。

(3) 病毒的检测可取血液检测病毒颗粒或相应的抗原，也可以检测相应的抗体。

2. 检测程序　见图 3-6。

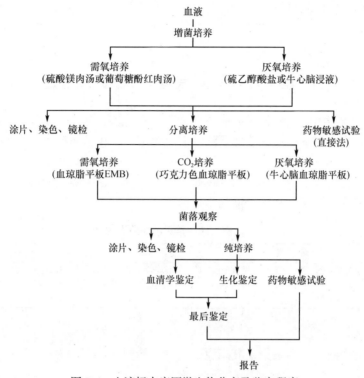

图 3-6　血液标本病原微生物分离及鉴定程序

3. 检测方法

(1) 标本取出后，可同时接种于两个增菌肉汤培养瓶，分别做需氧培养和厌氧培养，每天观察一次。

增菌肉汤培养会出现下列现象：①均匀混浊，酚红指示剂变色，大多为革兰阴性杆菌生长。②微混浊并有绿色变化，可疑为肺炎链球菌生长。③表面有菌膜，膜下呈均匀混浊并有绿色荧光，可疑为铜绿假单胞菌生长。④上面澄清，下面有沉淀，可疑为链球菌生长。⑤细胞层出现自上而下的溶血，可疑为溶血性链球菌生长。⑥混浊并有胶冻状凝固现象，可疑为葡萄球菌生长。⑦表面有灰白色菌膜，培养液较为清晰，可疑为枯草芽孢杆菌或类白喉棒状杆菌生长。

(2) 当肉眼见到细菌生长时，取培养液做如下处理：①涂片、染色；②直接作药敏试验；③选择合适培养基分离培养，并作生化反应、血清学试验及药敏试验。

在排除污染的情况下，可报告"培养×天有××细菌生长"，并报告药敏结果。若培养 7 天无细菌生长，做两次以上的盲目移种，培养后仍无菌生长，可报告"经 7 天培养无细菌生长"。

(3) 除普通培养外，根据不同情况可做特殊培养，包括脑膜炎奈瑟菌培养、伤寒沙门菌及其他沙门菌培养、草绿色链球菌培养、L 型细菌培养、厌氧菌培养、真菌培养。

(4) 病毒检测：虽然可通过电镜和免疫电镜从血液中检出相应的病毒颗粒，但不能用于临床诊断，目前病毒感染的检验多采用免疫学方法。

【思考题】
简述血液标本的检测程序。

(李 蓓)

七、脑脊液标本病原微生物的分离鉴定

脑脊液微生物检测对于脑膜炎的病原学诊断很有价值，也有助于各种脑膜炎的鉴别诊断。由于血脑屏障的关系在正常情况下脑脊液里无菌，若在里面检测到微生物的存在，可以确诊。

脑脊液中常见的微生物包括细菌、病毒、真菌(表3-7)，在病原学检测过程中首先应根据患者的临床症状、体征以及脑脊液的生化检验。

表3-7　脑脊液中常见的病原微生物

细 菌	病 毒	真 菌
流感嗜血杆菌、脑膜炎奈瑟菌、肺炎链球菌、结核分枝杆菌、大肠埃希菌、B群链球菌、李斯特菌、巴氏杆菌、不动杆菌、炭疽芽孢杆菌、铜绿假单胞菌、钩端螺旋体	乙型脑炎病毒、柯萨奇病毒、单纯疱疹病毒	白假丝酵母菌、新型隐球菌

【实验目的】
初步掌握脑脊液标本的采集及其病原微生物的检测程序。

【实验材料】
(1) 待检标本。
(2) 血琼脂平板培养基、巧克力血平板、增菌培养基、沙氏培养基等。
(3) 革兰染色液、墨汁。
(4) 酒精灯、载玻片、接种环等。

【实验方法】
1. 标本的采集
(1) 无菌采集脑脊液 2~3ml，盛于无菌容器送检。
(2) 由于脑脊液中许多病原体会产生自溶或较易死亡，因此必须马上送检。
(3) 在送检过程中注意保温，室温或37℃送检，绝不能冷藏送检。
(4) 若欲进行病毒的分离，应置于冰盒送检。

2. 检测程序　见图3-7。

3. 检测方法
(1) 涂片镜检：标本取来后首选观察脑脊液的外观，浑浊脑脊液可直接涂片染色，无色透明的脑脊液首先 3 000r/min 离心 10~15min 后取沉淀涂片染色镜检。

1) 若见革兰阴性、凹面相对、成双排列的球菌，位于细胞内或细胞外，可报告"找到革兰阴性双球菌，位于细胞内(外)，形似脑膜炎奈瑟菌"。

2) 若见革兰阳性、在菌体周围有明显荚膜的矛头状双球菌，可报告"找到革兰阳性双球菌，形似肺炎链球菌"。

3) 若见革兰阴性、多种形态、大小不一、杆状或丝状的细菌，可报告"找到革兰阴性杆菌，形似流感嗜血杆菌"。

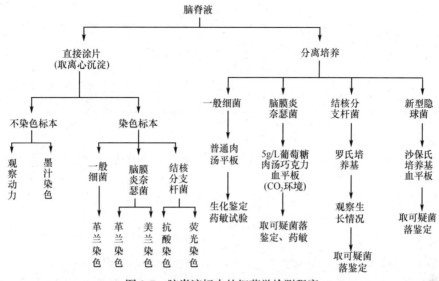

图 3-7　脑脊液标本的细菌学检测程序

4) 若见小而规则、单独或呈 V 形排列、出现在多量单核细胞之间的革兰阳性杆菌，可报告"找到革兰阳性杆菌，形似产单核李斯特菌"。

5) 其他不易识别的细菌，根据形态、排列及染色，可报告"找到革兰×性×菌"若直接镜检检测到阳性结果，可直接以离心沉淀物做药敏试验。

(2) 将脑脊液接种于血琼脂或巧克力色培养板上，培养板置于烛缸内，37℃培养 24h，根据菌落特征、细菌形态及生化反应鉴定后报告"检出×菌"。若培养 3 天后仍未见细菌生长，即可报告"经 3 天培养，无细菌生长"。

(3) 病毒的分离培养：取患者脑脊液，经抗菌处理后接种于鸡胚、细胞培养或进行动物分离培养，并根据交叉中和试验、红细胞凝集与凝集抑制试验对病毒进行分性。

【思考题】

1. 脑脊液标本采集时应注意什么？

2. 简述脑脊液标本的检测程序。

(李　蓓)

八、组织标本病原微生物的分离鉴定

组织标本主要指应用刮取、穿刺活检、手术活检及尸体剖检所获得的组织，根据病变部位及来源大致分为三大类：

1. 表浅的皮肤黏膜感染　往往需要穿刺抽取组织液或切取组织块进行病原学检测。

2. 深部组织感染　需通过各种内镜检查或手术直接获得相应组织以协助病原体诊断。

3. 尸检标本　常需进行尸体解剖，取相应组织进行病原菌检测。任何病原微生物均可见于组织标本中，包括细菌、真菌、病毒、支原体、衣原体等。其中有一些难于培养的病原体，如布鲁司杆菌、引起播散性感染的真菌和分枝杆菌、军团菌、李斯特菌、支原体、病毒等，均需特殊的培养基以及较长的分离培养过程。

组织标本可以存在各种病原菌，常见的病原微生物见表 3-8。

表 3-8　组织标本中的常见病原微生物

	革兰阳性菌		革兰阴性菌
球菌	金黄色葡萄球菌、链球菌、消化球菌、消化链球菌		淋病奈瑟菌
杆菌	炭疽杆菌、破伤风杆菌、产气荚膜杆菌、结核分枝杆菌、麻风分枝杆菌		变形杆菌、铜绿假单胞菌、大肠埃希菌、产气肠杆菌、幽门螺杆菌、弯曲菌、布鲁司杆菌、类杆菌、梭杆菌
其他	衣氏放线菌、奴卡菌、真菌		支原体、螺旋体、立克次体

【实验目的】

(1) 熟悉刮取、穿刺活检、手术活检及尸体剖检标本的采集及常见病原微生物的鉴定要点。

(2) 熟悉组织标本的检验程序、采集组织标本的注意事项。

(3) 了解组织标本中常见的病原微生物。

【实验材料】

1. **标本**　刮取物、穿刺活检、手术活检、尸体剖检标本、组织块。

2. **培养基**　血琼脂培养基、中国蓝琼脂培养基、巧克力血琼脂培养基、厌氧血琼脂培养基、罗-琴培养基、其他鉴别培养基。

3. **试剂**　革兰染色液、美蓝染色液、抗酸染色液和墨汁染色液、100g/L KOH、无菌生理盐水及各种常用生化试剂。

4. **其他**　无菌抗凝管、灭菌试管、平皿、毛细吸管、滴管、无菌注射器、灭菌棉拭子、显微镜、载玻片、盖玻片。

【实验方法】

1. **标本采集**　按不同组织感染的部位，采集的方法与标本亦不同，见表 3-9。

表 3-9　组织感染部位与采集方法

感染部位	采集方法
皮肤、黏膜	刮取、擦取
牙周、肝、肾、肺、脑	穿刺、活检、内镜活检
支气管、肺	支气管镜活检
胃、十二指肠	胃镜活检
直肠、结肠	肠镜活检
胆道、肠系膜淋巴结、子宫附件等	腹腔镜活检
扁桃体、心瓣膜、内脏等	手术活检
各种组织器官	尸检

2. **检验程序**　见图 3-8。

3. **常见病原微生物鉴定要点及报告方式**

(1) 麻风分枝杆菌

1) 形态学检查：本菌为抗酸杆菌。经抗酸染色后，镜下观察，可见菌体细长，略弯曲，常呈囊状排列，有的着色不均匀呈断裂或颗粒状，多数细菌位于细胞内，并且该细菌的细胞质呈泡沫状，亦称麻风细胞。该菌亦为革兰阳性菌，无鞭毛、无荚膜、无芽孢。

2) 分离培养鉴定：人工体外培养，迄今尚未成功。

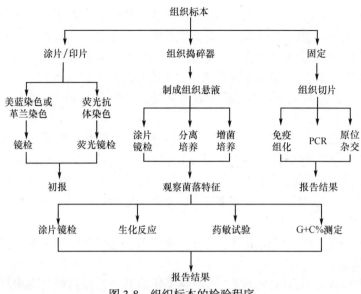

图 3-8　组织标本的检验程序

(2) 幽门螺杆菌

1) 形态学检查：本菌为革兰染色阴性菌，经革兰染色后，镜检时可见菌体细长弯曲呈弧形，形成螺旋状。菌体的一端有 2~6 根鞭毛，运动活泼。陈旧培养物染色后镜检，菌体呈球形或杆状。

2) 分离培养鉴定：将本菌接种在巧克力血琼脂或改良 skirrow 血琼脂培养基，经 35℃微需氧环境培养 3~4 天，可形成 0.5~1mm 大小、无色或灰白色、透明或半透明、边缘整齐、凸起的菌落，有轻度 β 溶血环。

经分离培养，生化鉴定后可报告：××组织标本分离出幽门螺杆菌。

(3) 放线菌

1) 形态学检查：本菌为革兰染色阳性菌。衣氏放线菌染色后镜检可见菌丝细长无隔，呈典型分支、菌丝断裂后呈链状或链杆状，很像类白喉棒状杆菌。在病灶组织或脓样物质中，可找到肉眼可见的黄色小颗粒，称"硫磺样颗粒"。将颗粒压片镜检可见颗粒呈"菊花状"，放射状排列，末端膨大成棒状体，折射率强，部分呈革兰阴性。病理标本苏木精伊红染色，中央为紫色，末端膨大为红色。奴卡菌形态染色性基本与衣氏放线菌相同，菌丝末端不膨大，抗酸染色呈弱抗酸性。

2) 分离培养鉴定：衣氏放线菌厌氧或微需氧。将该菌接种在血液琼脂平板上，置 35℃经 3~6 天厌氧或微需氧孵育，可见灰白色或淡黄色、粗糙而不规则的菌落，不溶血，经人工多次接种培养，菌落可呈光滑、灰白色、有光泽、柔软易于钩取的菌落。

奴卡放线菌为专性需氧菌。该菌可接种普通琼脂培养基，置 37℃经 5~7 天需氧孵育，可见菌落表面干燥、皱褶或呈颗粒状。不同种类菌可产生色素不同，如星形奴卡菌菌落呈黄色或深橙色；巴西奴卡菌菌落表面白色，豚鼠奴卡菌呈黄色或橙黄色。

经涂片染色，分离培养、鉴定可报告：××组织标本分离出××放线菌。

【注意事项】

(1) 采集表浅组织标本及窦道标本时，可用无菌棉签擦取或用小刀刮取；组织器官标本可采用手术切除或穿刺抽取，置于无菌的小试管内送检。

(2) 采集深部组织活检标本时，先应进行严格皮肤消毒后无菌穿刺采集或在手术过程中采集。采集的标本应盛于无菌容器内并加入少量无菌生理盐水以保持相对湿度。若进行厌氧菌培养应将标本置于无菌的密闭容器(或加入还原剂)并放入厌氧罐内，保持相对湿度以便进行分离培养。肺组织切片进行军团菌分离时不宜加生理盐水。

(3) 采集尸检标本一般要求在死后 20h 内采取。切取 5~10mm^3 大小的组织块 2 份，置无菌容器内送检。

(4) 采集有污染的组织标本，如活检、尸检标本、摘除的扁桃体、可将组织表面烧灼或置沸水中 5~10s 除去污染菌，用无菌器械取组织中间部位进行检验。

(5) 脓液、渗出液标本可直接制成涂片，某些器官组织可制成印片，作革兰染色，以检查有无细菌存在，根据所见细菌的多寡及特点等确定分离培养、鉴定的方法，有的还须作特殊染色检查。

(6) 液体和脓性标本，可直接用于培养，某些器官组织因含菌量少，应将大量组织磨制成乳剂作细菌培养用。

(7) 对培养基和培养方法的选择，可根据临床诊断、检验目的与要求及涂片所见而决定。培养物可按实际情况分别放置需氧、厌氧、二氧化碳环境中培养。

(8) 尸检器官组织标本，因死后肠道内的细菌易侵入血液及组织内，培养时可见有大肠埃希菌、产气肠杆菌、变形杆菌等细菌生长，这些细菌为继发侵入者。为防止变形杆菌迁徙生长而影响其他病原菌的分离，应选用抑制变形杆菌弥散生长的培养基。

【思考题】

简述组织标本的采集方法。

(金志雄)

九、鲜奶中微生物的检测

随着生活水平的不断提高，牛奶已成为大多数家庭的日常生活用品。但由于牛奶中含碳水化合物、蛋白质、脂肪、无机盐和维生素，pH 约为 6.8，因此极易被微生物利用和分解。如果在采奶或运输装罐等过程中不重视严格消毒，则很快会被微生物污染，甚至被病原菌所污染。生奶经巴斯德法消毒处理后，可杀死所有的病原微生物，从而保证了饮用的卫生和安全。

本试验采用标准平板计菌法对不同牌子牛奶中细菌总数进行检测。同时，还采用选择性很强的鉴别培养基去氧胆酸盐琼脂平板对牛奶中可能存在的粪便污染指示菌——大肠菌群进行检测。这种培养基可抑制绝大多数非大肠菌群细菌的生长，大肠菌群细菌还可发酵培养基中的乳糖产酸。在培养基内指示剂的作用下菌落呈红色，而不发酵乳糖的其他细菌则呈白色。因此很容易加以鉴别并作计数。

牛奶中的微生物在储存过程中可不断增殖，同时降低了溶解氧浓度，使氧化还原电位大大下降，可以用美蓝还原酶试验来检测这一变化。当牛奶因微生物大量增殖而处于厌氧还原环境时，氧化还原指示剂美蓝即被脱色。通过测定牛奶样品中美蓝被还原脱色的速度，即可得知所测牛奶的质量。

牛奶中可检出的微生物种类很多，常见的见表 3-10。

表 3-10　牛奶中常见的微生物

细菌	真菌
乳酸杆菌、微杆菌、微球菌、链球菌、大肠埃希菌、沙门菌、布鲁司杆菌	胞壁酵母、洪氏球拟酵母、球拟酵母、乳酪粉胞霉、黑念珠霉、蜡叶芽枝霉、乳酪青霉、灰绿曲霉、黑曲霉、灰绿青霉

【实验目的】

了解市售鲜奶中微生物污染情况。

【实验材料】

1. **培养基**　肉膏蛋白胨琼脂培养基、去氧胆酸盐琼脂培养基。

2. 不同牌子的市售鲜奶。

3. **器材**　显微镜、试管架、水浴锅、铁丝架、灭菌移液管、载玻片、无菌带塞试管等。

4. **试剂**　二甲苯、95%乙醇、1∶25 000 美蓝溶液。

【实验方法】

1. **平板菌落计数**

(1) 取出鲜奶，摇匀，分别以无菌手续去掉瓶口的纸罩纸盖，瓶口经火焰消毒后，用无菌手续吸取 2ml 检样，以 10 倍稀释法用灭菌生理盐水将其稀释成 10^{-1}、10^{-2}、10^{-3}。

(2) 各取 1ml 的稀释液，分别放入已标记好的无菌培养皿内，将肉膏蛋白胨琼脂培养基融化，待冷却至 45℃左右时，在火焰旁倒入培养皿内，迅速盖好，放在桌面上轻轻摇转，使稀释的样品与培养基均匀混合，待平板冷却固化后，倒置，于 30℃培养 2 天。

(3) 同上方法，吸取 1ml 稀释液至灭菌培养皿中，分别倾入加热融化并冷却至 45℃的去氧胆酸盐琼脂培养基，冷凝后倒置，30℃培养 2 天。

(4) 所有平板在 30℃培养 2 天后，选择每皿出现 30~300 个菌落的稀释度为准，计算出每毫升牛奶中含细菌总数，根据在去氧胆酸盐琼脂平板上呈红色的菌落数，算出牛奶中大肠菌群细菌数。

2. **美蓝还原酶测定**

(1) 分别用 10ml 无菌移液管从已混匀的待测样品中吸取 10ml 牛奶，放入带塞的无菌试管中(体积 15ml)，不同样品各用 1 支试管。

(2) 每个样品试管内各加 1∶25 000 美蓝溶液 1ml，塞上瓶塞后充分摇匀，置于 37℃的水浴内，记录培养时间。

(3) 每隔 30s 观察一次。记录各管美蓝脱色时间，根据表 3-11 判断待测牛奶的质量等级。

表 3-11　美蓝脱色时间与牛奶质量等级

牛奶 等级	美蓝脱色时间(h)
上等奶	6~8
中等奶	2~6
下等奶	0.5~2
劣等奶	少于 0.5

【实验结果】

将实验结果填入表 3-12。

表 3-12　牛奶中微生物检测结果

样品名称(不同品牌)	平板菌落计数(菌落数/ml)		美蓝脱色时间(小时)
	细菌总数	大肠菌群数	
1			
2			
3			

【思考题】

简述美蓝还原酶测定原理。

(金志雄)

第四章　科研创新性实验

大学生科研创新能力的培养是当前高等本科教育的重要目标之一。目前，我校临床等专业正进行以器官为中心的课程整合，要求基础与临床教学结合，大力培养学生的自主学习能力。大学生科研是培养学生自主学习能力的主要手段，有助于学生基本实验技术和技能应用的整合，激发学生的创新思维和创新意识，形成创新教育的氛围。本章结合我校微生物学及相关临床学科的团队科研方向，确定了五个科研创新性实验项目，帮助优秀学生开展科学研究。

一、药用植物内生菌的多样性分析

内生菌(endophyte)是指一类在其部分或全部生活史中存活于健康植物组织内部、不引发宿主植物表现出明显感染症状，甚至有益于植物的微生物。植物内生菌包括内生真菌和内生细菌(内生细菌包括内生放线菌)，可从经过严格表面消毒的植物组织或植物组织内部分离得到，对宿主植物无害，现在已成为天然活性成分的来源之一。我国有丰富的中药材资源，如盾叶薯蓣、苍术、何首乌、金银花等，在这些植物的根、茎、叶、花、果实或种子等器官组织的细胞或细胞间隙内均分布有内生菌。

【实验目的】

(1) 了解植物内生菌的分布情况，扩大医学生对微生物存在空间的认识。

(2) 筛选出可利用的微生物菌株。

【实验材料】

(1) 药用植物的地下茎，如盾叶薯蓣、苍术、何首乌或其他植物等。

(2) 乙醇(75%、95%)、刀片、镊子、显微镜、革兰氏染液、培养皿、LB和PDA固体培养基及相关PCR试剂和仪器等。

【实验方法】

1. **菌株分离**　选取成活植株的地下茎，自来水冲洗5 min，95%乙醇浸湿，烧灼，无菌条件下削去外皮，95%乙醇重复烧灼，75%乙醇浸泡10min，无菌双蒸馏水冲洗3~5遍，无菌滤纸吸干水分，用刀片切取组织成1~3mm厚的薄片贴在LB和PDA培养基上，分别在32~35℃条件下，恒温保湿培养。

2. **纯化**　挑取分离培养基上生长的培养物，用生理盐水稀释，划线接种在相应固体培养基上，恒温培养，直至获得单菌落。

3. **形态观察**　常规染色，显微镜观察菌株的形态或结构。

4. **生化反应**　常规方法进行。

5. **细菌16S rDNA或真菌ITS序列测定**　利用PCR法扩增16S rDNA或ITS序列，将所测得的基因序列与GenBank数据库中相应菌株的基因组序列进行比对分析，应用MEGA 4.0构建系统发育树。

【实验结果】

综合菌株的形态学、生物化学及分子生物学特征，确定菌株的属或种地位。

【思考题】

1. 内生菌是如何定植到植物组织中的?
2. 如何理解内生菌和植物之间的关系?

(金志雄)

二、幽门螺杆菌小鼠感染模型的建立及鉴定

成功的人类感染性疾病动物模型(infected animal model of human disease)是研究病原微生物感染机制和评价防治性疫苗的关键。目前已经在 BALB/c 小鼠，C57BL/6 小鼠、蒙古沙鼠、大鼠、豚鼠、小猪、比格犬、恒河猴等动物中成功建立了幽门螺杆菌(*Helicobacter pylori*，*H. pylori*)感染动物模型。其中，BALB/c 小鼠由于其便于饲养、操作方便、可重复性强等优点越来越受到研究者的青睐。

幽门螺杆菌小鼠感染模型所用感染菌株为 *H. pylori* 悉尼株(*Sydney Strain* 1，SS1)，来源于人类，为 I 型菌株，经过人类培育已变为鼠适应株，很适合用于建立 *H. pylori* 小鼠感染模型。该菌株的各项实验数据都符合洛桑会议提出的能用于动物模型的菌株的各项要求，在全世界众多实验室得到了有效重复。

【实验目的】

学习人类感染性疾病动物模型的建立方法及鉴定程序。认识到人类感染性疾病动物模型用于医学研究的实验结论是相对正确的，最终还必须在人体上得到临床试验的验证。

【实验材料】

根据所查阅的资料写出实验材料，要求必须使用生物安全二级实验室的相关设备条件。

【实验方法】

根据查阅的文献资料设计实验方案，并写出详细的实验步骤。大致包括以下几个方面:

(1) *H. pylori* SS1 的培养(包括培养基配置、培养方法及菌落观察、形态染色性观察、生化反应鉴定等)。

(2) *H. pylori* 小鼠感染模型的建立(包括感染途径、感染剂量、感染方法的选择等)。

(3) *H. pylori* 小鼠感染模型的鉴定(包括特异性抗体检测、胃组织 PCR 鉴定、病理学鉴定、免疫组织化学鉴定、分离培养鉴定、脲酶鉴定等)。

(4) *H. pylori* 小鼠感染模型的分析(包括感染成功率分析、可能的治疗药物的选择等)。

【实验结果】

记录自己的实验结果，包括 *H. pylori* SS1 的典型形态和主要的生化反应鉴定方法，以及 *H. pylori* 小鼠感染模型的病变特点和建模鉴定结果。

分析幽门螺杆菌小鼠感染模型的建模成功率情况，列举小鼠模型感染情况与人类疾病的异同点，并提出建立人类感染性疾病动物模型的改进措施和可能的治疗措施。

(杨 靖)

三、结核分枝杆菌临床分离株耐药性分析

结核病是人类的一个主要传染病，全球人口中有近 1/3 的人(约 17 亿人)曾感染过结核

分枝杆菌。自链霉素发现以来，结核病疫情得到了一定的控制，人们曾乐观地预言 20 世纪末即将消灭结核病。然而由于不合理的用药、管理不善、患者对药物吸收不良及 HIV 感染等导致了大量耐药菌株的产生及传播，给结核病治疗带来了一定的困难，使发病率及死亡率居高不下。耐药结核菌患者的临床确诊依赖于实验室诊断，耐药结核菌诊断的关键是确定耐药菌株，分析其耐药特点对了解结核病流行情况、指导用药、控制结核病传染及开发新的抗结核药具有十分重要的意义。结核分枝杆菌耐药性测定和流行病学特征分析已成为结核病监控的重要组成部分，因此对结核分枝杆菌临床分离株进行耐药性分析具有重要的应用价值。

【实验目的】

了解本地区结核分枝杆菌临床分离株的耐药性情况及结核流行特征。

【实验材料】

(1) 既往病历资料查阅。

(2) 生物安全实验室、疑似或确诊结核病人的标本、Lowenstein-Jensen 固体培养基、抗酸染液、离心机、生理盐水等。

【实验方法】

(1) 查阅既往临床分离株药物敏感性数据，时间不少于 5 年。

(2) 采集涂片抗酸阳性患者的临床标本。

(3) 标本处理。

(4) 结核杆菌分离培养及鉴定。

(5) 耐药性检测：纸片法、MIC 法。

(6) 数据分析。

【实验结果】

用图表显示菌株耐临床药物的变化。

【思考题】

1. 简述结核分枝杆菌的分离鉴定程序。

2. 结核分枝杆菌药敏试验的意义？

(金志雄)

四、肺炎克雷伯菌CRP调控子对细菌毒力及生物膜形成的影响

肺炎克雷伯菌(*Acinetobacter baumannii*)近年来成为引起社区获得性感染和医院内感染的重要病原菌之一。由于多重耐药与泛耐药肺炎克雷伯菌日渐增多，现有的抗生素已经不能满足对这类细菌的治疗。肺炎克雷伯菌的致病是其适应宿主环境，并在宿主体内大量繁殖并发挥自身毒力的过程。从分子水平上看，这是一个紧密调控的由复杂细胞途径构成的网络。

病原细菌在宿主体内生存繁殖和侵染致病的过程中均受到一系列信号的刺激，表达相关的毒力因子适应环境或逃避宿主的免疫反应。与毒力相关的基因受特定信号刺激的调控，转录调控子在这个紧密调控过程中起着不可替代的作用。*crp*是一个细菌毒力调控子，与致病性大肠埃希菌、霍乱弧菌、创伤弧菌、铜绿假单胞菌等毒力均相关。生物膜是细菌致病性与产生耐药性的原因之一，肺炎克雷伯菌生物膜的形成与肺炎克雷伯菌致病性及耐

药性的产生密切相关。在肺炎克雷伯菌生物膜形成过程中，已经发现细菌荚膜、脂多糖胞外多聚物、Ⅰ型纤毛以及QS(密度感应)调控系统、转录因子*mrk*H和黏附因子*mrk*D均参与其中，但与生物膜形成相关基因如何进行调控目前的研究非常少。阐明肺炎克雷伯菌生物膜形成过程中的调控机制将有利于对肺炎克雷伯菌致病机制的了解并寻找新型药物靶标。

【实验目的】

了解 *crp* 如何通过调控细菌生物膜的形成而影响肺炎克雷伯菌的毒力。

【实验材料】

1. **菌种** 肺炎克雷伯菌菌液。

2. **培养基** 5%绵羊血平板、LB 液体及固体培养基。

3. **工具** 激光共聚焦显微镜、恒温培养箱、三角烧瓶、SPF 级小鼠、无菌平皿、PBS、结晶紫、RNA 提取试剂盒、RNA 逆转录试剂盒、荧光定量 PCR 试剂盒等。

【实验方法】

1. 基因自杀载体基础上的肺炎克雷伯菌*crp*基因缺失突变株及回补株的构建。

2. **肺炎克雷伯菌超黏性、生长曲线等表型实验** 超黏性试验:取肺炎克雷伯菌野生株、*crp*突变株及回补株在5%绵羊血平板上三区划线，37℃培养时间14~18h。用接种环挑起单菌落并拉丝。拉伸长度>5mm时，判定为超黏性阳性菌株。通过最大拉丝长度，比较不同菌株的黏性程度大小。

生长曲线:不同肺炎克雷伯菌菌株接种于 LB 肉汤培养基 37℃培养过夜，次日调整 OD_{600} 值约 1.2 后 100 倍系列稀释接种到 15ml 的 LB 肉汤(50ml 的三角烧瓶)，37℃下 200rpm 培养，每隔 1h 取菌测 OD_{600} 值，分析不同菌株生长速度的变化。

3. **肺炎克雷伯菌小鼠毒力实验** 将基因突变株、回补株及野生株在 LB 培养基中培养至对数中期，离心收集细菌。PBS 洗涤后 10 倍系列梯度稀释。6 种不同浓度梯度菌量分别感染 BALB/c 小鼠(6 只/组)，观察记录动物死亡情况以 Reed-Muench 法计算不同菌株的 LD50。同时将突变株、回补株及野生株以 $1×10^8$CFU/ml 灌胃感染 BABL/c 小鼠。在感染第 3 天处死小鼠(5 只/组)，观察形成肝脓肿的情况并取其肝、脾利用平板计数法对肝、脾中肺炎克雷伯菌数量进行统计。分析 *crp* 基因的缺失对肺炎克雷伯菌毒力的影响。

4. **肺炎克雷伯菌生物膜形成实验** 体外激光共聚焦显微镜(confocal scanning laser microscope，CSLM)检测不同肺炎克雷伯菌黏附、生物膜厚度、形态，结晶紫染色的方法计算生物膜内活菌数。

5. **受 *crp* 基因调控的与细菌生物膜形成相关的基因鉴定与机制研究** 比较表达谱分析体外培养野生株和突变株，分别提取 RNA，不同荧光素标记后，与肺炎克雷伯菌全基因组 DNA 芯片杂交，比较野生株和突变株中各个对应基因转录水平的变化，鉴定表达上调和下调的基因。从中挑选出与细菌生物膜形成相关的基因。通过生物信息学分析 *crp* 基因，挑出若干与生物膜形成相关的候选基因，通过定量 RT-PCR 和凝胶阻滞实验，鉴定受 CRP 直接调控的基因。

【实验结果】

阐明*crp*基因在肺炎克雷伯菌毒力调控中的作用。从*crp*基因影响细菌生物膜形成的角度阐明*crp*基因调控肺炎克雷伯菌毒力的机制。

【思考题】

1. 简述细菌生物膜的形成与其致病性及耐药性产生的密切相关。

2. *crp* 作为细菌毒力调控子，参与了哪些毒力调控？

(欧　琴)

五、医院鲍曼不动杆菌的分布及耐药性研究

鲍曼不动杆菌(*Acinetobacter baumannii*，Ab)属于不动杆菌属的一类，是院内感染中仅次于绿脓假单胞菌的又一重要非发酵糖菌。Ab 在医院的环境中分布很广且可长期存活，对危重患者和 CCU 及 ICU 中的患者威胁很大。近年来的感染在增多，且其耐药性日益严重，已被有些专家称为 "MRSA"(对苯唑西林耐药的金黄色葡萄球菌)，从而引起临床和微生物学者的严重关注。最近又出现"全耐药"的鲍曼不动杆菌，应引起高度警惕。

鲍曼不动杆菌的耐药机制十分复杂，包括产生耐药酶，基因突变，整合子基因扩散以及主动外排增加，菌膜通透性降低等。有报道显示不动杆菌属耐碳青霉烯类抗生素的机制主要有膜屏障，产 OXA223 等苯唑西林酶或 VIM、IMP 等金属酶。多重耐药不动杆菌对 B-内酰胺类耐药主要与产 TEM、PER 型 B-内酰胺酶和产 ADC 型 Ampc 酶相关。对氨基糖苷类耐药主要与产 aac(3)-Ⅰ型等氨基糖苷类修饰酶和产 armA 型 16srkNA 甲基化酶相关；对复方新诺明耐药主要与产 dfrA12 型二氢叶酸还原酶和 sul 1 型二氢叶酸合成酶相关；对氯霉素耐药部分与产氯霉素酰基转移酶相关。

【实验目的】

了解医院内鲍曼不动杆菌的分布及耐药性变化。

【实验材料】

(1) 采集来自医院环境及人体皮肤、呼吸道、消化道和泌尿生殖道等的血、尿、脓液及呼吸道分泌物等标本。

(2) 培养基，5%绵羊血平板、LB 固体培养基、双糖发酵管等。

(3) 微生物全自动鉴定仪、96 孔-非发酵菌鉴定药敏卡、滤纸、氧化酶试剂等。

【实验方法】

1. 菌株分离、鉴定　以常规方法进行临床标本的分离培养，选取出氧化酶阴性、无鞭毛、不发酵糖类的革兰染色阴性杆菌。

2. 鉴定及药敏实验　配制分离株浓度为 0.5 麦氏浓度，加入鉴定卡，35℃孵育 24h，微生物全自动鉴定仪读卡。

依据生化反应结果、细菌形态特征及药敏结果，判断细菌的耐药性。

3. 医院环境标本　病房空气、呼吸机湿化水、工作人员手、台面等。

【实验结果】

(1) 鲍曼不动杆菌的耐药性日益严重。

(2) 需要加强病房尤其是 ICU 的消毒隔离，保证无菌物的品质以及呼吸机湿化水、呼吸机管道内液体的无菌指标合格，加强医务人员的无菌操作，防止鲍曼不动杆菌的暴发流行。

(徐　祥)

附　录

一、实　验　设　计

实验设计是一种新的实验形式，是指学生根据临床病例资料，作出印象诊断，确定微生物检验标本，独立设计检验程序，进行病原的分离与鉴定。这可看作是对学生实验能力的实地考核。实验设计一般放在实验教学的末尾，让学生综合运用已学过的理论知识和实验技术，自行设计实验方法，写出可行性报告。这是培养与考核学生对学过的理论和技术的综合运用能力，训练实验设计思维和初步进行科研工作的能力。

(一) 临床检测方案的设计

根据临床提供的病例资料，按以下五个方面进行微生物学的方案设计。

1. 印象诊断　复习临床病例资料，根据所学知识进行初步病例分析，得出印象诊断以及可能的相似诊断和病原种类(如细菌、病毒或其他微生物)。

2. 标本采集　根据临床资料和印象诊断的结果，确定微生物检验标本，包括标本种类、采集方法、处理和保存的条件等。

3. 实验设计　根据印象诊断和所需鉴别诊断的要求以及所采取标本的种类，提出完整的实验设计。应包括：

(1) 检测程序：形态、培养及各种鉴定方法、实验步骤、整体安排等。

(2) 主要实验方法：在检测程序中所涉及的主要试验，每项试验应包括材料与方法、结果、判定标准及试验阳性的意义等。

4. 结果分析　根据设计程序，以其可能出现的试验结果一步一步地进行推理分析。实验结果必须提供有助于临床诊断和鉴别诊断的资料，最后综合各种试验结果，提出鉴定意见及临床检验报告。

5. 进一步设想　根据临床提供资料，广开思路，提出更深的设想。如病原可能是由不同种类微生物的感染(如细菌性、病毒性或其他微生物所致的腹泻)，或出现与预期结果不同(如所有实验结果均呈阴性或相互间有矛盾)的情况时，你将如何进一步检查等。

另外，在程序上、实验方法上提出标新立异的新观点、新技术和新发明。

(二) 新方法、新技术的设计

应当看到，微生物学检查在病原学诊断上，多数手续繁杂，尤其在微生物的分离鉴定上，花费时间较长，代价较高，对于临床的及时诊断和治疗是很不适应的。因此，简易、快速的病原学诊断是亟待解决的。根据学过的形态、培养特性和生化反应特点、免疫学检测方法、现代先进的诊断技术等，设计适合于临床需要的新方法、新技术。

如脑脊液的细菌学检查，如何不拘泥于常规细菌学的培养，而是运用学过的基础理论和实验技术，去寻找或建立在细胞水平或分子水平上的敏感、快速、微量的病原学诊断方法。设计新方法、新技术可参考以下诸方面：

(1) 改进培养条件，包括培养基的配方，或促其迅速生长，或促其具有诊断价值的某些代谢产物的大量产生等。

(2) 建立检测病原(抗原)的敏感方法，包括系统检测试剂盒的设计。

(3) 分子微生物学鉴定方法。过去对细菌等的鉴定是从一般表型指征的特点进行，现已深化到基因型特征的鉴定，如细菌学 DNA 提取、DNA(G＋C)mol%的测定、核酸杂交、核酸扩增及基因探针鉴定等。

(4) 建立敏感、特异的血清学实验方法(如免疫标记技术、单克隆抗体的应用等)。

(5) 自动化检测仪器的研制，如扫描、显示、自动计数、图像分析、激光、色谱等项技术的综合应用等。

新方法、新技术的设计应针对目前感到不甚满意的项目，如病毒性感染的诊断、进出口食品检验及动植物检疫等，以及目前进展很快和有开发应用价值的项目，如分子生物学技术和常见病、多发病的检测试剂盒的研制等。

每项实验设计应包括：①新建方法的名称。②实验设计的原理及理论依据。③实验方案和方法。④预期结果和可能发生的问题及其解决办法。

二、实验室常见意外事故的处理

附表 1　实验室意外事故的处理

险情	紧急处理
火险	立即关掉电源、煤气，使用灭火器、沙土或湿布灭火
乙醇、乙醚或汽油等着火	使用灭火器、沙土或湿布覆盖，勿用水灭火
衣服着火	可就地或靠墙滚动，切勿奔跑
破伤	先除尽外物，用蒸馏水冲洗，涂以碘酒或红汞
火伤	可涂 5%鞣酸、2%苦味酸或苦味酸铵苯甲酸丁酯油膏，或甲紫液等
灼伤	
强酸、溴、氯、磷等酸性药品的灼伤	先以大量清水冲洗再用 5%重碳酸钠或氢氧化铵溶液擦洗以中和酸
强碱、NaOH、金属钠、钾等碱性药品的灼伤	先以大量清水冲洗再用 5%硼酸溶液或乙酸溶液冲洗以中和碱
	以浓乙醇擦洗
苯酚灼伤	先以大量清水冲洗
眼灼伤	
眼碱灼伤	5%硼酸溶液冲洗，然后再滴加橄榄油或液状石蜡 1~2 滴以滋润眼睛
眼酸灼伤	5%碳酸氢钠冲洗，然后再滴加橄榄油或液状石蜡 1~2 滴以滋润眼睛
食入腐蚀性物质	
食入酸	立即以大量清水漱口，并服牛乳等，勿服催吐药
食入碱	立即以大量清水漱口，并服 5%乙酸、食醋、柠檬汁或油类、脂肪
食入苯酚或甲酚皂溶液	用 40%乙醇漱口，并喝大量烧酒，再服用催吐剂使其吐出
吸入菌液	
吸入非致病性菌液	立即以大量清水漱口，再用 1∶1 000 过锰酸钾溶液漱口
吸入致病性菌液	立即以大量清水漱口，再用 1∶1 000 硝甲酚汞(米他芬)、3% H_2O_2 或 1∶1 000
吸入葡萄球菌、链球菌、肺炎球菌等	高锰酸钾溶液漱口
吸入白喉棒状杆菌	经上法处理后，并注射 1000U 的白喉抗毒素以预防感染
吸入伤寒、霍乱、痢疾、布鲁司菌等菌液	经上法处理后，并注射疫苗及抗生素以预防患病

三、菌种保存

(一) 基本原理

微生物具有容易变异的特性，因此，在保存过程中，必须使微生物的代谢处于最不活跃或相对静止的状态，才能在一定的时间内使其不发生变异而又保持生活能力。

低温、干燥和隔绝空气是使微生物代谢能力降低的重要因素，所以，菌种保存方法虽多，但都是根据这三个因素而设计的。

(二) 各种保存法的应用范围及优缺点

1. 斜面低温保存法 将菌种接种在适宜的固体斜面培养基上，待菌充分生长后，棉塞部分用油纸包扎好，移至 2~8℃的冰箱中保存。

保存时间依微生物的种类而有不同，真菌、放线菌及有芽孢的细菌保存 2~4 个月，移种一次。酵母菌 2 个月，细菌最好每月移种一次。

此法为实验室和工厂菌种室常用的保存方法，优点是操作简单，使用方便，不需特殊设备，能随时检查所保存的菌株是否死亡、变异与污染杂菌等。缺点是容易变异，因为培养基的物理、化学特性不是严格恒定的，屡次传代会使微生物的代谢改变而影响微生物的性状，污染杂菌的机会亦较多。

2. 半固体穿刺保存法 用穿刺接种法将菌种接种至半固体深层培养基中央部分，注意不要穿透底部。在适宜温度下培养，使其充分生长。将培养好的菌种置于 4~5℃冰箱保存。

这种保存方法一般用于保存兼性厌氧细菌或酵母菌。保存期 0.5~1 年。一般在保存半年或 1 年后，需转接到新配的半固体深层培养基中，经培养后，再行保存。

3. 液状石蜡保存法

(1) 将液状石蜡分装于三角烧瓶内，塞上棉塞，并用牛皮纸包扎，1.05kg/cm^2、121.3℃灭菌 30min，然后放在 40℃温箱中，使水汽蒸发掉，备用。

(2) 将需要保存的菌种，在最适宜的斜面培养基中培养，以得到健壮的菌体或孢子。

(3) 用灭菌吸管吸取灭菌的液状石蜡，注入已长好菌的斜面上，其用量以高出斜面顶端 1cm 为准(附图 1)，使菌种与空气隔绝。

(4) 将试管直立，置低温或室温下保存(有的微生物在室温下比冰箱中保存的时间还要长)。

此法实用而效果好。真菌、放线菌、芽孢细菌可保存 2 年以上不死，酵母菌可保存 1~2 年，一般无芽孢细菌也可保存 1 年左右，甚至用一般方法很难保存的脑膜炎球菌，在 37℃温箱内，亦可保存 3 个月之久。此法的优点是制作简单，不需特殊设备，且不需经常移种。缺点是保存时必须直立放置，所占位置较大，同时也不便携带。从液状石蜡下面取培养物移种后，接种环在火焰上烧灼时，

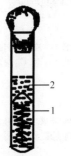

附图 1 液状石蜡保存法
1. 斜面上的菌苔；2. 注入的液状石蜡

培养物容易与残留的液状石蜡一起飞溅，应特别注意。

注意事项：

A. 用于保存的菌种应选用健壮的细胞或成熟的孢子，因此掌握培养时间(菌龄)很重

要，不宜用幼嫩或衰老的细胞作为保存菌种。

B. 从液状石蜡封藏的菌种管中挑菌后，接种环上带有液状石蜡和菌，因此接种环在火焰上灭菌时要先烤干再灼烧，以防止菌液飞溅，引起污染。

4. 含甘油培养物保存法

(1) 甘油灭菌：将甘油置于 100ml 的小锥形瓶内，每瓶装 10ml，塞上棉塞，外包牛皮纸，高压蒸汽灭菌，121.3℃灭菌 20min。

(2) 接种与培养：用接种环取一环携带质粒载体的大肠埃希菌接种到一支装有 5ml 含氨苄西林(100μg/ml 培养基)的 LB 液体培养基的试管中，37℃振荡培养过夜。

(3) 培养物与灭菌甘油混合：用无菌移液管吸取 0.85ml 大肠埃希菌培养液，置于一支带有螺口和空气密封圈的试管中(或置于一支 1.5ml 灭菌的 Eppendorf 管中)，再加入 0.15ml 灭菌甘油，振荡，使培养液与甘油充分混匀。然后将含甘油的培养液置于乙醇＋干冰或液氮中速冻。

(4) 将已冰冻含甘油培养物置于-70℃(或-20℃)冰箱中保存。

(5) 转接：到保存期后，用接种环刮拭冻结的培养物表面，然后将蘸取的培养物接种到含氨苄西林的 LB 斜面上，37℃培养过夜。用接种环挑取斜面上已长好的细菌培养物，置于装有 2ml 含氨苄西林的 LB 培养液的试管中，再加入等量含 30%灭菌甘油和氨苄西林的 LB 液体培养基中，振荡混匀。然后分装于带有螺口盖和空气密封圈的无菌试管中，或分装于 1.5ml 灭菌 Eppendorf 管中，按上法冰冻保存。

在基因工程中，此法常用于保存含质粒载体的大肠埃希菌。一般可保存 0.5~1 年。

5. 滤纸保存法

(1) 将滤纸剪成 0.5cm×1.2cm 的小条，装入 0.6cm×8cm 的安瓿管中，每管 1~2 张，塞以棉塞，1.05kg/cm^2、121.3℃灭菌 30min。

(2) 将需要保存的菌种，在适宜的斜面培养基上培养，使充分生长。

(3) 取灭菌脱脂牛乳 1~2ml 滴加在灭菌培养皿或试管内，取数环菌苔在牛乳内混匀，制成浓悬液。

(4) 用灭菌镊子自安瓿管取滤纸条浸入菌悬液内，使其吸饱，再放回至安瓿管中，塞上棉塞。将安瓿管放入内有五氧化二磷做吸水剂的干燥器中，用真空泵抽气至干。

(5) 将棉花塞入管内，用火焰熔封(附图 2)，保存于低温下。

(6) 需要使用菌种，复活培养时，可将安瓿管口在火焰上烧热，滴一滴冷水在烧热的部位，使玻璃破裂，再用镊子敲掉口端的玻璃，待安瓿管开启后，取出滤纸，放入液体培养基内，置温箱中培养。

细菌、酵母菌、丝状真菌均可用此法保存，前两者可保存 2 年左右，有些丝状真菌甚至可保存 14~17 年之久。此法较液氮、冷冻干燥法简便，不需要特殊设备。

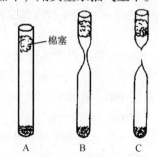

附图 2　安瓿管封口法
A. 棉塞推向管内的位置；B. 拉细颈；C. 熔封

6. 沙土保存法

(1) 取河沙加入 10%稀盐酸，加热煮沸 30min，以去除其中的有机质。

(2) 倒去酸水，用自来水冲洗至中性。

(3) 烘干，用 40 目筛子过筛，以去掉粗颗粒，备用。

(4) 另取非耕作层的不含腐殖质的黄土或红土，加自来水浸泡洗涤数次，直至中性。

(5) 烘干、碾碎，通过 100 目筛子过筛，以去除粗颗粒。

(6) 按一份黄土、三份河沙的比例(或根据需要而用其他比例，甚至可全部用沙或全部用土)混合均匀，装入 10mm×100mm 的小试管或安瓿管中，每管装 1g 左右，塞上棉塞，进行灭菌、烘干。

(7) 抽样进行无菌检查，每 10 支沙土管抽 1 支，将沙土倒入肉汤培养基中，37℃培养48h，若仍有杂菌，则需全部重新灭菌，再作无菌试验，直至证明无菌，方可备用。

(8) 选择培养成熟的(一般指孢子层生长丰满的，营养细胞用此法效果不好)优良菌种，以无菌水洗下，制成孢子悬液。

(9) 于每支沙土管中加入约 0.5ml(一般以刚刚使沙土润湿为宜)孢子悬液，以接种针拌匀。

(10) 放入真空干燥器内，用真空泵抽干水分，抽干时间越短越好，务使在 12h 内抽干。置备好的沙土管见附图 3。

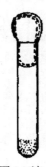

(11) 每 10 支抽取 1 支，用接种环取出少数沙粒，接种于斜面培养基上，进行培养，观察生长情况和有无杂菌生长，如出现杂菌或菌落数很少或根本不长，则说明制作的沙土管有问题，尚须进一步抽样检查。

(12) 若经检查没有问题，用火焰熔封管口，放冰箱或室内干燥处保存。每半年检查一次活力和杂菌情况。

(13) 需要使用菌种，复活培养时，取沙土少许移入液体培养基内，置温箱中培养。

附图 3　沙土管

此法多用于能产生孢子的微生物如真菌、放线菌，因此在抗生素工业生产中应用最广，效果亦好，可保存 2 年左右，但应用于营养细胞效果不佳。

7. 冷冻干燥保存法

(1) 准备安瓿管：用于冷冻干燥菌种保存的安瓿管宜采用中性玻璃制造，形状可用长颈球形底的，亦称泪滴形安瓿管，大小要求外径 6~7.5mm，长 105mm，球部直径 9~11mm，壁厚 0.6~1.2mm。也可用没有球部的管状安瓿管。塞好棉塞，1.05kg/cm²、121.3℃灭菌 30min，备用。

(2) 准备菌种：用冷冻干燥法保存的菌种，其保存期可达数年至十余年，为了在许多年后不出差错，故所用菌种要特别注意其纯度，即不能有杂菌污染，然后在最适培养基中用最适温度培养，使培养出良好的培养物。细菌和酵母的菌龄要求超过对数生长期，若用对数生长期的菌种进行保存，其存活率反而降低。一般，细菌要求 24~48h 的培养物，酵母需培养 3 天，形成孢子的微生物则宜保存孢子，放线菌与丝状真菌则培养 7~10 天。

(3) 制备菌悬液与分装：以细菌斜面为例，用脱脂牛乳 2ml 左右加入斜面试管中，制成浓菌液，每支安瓿管分装 0.2ml。

(4) 冷冻：冷冻干燥器有成套的装置出售，价值昂贵，此处介绍的是简易方法与装置，可达到同样的目的。

将分装好的安瓿管放低温冰箱中冷冻，无低温冰箱可用冷冻剂如干冰乙醇液或干冰丙酮液，温度可达-70℃。将安瓿管插入冷冻剂，只需冷冻 4~5min，即可使悬液结冰。

(5) 真空干燥：为在真空干燥时使样品保持冻结状态，需准备冷冻槽，槽内放碎冰块与食盐，混合均匀，可冷至-15℃。安瓿管放入冷冻槽中的干燥瓶内(附图 4)。抽气，一般若在 30min 内能达到 93.3Pa(0.7mmHg)真空度时，则干燥物不致溶化，以后再继续抽气，几小时内，肉眼可观察到被干燥物已趋干燥，一般抽到真空度 26.7Pa(0.2mmHg)，保持压力 6~8h 即可。

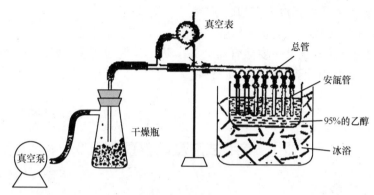

附图 4　真空干燥器

(6) 封口：抽真空干燥后，取出安瓿管，接在封口用的玻璃管上，可用 L 形五通管继续抽气，约 10min 即可达到 26.7Pa(0.2mmHg)。于真空状态下，以煤气喷灯的细火焰在安瓿管颈中央进行封口。封口以后，保存于冰箱或室温暗处。

此法为菌种保存方法中最有效的方法之一，对一般生命力强的微生物及其孢子以及无芽孢菌都适用，即使对一些很难保存的致病菌，如脑膜炎球菌与淋病球菌等亦能保存。适用于菌种长期保存，一般可保存数年至十余年，但设备和操作都比较复杂。

8. 液氮冷冻保存法

(1) 准备安瓿管：用于液氮保存的安瓿管，要求能耐受温度突然变化而不致破裂，因此，需要采用硼硅酸盐玻璃制造的安瓿管的通常使用 75mm×10mm 或能容纳 1.2ml 液体的安瓿管。

(2) 加保护剂与灭菌：保存细菌、酵母菌或真菌孢子等容易分散的细胞时，则将空安瓿管塞上棉塞，1.05kg/cm² 、121.3℃灭菌 15min。若做保存真菌菌丝体用则需在安瓿管内预先加入保护剂如 10%的甘油蒸馏水溶液或 10%二甲亚砜蒸馏水溶液，加入量以能浸没以后加入的菌落圆块为限，而后再用 1.05kg/cm² 、121.3℃灭菌 15min。

(3) 接入菌种：将菌种用 10%的甘油蒸馏水溶液制成菌悬液，装入已灭菌的安瓿管。真菌菌丝体则可用灭菌打孔器，从平板内切取菌落圆块，放入含有保护剂的安瓿管内，然后用火焰熔封。浸入水中检查有无漏洞。

(4) 冻结：将已封口的安瓿管以每分钟下降 1℃的慢速冻结至-30℃。若细胞急剧冷冻，则在细胞内会形成冰的结晶，因而降低存活率。

(5) 保存：经冻结至-30℃的安瓿管立即放入液氮冷冻保存器的小圆筒内，然后再将小圆筒放入液氮保存器内。液氮保存器内的气相是-150℃，液态氮内为-196℃。

(6) 恢复培养保存的菌种：需要用时，将安瓿管取出，立即放入 38~40℃的水浴中进行急剧解冻，直到全部融化为止。再打开安瓿管，将内容物移入适宜的培养基上培养。

此法除适宜于一般微生物的保存外，对一些用冷冻干燥法都难以保存的微生物如支原体、衣原体、产氢细菌、难以形成孢子的真菌、噬菌体及动物细胞均可长期保存，而且性状不变异。缺点是需要特殊设备。

注意事项：

A. 安瓿管需绝对密封，如有漏洞，保存期间液氮会渗入安瓿管内，当从液氮冰箱取出安瓿管时，液氮会从管内逸出，且由于室温温度高，液氮常会由于急剧气化而发生爆炸，故为防不测，操作人员应戴皮手套和面罩等。

B. 液氮与皮肤接触时，皮肤极易被"冷烧"，故应特别小心操作。

C. 当从液氮冰箱取出某一安瓿管时，为了防止其他安瓿管升温而不利于保存，故取出及放回安瓿管的时间一般不要超过1分钟。

(金志雄　王　娅)

四、常用试剂及培养基制备

(一) 革兰染色液

1. 结晶紫染液　用天平量取结晶紫5g放乳钵内研碎，一面研磨一面徐徐加入95%乙醇使之溶解。加入乙醇全量为100ml，制成乙醇饱和液(原液)。取原液20ml，与1%草酸铵水溶液80ml混合，用滤纸过滤。供革兰染色初染用。

2. 卢戈碘液　碘1g、碘化钾2g、蒸馏水300ml。配法是先用数毫升蒸馏水溶解碘化钾，然后加碘使其全溶解，最后加蒸馏水至300ml。供革兰染色媒染用。

3. 95%乙醇

4. 稀释苯酚复红染液　首先，取碱性复红10g和95%乙醇100ml，按上述方法同1。制成复红乙醇饱和液。取复红饱和液10ml，与5%苯酚水溶液90ml混合，用滤纸过滤，再用蒸馏水稀释10倍。供革兰染色复染用。

(二) Leifson 染色液

Ⅰ液：碱性复红1.2g、95%乙醇100ml。
Ⅱ液：丹宁酸3g、蒸馏水100ml。如加0.2%苯酚，可长期保存。
Ⅲ液：NaCl 1.5g、蒸馏水100ml。

染色液储存在磨口瓶中。在室温下较稳定。使用前将上述溶液等体积混合。此混合液储于密封性良好的瓶中置于冰箱可保存数星期。在较高温度下会因混合液发生化学变化而使着色力日益减弱。

(三) 乙酰甲基甲醇试验试剂(V-P 试剂)

Ⅰ液：5% α-萘酚乙醇溶液，称取5g α-萘酚，用无水乙醇溶液定容至100ml。
Ⅱ液：40%KOH溶液，称取4g KOH，蒸馏水溶解定容至100ml。

(四) 溶血毒素

使用时可按溶血毒素制品标明之效价及用法，加入pH6.5缓冲液溶解，置于37℃水浴

10min，使内含溶血毒素充分激活即可使用，并于 30min 内使用完毕。

(五) 齐-尼氏抗酸染色液(Ziehl–Neelsen)

1. 苯酚复红液 称取碱性复红 10g 研磨，95%乙醇溶解后终体积为 100ml，制成复红乙醇饱和液。取此饱和液 10ml 与 5%苯酚水溶液 90ml 混合，用滤纸过滤即可使用(此染液与革兰染液所用的苯酚复红液不同之处是不需 10 倍稀释)。

2. 3%盐酸乙醇 取浓盐酸 3ml，95%乙醇 97ml 混合。

3. 碱性亚甲蓝染液 首先取亚甲蓝 5~7g 和 100ml 乙醇制成亚甲蓝乙醇饱和液。再取亚甲蓝饱和液 30ml，与 0.1%氢氧化钾水溶液 100ml 混合，用滤纸过滤即成(此溶液越陈旧，染色效果越好)。

(六) 乳酸苯酚棉蓝染色液

苯酚 10g、乳酸(比重 1∶21)10ml、甘油 20ml、蒸馏水 10ml、棉蓝(cottonblue) 0.02g。将苯酚加在蒸馏水中加热溶解，然后加入乳酸和甘油，最后加入棉蓝，使其溶解即成。

(七) 药物敏感纸片

取普通滤纸用打孔机打成直径 6mm 的圆形纸片，浸于一定浓度的抗生素中，每枚纸片的药物含量：青霉素 1U，其他抗生素 10μg，磺胺 100μg。

(八) LB 培养基

蛋白胨 3.0g 、酵母浸出粉 1.5g 、NaCl 3.0g 、葡萄糖 0.6g 、ddH$_2$O 300.0ml

(九) 单糖发酵管

1. 成分 蛋白胨 1g、牛肉膏 0.3g、氯化钠 0.5g、糖类 0.5%~1.5%、蒸馏水 100ml、溴甲酚紫指示剂 1ml。

2. 制法
(1) 将上述成分加热溶解后，调整 pH 至 7.1~7.2。
(2) 分装试管，经 115℃高压灭菌 10min。
(3) 如需观察产气，可于每一试管中加小倒管 1 支。

(十) 蛋白胨水培养基

1. 成分 蛋白胨 10g、氯化钠 5g、蒸馏水 1000ml。

2. 制法 蛋白胨、氯化钠溶于蒸馏水中，调整 pH 为 7.2，分装试管，121℃高压蒸汽灭菌 15min 备用。

3. 吲哚试剂 对二甲基氨基苯甲醛 2g、95%乙醇 190ml、浓盐酸 40ml。

(十一) 葡萄糖蛋白胨水培养基

1. 成分 蛋白胨 7g、K$_2$HPO$_4$ 5g、葡萄糖 5g、蒸馏水 1000ml，pH 7.2。

2. **制法** 将上述成分溶解后，分装试管，每管 2ml，高压灭菌 121℃ 15min。

3. **甲基红试验试剂** 甲基红 0.1g，95%乙醇 300ml，蒸馏水 200ml。

(十二) 枸橼酸盐培养基

1. **成分** 磷酸二氢铵 0.1g，氯化钠 0.5g，磷酸氢二钾 0.1g，琼脂 2g，枸橼酸钠 0.23g，蒸馏水 100ml，硫酸镁 0.02g，溴麝香草酚蓝 0.008g，pH7.0。

2. **制法** 先将盐类溶解于水内，校正 pH，再加琼脂，加热溶化后，加入指示剂，混匀后分装试管，高压灭菌 121℃15min，摆放成斜面。

(十三) 乙酸铅培养基

1. **成分** 肉汤液琼脂 100ml、硫代硫酸钠 0.25g。

2. **制法**

(1) 将上述成分加热溶解、分装试管，调整 pH7.0，121℃高压灭菌 15min。

(2) 取出试管，冷却至 60℃，以无菌操作法加入经间歇灭菌的 10%乙酸铅溶液 0.5ml，随即混匀分装试管，直立静置待其凝固后即可使用。

(十四) 尿素琼脂培养基

1. **成分** 蛋白胨 0.1g，氯化钠 0.5g，磷酸二氢钾 0.2g，0.4%酚红液 0.3ml，琼脂 2g；10%葡萄糖溶液 1ml，20%尿素溶液 10ml，蒸馏水 100ml。

2. **制法**

(1) 将蛋白胨、氯化钠、磷酸二氢钾及琼脂混合于蒸馏水内，加热使其完全溶解，调整 pH 至 7.0，脱脂棉过滤。

(2) 加入酚红溶液，混匀，121℃高压灭菌 15min。

(3) 待冷却至 60℃时加入无菌葡萄糖液及尿素溶液(尿素溶液应经赛氏滤菌器除菌)。

(4) 混匀，分装试管制成斜面。

(5) 凝固后置 35℃孵育 24h，如无细菌生长即可使用。

(十五) 巧克力琼脂培养基

1. **成分** 肉浸液琼脂 100ml、纤维羊血 10ml，pH7.4。

2. **制法** 高压蒸汽灭菌法加热肉浸液琼脂，在 90℃时加无菌血液，混匀培养基呈巧克力色，可制成斜面或平板。

(十六) SS 琼脂培养基

1. **成分** 牛肉膏 5g、枸橼酸铁 1g、蛋白胨 5g、1%煌绿 0.033ml、乳糖 10g、1%中性红 0.25ml、胆盐 8.5g、琼脂 15g、枸橼酸钠 10g、水 1000ml、硫代硫酸钠 8.5g，pH 7.0。

2. **制法** ①加热溶解琼脂、牛肉膏于蒸馏水中，再用 2~3 层纱布过滤。②除中性红、煌绿外，其余成分加入已过滤的琼脂内，摇匀溶解，稍微加热。③调整 pH，加入中性红、煌绿溶液摇匀，再煮沸一次(无须灭菌)。④待冷却至 55℃左右，倾注平皿。

用途：SS 琼脂培养基是一种强选择性培养基，其中的胆盐能抑制革兰阳性菌，枸橼酸钠和煌绿能抑制大肠埃希菌，硫代硫酸钠能缓和胆盐对痢疾志贺菌与沙门菌的有害作用，主要用于粪便中沙门菌属及志贺菌属细菌的分离。

(十七) 伊红美蓝(EMB)培养基

1. 成分　蛋白胨 10g、乳糖 10g、氯化钠 5g、琼脂 25g、水 1000ml；2%伊红溶液 20ml、0.5%美蓝溶液 20ml。

2. 制法　①将蛋白胨、氯化钠、琼脂称好，加水 1000ml 使之溶解，校正 pH7.4 后过滤并补足水，121℃灭菌 20min。②加入 2%伊红溶液 20ml，0.5%美蓝溶液 20ml，115℃高压 20min，冷却至 50℃左右倾注平板，凝固后存冰箱备用。注意高压以后方可再加乳糖。

用途：鉴别培养基，用于肠道沙门菌属、志贺菌属致病菌的分离培养，也用于菌群调查。

(十八) 庖肉培养基

1. 成分　牛肉渣 1g、牛肉浸液(或肉膏汤)8ml。

2. 制法

(1) 将做牛肉浸液的牛肉渣，装入试管，高约 3cm。

(2) 加入牛肉浸液或牛肉膏汤(pH7.6)约 5ml(比肉渣高一倍)。

(3) 液面上加入已熔化的凡士林，高约 0.5cm。

(4) 121℃高压灭菌 20~30min 后保存于冰箱内备用。

(十九) 牛乳培养基

1. 成分　新鲜脱脂牛乳 100ml、1.6%溴甲酚紫乙醇溶液 0.1ml。

2. 制法

(1) 将新鲜牛乳置烧瓶中，水浴煮沸 15~20min，冷后放入冰箱内 2h。

(2) 用吸管吸取下层脱脂牛乳，盛于另一烧瓶内，上层乳脂弃去。

(3) 于 100ml 脱脂牛乳中加入 1.6%溴甲酚紫指示剂 0.1ml 混匀，分装试管内，每管约 6~8ml。

(4) 于每管表面加入熔化的凡士林，厚度为 5mm。

(5) 高压蒸汽 8 磅(113℃)灭菌 20min(或流通蒸汽间歇灭菌 3 次)，于 37℃放置 24~48h，若无细菌生长即可使用。

(二十) 吕氏血清培养基

1. 成分　1%的葡萄糖肉汤(pH7.4)1 份、动物血清 3 份。

2. 制法　将上述成分混合，分装于无菌试管(15mm×150mm)内，每管约 5ml，斜置于血清凝固器中，间歇灭菌后，置 37℃温箱 24h，若无细菌生长即可应用。

用途：用于培养白喉棒状杆菌。

(二十一) 亚碲酸钾血琼脂培养基

1. 成分　肉浸液琼脂(pH 7.4~7.6)100ml、1%亚碲酸钾水溶液 2ml、5%胱氨酸水溶液 2ml、脱纤维羊血或兔血 5~10ml。

2. 制法　加热溶化已灭菌的肉浸液琼脂，待冷却至 50℃左右，加入已灭菌的亚碲酸钾、胱氨酸溶液及无菌脱纤维血，混匀，倾入无菌平皿，凝固后备用。

用途：分离和鉴别白喉棒状杆菌。

白喉棒状杆菌能使亚碲酸钾还原为金属碲，所以菌落带黑色。亚碲酸钾可抑制标本中的革兰阴性菌及葡萄球菌、链球菌的生长，有利于白喉杆菌的检出。

注意：亚碲酸钾溶液不耐高温。

(二十二) 结核分枝杆菌分离培养基

1. 成分　磷酸二氢钾 2.4g、蒸馏水 600ml、枸橼酸镁 0.6g、马铃薯淀粉 30g、硫酸镁($MgSO_4 \cdot 7H_2O$)0.24g、新鲜鸡蛋液 1000ml(约 30 个)、天门冬酰胺 3.6g、2%孔雀绿水溶液 20ml、甘油 12ml。

2. 制法　①磷酸二氢钾、枸橼酸镁、硫酸镁、天门冬酰胺、甘油及蒸馏水混合于烧瓶内，于沸水浴中加热溶解。②马铃薯淀粉加于上述溶液中，边加边搅，使成均匀糊状，在沸水浴中加热 30min。③清水洗净鸡蛋外壳，75%乙醇浸泡 30min，无菌纱布擦干，破壳，收集蛋黄、白于盛有玻璃珠的无菌烧瓶内，摇散混匀后加入上述已冷至 65℃的溶液中。④加入 2%孔雀绿水溶液 20ml，充分摇匀。分装于无菌试管中，斜置血清凝固器内间歇灭菌。

用途：用于结核分枝杆菌的分离培养。

培养基诸成分中，蛋黄含脂质生长因子，能刺激分枝杆菌生长；孔雀绿能抑制杂菌生长，便于分离和长期培养。

(二十三) 改良罗氏培养基

1. 成分　味精(谷氨酸钠 95%以上)　10.8g

磷酸二氢钾	3.6g
硫酸镁	0.36g
枸橼酸镁	0.9g
甘油(丙三醇)	18ml
蒸馏水	900ml
马铃薯淀粉	45g
全卵液	1500ml
2%孔雀绿	30ml

2. 制备法　各盐类成分溶解后，加马铃薯淀粉，混匀，沸水锅内煮沸 30~40min(其间不时摇动，防凝块)呈糊状，待冷后，加入经消毒纱布过滤的新鲜全卵液 1500ml，混匀。加 2%孔雀绿 30ml，混匀。

(二十四)　PNB 培养基

称取 210mg 对硝基苯甲酸(PNB)用丙二醇溶解，然后加入 420ml 改良培养基，分装，灭菌。

(二十五)　TCH 培养基

称取 5mg 噻吩-2-羧酸肼(TCH)用 10ml 灭菌蒸馏水溶解，然后取 4.2ml 加入 420ml 改良培养基中，分装，灭菌。

(二十六)　沙氏葡萄糖琼脂培养基(SDA)

1. 成分　蛋白胨 10g、葡萄糖 40g、琼脂 20g、蒸馏水 1000ml。

2. 制法　蛋白胨、葡萄糖、琼脂放于烧瓶内，加蒸馏水 1000ml 煮沸，待琼脂溶解后分装于试管或小烧瓶内，塞棉塞，高压灭菌 121℃15min。

注：为了防止细菌生长，对培养基灭菌后待冷至 45℃左右时，每 100ml 培养基中加入 2000U 青霉素和 1000μg 链霉素。

(金志雄　王　娅)

下篇 人体寄生虫学实验

第五章 基本实验

一、显微镜的使用和保养

【实验目的】
   掌握寄生虫学应用显微镜时的注意事项及显微镜的使用方法；了解显微镜的保养。
【实验方法】
   寄生虫学实验最常用的仪器是显微镜，学生应在生物学和组织胚胎学的学习基础上进一步熟练掌握显微镜的使用与维护，这是寄生虫学实验要求掌握的基本技能之一。显微镜的构造及各部分名称见图5-1。

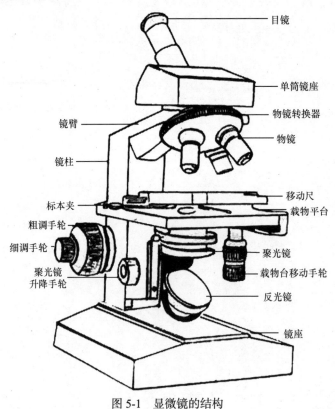

图 5-1 显微镜的结构

1. **显微镜的使用**　利用自然光源镜检时，最好利用朝北窗户的光源，不宜采用直射阳光；利用人工光源时，宜采用日光灯的光源。
   镜检时身体要正对实验台，采取端正舒适的姿势，两眼自然张开，左眼观察标本，右眼记录、绘图。同时左手调节焦距，使物像清晰，右手移动标本视野或记录、绘图。

镜检时载物台不可倾斜，因为当载物台倾斜时，液体或油易流出，既损失了标本，又污染载物台，也影响检查结果。

镜检时应将标本按一定方向顺序移动视野，直至整个标本观察完毕，以便不漏检，不重复。

显微镜使用的重点为对光、接物镜的转换及光线的调节。观察寄生虫标本时，光线调节甚为重要。因为所观察的标本如虫卵、包囊等，均为自然状态立体的物体，有大有小，色泽有深有浅，有的无色透明，而且低倍、高倍接物镜转换较多，故须随着镜检时对不同标本的要求，需要随时调节焦距和光线，这样才能使观察的物像清晰。在一般情况下，染色标本光线宜强，无色标本或未染色标本宜弱；低倍镜观察光线宜弱，高倍镜观察宜强。

(1) 对光

1) 将低倍接物镜转至镜筒正下方与镜筒成一直线。

2) 拨动反光镜，调节至视野最亮无暗影。反光镜有平、凹两面，光源较强时用平面，较暗时用凹面，需要强光时，将聚光器提高，光圈放大；需要弱光时，将聚光器降低，或光圈适当缩小。

3) 将待观察的标本置载物台上，转动粗调节器使镜筒下降至接物镜接近标本。于转动粗调节器的同时，须俯身在镜旁仔细观察接物镜与标本之间的距离。

4) 左眼自接目镜观察，同时左手转动粗调节器，使镜筒徐徐上升以调节焦距，在视野内的物像看到时即停，再调微调节器，至标本清晰为止。

(2) 接物镜的使用及光线的调节：显微镜一般具有 3 个接物镜，即低倍、高倍及油镜，固定于接物镜转换盘孔中。观察标本时，先使用低倍接物镜观察，此时视野较大，标本较易查出，但放大倍数较小(一般放大 100 倍)，较小的物体不易观察其构造。高倍镜放大的倍数较大(一般放大 400 倍)，能观察微小的物体或结构。

寄生虫的蠕虫卵、微丝蚴、原虫的滋养体及包囊、昆虫的幼虫，均使用低、高倍镜。组织细胞内的原虫，则使用油镜。使用低、高倍镜观察，如在低倍镜下不能准确鉴定所见的物体或其内部构造时，则转换高倍镜观察。使用油镜时，一般于加油滴后直接将油镜头浸入油滴中进行镜检观察。

(3) 低倍、高倍、油镜头的识别

1) 标明放大倍数 $10\times$，$40\times$，$100\times$ 或 10/0.25，40/0.65，100/1.30。

2) 低倍镜最短，高倍镜较长，油镜最长。

3) 镜头前面的镜孔低倍镜最大，高倍镜较大，油镜最小。

4) 油镜头上端常刻有黑色环圈，或"油"字。

(4) 低倍镜换高倍镜的使用方法

1) 光线对好后，移动推进器寻找需要观察的标本。

2) 如标本的体积较小，不能清楚查见其构造而不能确认时，则将标本移至视野中央，再旋转高倍接物镜于镜筒下方。

3) 旋转微调节器至物像清晰为止。

4) 调节聚光器及光圈，使视野内的物像达到最清晰的程度。

(5) 油镜的使用方法

1) 原理：使用油镜观察标本时，需滴加香柏油，因为油镜需要进入镜头的光线多，但油镜的透镜孔最小，这样进入的光线就少，物体不易看清楚。同时又因自玻片透过的光线，由于介质(玻片、空气、接物镜)密度(玻片：n=1.52，空气：n=1.0)不同而发生了折射散光，因此，射入镜头的光线就更少，物体更看不清楚。于是采用一种和玻片折光率相接近的介质如香柏油，加于标本与镜头之间，使光线不通过空气，这样射入镜头的光线较多，物像就看得清楚。

2) 油镜的使用：①将光线调节至最强程度(聚光器提高，光圈全部开放)。②转动粗调节器使镜筒上升，滴香柏油 1 小滴(不要过多，不要涂开)于接物镜正下方的标本上。③转动接物镜转换盘，使油镜头位于镜筒正下方。④俯身镜旁侧面，在肉眼的观察下，转动粗调节器使油镜头徐徐下降浸入香柏油内，轻轻接触玻片为止。⑤慢慢转动粗调节器，使油镜头徐徐上升至以见到标本的物像为止。⑥转动微调节器，使视野物像达到最清晰的程度。⑦右手徐徐移动推进器，左手转动微调节器以观察标本。⑧标本观察完毕后，转动粗调节器将镜筒升起，取下标本片，立即用擦镜纸将镜头上的香柏油拭净。

油镜头与香柏油接触后如视野黑暗，可能是镜头有油污，则需用擦镜纸蘸少许二甲苯，将镜头的油污拭除，再以干擦镜纸拭净。

(6) 注意事项

1) 使用显微镜之前，应熟悉显微镜的各部名称及使用方法，特别应掌握识别三种接物镜的特征。

2) 寄生虫学实验中所观察的标本，大多数为无色或颜色较浅，因此，必须注意光线的调节。

3) 新鲜标本观察时，须另盖玻片，以免标本因蒸发而干燥变形或污染侵蚀接物镜，同时可使标本表面匀平，光线得以集中，有利于观察(图 5-2)。

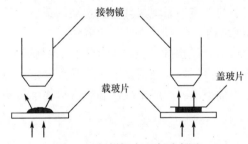

图 5-2　新鲜标本观察示意图

2. 显微镜的保养　显微镜是比较贵重的仪器，也是学习的重要工具之一，维护好十分重要。

(1) 在提取显微镜时，必须先将显微镜木箱锁好，以防显微镜从木箱中掉出砸坏。在携带过程中，须保持木箱平稳，以免显微镜在木箱内碰撞。

(2) 显微镜从木箱取出或装入箱内时，右手紧握镜臂，左手稳托镜脚。不要只用一只手提取，以防显微镜坠落，然后轻轻放在实验台上或装入木箱内。

(3) 显微镜在放到实验台上时，先放镜脚的一端，再将镜脚全部放稳，切不可使镜脚全面同时与台面接触，这样震动过大，透镜和微调节器的装置易受损害。

(4) 显微镜须经常保持清洁，勿使油污和灰尘附着。如果透镜部分不洁时，用擦镜纸轻擦。如有污迹，先将擦镜纸蘸少许二甲苯拭去油污，再用干净擦镜纸将镜面的二甲苯拭去。

(5) 显微镜不能在阳光下曝晒和使用。

(6) 接目镜和接物镜不要随便抽出和卸下，必须抽取接目镜时，须将镜筒上口用净布遮盖，避免灰尘落入镜筒内。更换接物镜时，卸下后应倒置在清洁的台面上，并随即装入木箱的置放接物镜的管内。

(7) 显微镜用完后，取下标本片，将聚光器降下，再将两个接物镜转成"八"字形，转动粗调节器使镜筒下降，以免接物镜与聚光器相碰。

(8) 显微镜应放在干燥的地方，以防透镜生霉。

二、测微尺的使用

测量镜下标本要用测微尺(micrometer)。测微尺分目镜测微尺和镜台测微尺，两尺配合使用。目镜测微尺是一块圆形玻片，中央刻有一尺，长 5~10mm，分成 50~100 格。每格的实际长度因不同物镜的放大率和不同镜筒长度而异。镜台测微尺是在一块载玻片中央，用树胶封固一圆形的测微尺，长 1 或 2mm，分成 100 或 200 格，每格实长 0.01mm(10μm)。当用目镜测微尺来测量标本的大小时，必须先用镜台测微尺核实目镜测微尺每一格的长度。方法如下：

(1) 卸下目镜的上透镜，将目镜测微尺刻度向下装在目镜的焦平面上，再旋上目镜的上透镜。

(2) 将镜台测微尺刻度向上放在镜台上夹好，使测微尺分度位于视野中央。调焦至能看清镜台测微尺的分度。

(3) 小心移动镜台测微尺和转动目镜测微尺(如目镜测微尺分度模糊，可转动目镜上透镜进行调焦)，使两尺左边的一直线重合，然后由左向右找出两尺另一次重合的直线(图 5-3)。

(4) 记录两条重合线间目镜测微尺和镜台测微尺的格数。按下式计算目镜测微尺每格等于多少微米：

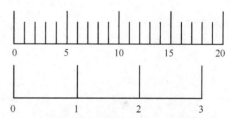

图 5-3　测定目镜测微尺每格实长的图解
上尺：目镜测微尺；下尺：镜台测微尺

$$目镜测微尺每格长度(\mu m) = \frac{镜台测微尺的格数}{目镜测微尺的格数} \times 10$$

例如图 5-3 中镜台测微尺 1 格=目镜测微尺 6 格，代入公式得：

$$目镜测微尺每格长度 = 1/6 \times 10 \mu m = 1.66 \mu m$$

(5) 取下镜台测微尺，换上需要测量的玻片标本，用目镜测微尺测量标本。

三、体视显微镜的使用

体视显微镜能获得立体感觉，其原理是由于通过两个目镜对物体从不同的方向在人眼的视网膜上形成不同的像而产生的。本显微镜具有倾斜成 45° 的双筒，通过双筒可以观察到宽广视场中正立的具有立体感的物象。其中右侧目镜筒上有视度调节圈的位置，如观察双眼视度具有差异，可以先调节显微镜使左眼成像清晰，然后旋转右侧视度调节圈至右眼成像清晰。双筒可以在一定角度内相对地转动以适应工作者两眼间距离。本显微镜的工作距离为 100mm，在显微镜身两侧有手轮可转动，利用它的转动可在不变更工作距离情况下更换显微镜放大倍数。显微镜总放大倍数的读数，在使用 25× 目镜观察时，以右侧倍数盘上数字为准，而使用 6.3× 目镜时，则以左侧倍数盘上的数字为准。

四、手持放大镜的使用

单片手持放大镜的倍数是 3~5 倍，焦距较短。观察标本时，一手拿放大镜，一手拿标本，将放大镜对准标本，置于左或右眼前，再移动标本或放大镜，直到看清楚。

五、其他仪器器材的使用和保养

除以上介绍的仪器以外，寄生虫学实验课用的器材尚有许多，在此我们不一一赘述，每次实验课辅导教师将向你们介绍，这里仅将这些仪器、器材分类别略作一些使用原则的介绍。

1. **玻璃仪器、器材** 使用时轻拿轻放，防止破碎，用毕应清洗干净、晾干、烘干以防生霉。

2. **金属仪器、器材** 勿接触或少接触酸性、碱性物品，用毕应洗刷、擦净、晾干、烘干以防腐蚀生锈。

(郭鄂平)

第六章 经典验证性实验

第一节 医 学 蠕 虫

一、线虫(*Nematode*)

(一) 似蚓蛔线虫(蛔虫)

似蚓蛔线虫(*Ascaris lumbricoides*)简称蛔虫，寄生于小肠，虫卵随粪便排出，在外界发育为感染期卵，被人误食后，幼虫在小肠孵出，钻入肠壁血管，随血流至肺，继而又到达小肠才发育为成虫。人感染后可以无明显症状，或有呼吸器官炎症及肠功能障碍，成虫有钻孔、扭结成团的习性，可引起严重的并发症。

【实验目的】

(1) 掌握蛔虫受精卵、未受精卵及感染性卵的形态特点；粪便直接涂片法。

(2) 熟悉蛔虫成虫、脱蛋白膜蛔虫卵的基本形态特征。

(3) 了解蛔虫病理标本。

【实验材料】

1. **标本** 蛔虫雌雄成虫液浸标本、蛔虫雌雄成虫解剖标本、胆道蛔虫症病理标本、蛔虫性肠梗阻病理标本、蛔虫卵悬混液。

2. **其他** 显微镜、载玻片、盖玻片。

【实验方法】

1. **形态观察**

(1) 受精蛔虫卵：用混合虫卵悬液作涂片，镜检蛔虫卵。轻摇滴瓶，吸一小滴混合物，在载玻片上涂开后，先在低倍镜下观察，找到虫卵后，再转高倍镜下仔细观察。虫卵类圆形，大小为(45~75μm) × (35~50μm)(在蠕虫卵中属中等大小)，卵壳厚而透明，壳外附有一层凹凸不平的蛋白质膜，被宿主胆汁染成棕黄色，也有蛋白质膜脱落者，卵内有一个大而圆的卵细胞，卵细胞与卵壳两端之间可见新月形空隙(彩图22)。

(2) 未受精蛔虫卵：呈长椭圆形，大小为(88~94μm) × (39~44μm)，有时其形状不甚规则，棕黄色，卵壳及蛋白质膜均较受精卵薄，卵内充满大小不等的折光颗粒(彩图23)。

(3) 脱蛋白质膜蛔虫卵：受精卵及未受精卵排出体外后，有时其外面的蛋白质膜已脱落，此时虫卵无色透明，观察时应与其他虫卵相鉴别(彩图24)。

(4) 感染性蛔虫卵：受精卵在外界发育，卵细胞不断分裂，最后发育成为一条线形幼虫，曲折于卵壳内，形状种种不一(彩图25)。

(5) 雌雄成虫液浸标本：圆柱形，形似蚯蚓，活时呈粉红色，死后呈灰白色，两端较细，体表光滑而有细横纹。雌虫较大，尾端尖细而直；雄虫较小，尾端向腹面卷曲，末端有1对镰刀状的交合刺。虫体前端有"品"字形排列的唇瓣，唇瓣内缘具细齿，侧缘各有小乳突1对，为感觉器官。腹面有肛门(尾端)及雌虫阴门(虫体前1/3与中1/3交界处)的开口。虫体两侧各有一条侧线(彩图26)。

(6) 雌雄成虫解剖标本：①肠管为一直管；②生殖器官：细长如线，迂回盘曲。雌性生殖器官为双管型：由卵巢、输卵管、子宫、阴道和阴门等组成。近端为子宫，两侧子宫会合为阴道，远端为卵巢游离在原体腔内。雄性生殖器官为单管型：由睾丸、储精囊、输精管、射精管和交合刺等组成。游离端为睾丸。

(7) 病理标本

1) 胆道蛔虫病：可见蛔虫钻入胆道、胆囊，严重的可见钻入肝脏(彩图27)。

2) 蛔虫性肠梗阻：蛔虫扭结成团，完全或部分阻塞肠道(彩图28)。

2. 病原检查　粪中查见虫卵或虫体为确诊依据。

【实验结果】

描绘受精蛔虫卵和未受精蛔虫卵图，并注明各部名称及放大倍数。

【思考题】

1. 确诊蛔虫感染的依据是什么？

2. 粪便检查是否可以诊断所有蛔虫感染？

3. 便后不洗手污染蛔虫卵再经口食入会不会引起蛔虫感染？

4. 试述蛔虫病流行范围广、感染率高的原因。

5. 试述似蚓蛔线虫对人体的危害及防治措施。

(二) 毛首鞭形线虫(鞭虫)

毛首鞭形线虫(*Trichuris trichiura*)简称鞭虫，世界性分布。成虫寄生于人体盲肠，虫卵随粪便排出，在外界发育为感染期卵，被人吞食后，在小肠内幼虫孵出，移行至盲肠发育为成虫。

【实验目的】

(1) 掌握鞭虫卵的形态特征。

(2) 了解鞭虫成虫的形态。

【实验材料】

1. 标本　鞭虫成虫液浸标本、鞭虫卵悬混液。

2. 其他　显微镜、载玻片、盖玻片。

【实验方法】

1. 形态观察

(1) 鞭虫卵：用患者粪便或虫卵混悬液作涂片，在低、高倍镜下观察虫卵形态。鞭虫卵的形状似腰鼓，虫卵较小，大小为$(50\sim54\mu m)\times(22\sim23\mu m)$，黄褐色，卵壳较厚，在卵的两端各有一透明塞状突起，从粪便排出的新鲜虫卵内含有一个尚未分裂的卵细胞(彩图29)。

(2) 鞭虫成虫液浸标本：可直接用肉眼观察成虫的外部形态特征，鞭虫形似马鞭状，虫体的前部细长，约占虫体的 3/5，后部较粗，灰白色，雌虫较长，尾端不弯曲，雄虫较短，尾向腹面作360°卷曲，有交合刺一根(彩图30)。

(3) 病理标本：鞭虫寄生于大肠肠壁(注意鞭虫的寄生方式)。

2. 病原检查　①饱和盐水漂浮法；②加藤厚涂片法。

【实验结果】

描绘鞭虫卵图，并注明各部名称及放大倍数。

【思考题】

鞭虫和蛔虫的生活史有何异同？

(三) 蠕形住肠线虫(蛲虫)

蠕形住肠线虫(*Enterobius vermicularis*)简称蛲虫，寄生于人体盲肠、结肠及阑尾，雌虫在肛周产卵，适宜条件下很快发育为感染性虫卵，可自体反复感染和异体感染。

【实验目的】

(1) 掌握蛲虫卵的形态特征和成虫的外形特征。

(2) 熟悉肛门拭子法检查蛲虫卵的原理和操作方法。

【实验材料】

1. 标本　蛲虫成虫染色玻片标本、蛲虫卵玻片标本、蛲虫卵悬混液。

2. 仪器　离心机。

3. 其他　透明胶纸带、生理盐水、棉签、玻璃离心管、吸管、显微镜、载玻片、盖玻片。

【实验方法】

1. 形态观察

(1) 蛲虫卵：用蛲卵悬液直接涂片低倍镜下观察可见虫卵呈无色透明，两侧不对称，一侧扁平，一侧稍凸，大小为$(50\sim60\mu m) \times (20\sim30\mu m)$。高倍镜下清楚地见到卵壳较厚(与钩虫卵比较)，刚产出的卵内含一蝌蚪期胚胎，经短时发育即为含幼虫卵(彩图31)。

(2) 蛲虫成虫液浸标本：患者经驱虫后由粪便中收集雌、雄成虫或当感染的儿童入睡时在肛门周围取得活的雌性蛲虫，保存于5%福尔马林中。成虫可用肉眼直接观察，其虫体细小，乳白色，雌虫长约1cm，体中部因内含充盈虫卵的子宫而较宽，尾端长而尖细。雄虫较小，长$3\sim5cm$，虫体后端向腹面弯曲(彩图32)。

(3) 蛲虫成虫染色标本：注意仅用低倍镜观察，虫体前端的角皮膨大形成头翼。食管末端有一明显膨大，呈球形，称食管球(彩图33)，为本虫的鉴别要点，子宫内充满虫卵，尾尖细，约为体长的1/3。

2. 病原检查　在肛周查见虫卵或虫体为确诊依据。

3. 技术操作　肛门拭子法查虫卵(示教)。

(1) 透明胶纸法

1) 原理：蛲虫成熟交配后，雌虫多于夜间移行至宿主肛门外，在肛周和会阴部皮肤及其皱褶处产卵，故利用胶纸黏取肛周皮肤上物质易于检出虫卵。

2) 方法：将透明胶纸剪成长3cm、宽2cm之长条，一端向胶面折起约1cm，并把胶纸贴在载玻片上待用。检查时，揭起胶纸，中部顶压舌板一端，在肛周皮肤上黏取，然后将胶面平铺于载玻片上，置显微镜下观察。

3) 注意事项：①清晨起床后，在未排便之前检查；②胶纸与玻片之间有许多气泡时，镜检前可揭起胶纸，在玻片上可加一小滴生理盐水或清水，然后将胶纸平铺在玻片上，并排出胶纸下的气泡后再观察。

(2) 棉签拭子法

1) 原理：利用湿棉签对肛周虫卵有黏附作用。

2) 方法：棉签浸湿生理盐水，将多余的水分在管壁上挤掉，用此棉签在受检者肛周皮肤上拭取，然后放入盛有生理盐水的试管中，用力振荡，使棉签上的虫卵落下沉于试管底部。沉淀后，吸取沉渣置载玻片上，用显微镜观察。此法检出率比透明胶纸法略低，但此法尚可将拭取后的棉签置于试管中，加少量饱和盐水，用力振荡，取出棉签，再按饱和盐水漂浮法进行检查。

3) 注意事项：同透明胶纸法。

【实验结果】

描绘蛲虫卵图，并注明各部名称及放大倍数。

【思考题】

1. 为什么蛲虫病诊断不用粪便检查？

2. 在肛门拭子检查中未发现蛲虫卵时，还有什么办法？

3. 确诊蛲虫感染，除查虫卵之外，还可查什么？

4. 综合生活史，阐明蛲虫病病原学诊断方法及其应用时的注意事项。

(四) 十二指肠钩口线虫和美洲板口线虫

钩虫成虫寄生在人体小肠内，虫卵随粪便排出，在适宜条件下孵出杆状蚴并发育至丝状蚴，丝状蚴具感染性，可钻入人体皮肤而引起感染，传播途径与鲜粪施肥及耕作方式有关。幼虫随血流至肺，再到小肠而发育为成虫。十二指肠钩口线虫(*Ancylostoma duodenale*)与美洲钩口线虫(*Necator americanus*)的成虫形态有显著差别，而虫卵却非常相似。

【实验目的】

(1) 掌握钩虫卵的形态特征；两种钩虫口囊的形态结构；粪便直接涂片法、饱和盐水漂浮法和钩蚴培养法。

(2) 熟悉两种钩虫成虫形态的鉴别要点。

【实验材料】

1. **标本** 两种钩虫成虫液浸标本、两种钩虫成虫口囊玻片标本、钩虫卵悬混液。

2. **实验仪器** 0.1ml 容积粪便定量器、培养箱。

3. **其他** 竹签、生理盐水、漂浮瓶、滴管、饱和盐水、显微镜、载玻片、盖玻片。

【实验方法】

1. **形态观察**

(1) 钩虫卵：用混合虫卵悬液或取新鲜粪便作直接涂片，镜检钩虫卵。观察时光线不要太强，两种钩虫卵形态相似，难以区别。钩虫卵为椭圆形，大小为$(56\sim76\mu m)\times(36\sim40\mu m)$，壳薄，无色透明，内含 2~8 个卵细胞，若患者便秘或粪便放置过久，虫卵细胞可继续分裂为多细胞期，有时可见桑葚期甚至含蚴卵。卵壳与细胞间有明显空隙(彩图 34)。

注意钩虫卵的大小、外形、颜色、卵壳及内容物与脱蛋白膜的蛔虫卵的区别。

(2) 两种钩虫成虫液浸标本：虫体小型，乳白色，雌虫长约 1cm，尾端钝圆。雄虫较小，尾端膨大成伞形。两种钩虫虫体弯曲情况不同，可作为虫种鉴别特征之一。十二指肠钩虫前端与身体弯曲一致，似 "C" 字形(彩图 35)；美洲钩虫前端与身体弯曲相反，似 "S" 字形(彩图 36)。

(3) 两种钩虫成虫口囊玻片标本：显微镜观察十二指肠钩虫口囊腹侧具有两对钩齿(彩图 37)，美洲钩虫口囊腹侧具有 1 对板齿(彩图 38)。

2. 病原检查 在粪中查见虫卵或培养出钩蚴或从痰中查见钩蚴为确诊依据。

3. 技术操作

(1) 直接涂片法：粪便生理盐水直接涂片法为最常用的粪检方法。

1) 原理：将粪便涂成薄片，借助显微镜观察病原体。

2) 方法：取一清洁载玻片，在玻片中央滴生理盐水 1~2 滴，用牙签挑取火柴头大小的粪便，在生理盐水中混匀，摊开呈直径为 1~2cm 的薄膜状，置显微镜下观察。先在低倍镜下观察，发现可疑物再转高倍镜观察，观察完毕后，将玻片放于消毒缸中。

3) 注意事项：①涂片须在玻片中央，约占玻片面积的 1/2，四周留出一定的空隙，以防污染手和显微镜台；②涂片须均匀，不宜过厚或太薄，以将玻片置书本上透过涂片时能辨别书上的字迹为宜；③镜检时必须先低倍镜，后高倍镜，光线要适当，一般所用的光线较暗些为佳。总之，以所要见的标本最清晰为宜；④观察结果应按一定顺序，以免遗漏；热天要注意观察的速度，以防粪膜干燥，影响结果的观察；⑤检查粪便时，通常在粪便的三处不同部位取样制成三张涂片检查；⑥检查血吸虫卵时，须在成形的粪便表面及有血或黏液处取材，阳性率可大大提高；⑦检查溶组织内阿米巴滋养体时，粪便标本应新鲜，最好于排出后 15~30min 内即行检查，并应在有血和黏液部位挑取；⑧粪便标本必须放于干净纸盒内或其他干净容器内，不可有药物或其他杂物污染。

4) 优缺点：此法所需器材最简单，方便易行，立即得出结果。但粪便取材少，易漏诊。

(2) 饱和盐水漂浮法：为诊断钩虫病的首选方法。

1) 原理：利用比重较大的饱和盐水(比重 1.20)，使比重较小的虫卵，特别是钩虫卵(比重约为 1.06)较轻，置于饱和盐水内即上浮，收集上浮物检查，可以提高检出率。

2) 方法：用竹签分别从粪便的各部位挑取蚕豆大小的粪便一块(约 1g)置于含少量饱和盐水的漂浮瓶中，调匀后除去粪中的粗渣，再缓慢加入饱和盐水至液面略高于瓶口但不溢出为止，再在瓶口覆盖一张载玻片，静置 15min 后，将载玻片提起并迅速翻转，防止玻片上液体滴落，立即镜检。

3) 注意事项：须将粪便充分捣碎，使虫卵得以上浮，加饱和盐水时，在使液面接触玻片，既不外溢，又不留气泡。

4) 优缺点：此法为检查钩虫卵较好的方法，操作简便，检出率高，即使粪便中含有少量虫卵亦容易发现，而且亦适用于蛔虫卵和鞭虫卵的检查，但检查比重大的虫卵及吸虫卵不适用。

(3) 钩蚴培养法：此法在无显微镜条件下或需作虫种鉴定时使用。

1) 原理：根据钩虫卵发育须在适宜的条件下，即温度 25~35℃，相对湿度 60%~80%，空气充足，3 天后，钩蚴即可在卵内发育形成，并脱壳而出，利用钩蚴趋湿性，使孵出的钩蚴集中于小试管底部的水中，以便观察。

2) 方法：取 1cm×10cm 试管一支加入冷开水约 1ml，将滤纸剪成与试管等宽但较试管稍短的 "T" 字形纸条，横条部分用铅笔书写受检者姓名或编号，取混匀的粪便约蚕豆大小(0.2~0.4g)，均匀地涂在纸条的上 2/3 部分，将纸条插入试管，下端浸入水中，但不要接触水底，同时注意勿使粪便混入水中，加塞塞紧置于 20~30℃条件下培养。培养过程中必须注意补充管内蒸发掉的水分，3 天后用肉眼或放大镜检查试管底部水中有无钩蚴。钩蚴在水中虫体透明，作蛇形游动。如为阴性，应继续培养至第 5 天；如气温太低，可将培养管放入温水(30℃左右)中数分钟后，再行检查。如需作虫种鉴定，可吸取培养管底部的沉淀物滴于载玻片上镜下观察。

3) 注意事项：观察时应在适宜的光线下，并应与纸纤维鉴别。

4) 优缺点：此法简便经济，不需要显微镜，阳性率较高，并可用来收集钩蚴以鉴定虫种，适用于大规模钩虫病的普查，但需时较久，不能立即做出诊断。

(4) 小管浮集虫卵计数法　此法简便，常用于测定钩虫在人体内的感染度。

1) 原理：除粪便定量和虫卵计数外，其原理同饱和盐水浮集法。

2) 方法：定量取粪便 0.1ml 于小管中，加少量饱和盐水调匀，再加满饱和盐水，覆以盖玻片，静止 15min，翻片镜检，记录盖玻片上全部虫卵数。重复 3 次，得 3 次虫卵数的均数乘以 10，再乘以粪便性状系数，便是每毫升粪便虫卵数(1ml 粪便量约相当于 1g)。粪便性状系数：成形便为 1，半成形便为 1.5，软湿便为 2，粥样便为 3，水泻样便为 4。

3) 注意事项：①定量要准确；②其他同饱和盐水浮聚法。

(5) 改良加藤厚涂片法：常用于各种蠕虫卵的定量检查。检查钩虫卵时，应避免透明时间过长。

(6) 钩蚴培养计数法：在粪便定量基础上作钩蚴培养法。

(7) 感染度计算方法：在已检测的每克粪便虫卵数(EPG)基础上进行。

1) 按以下公式计算出蠕虫成虫数：

$$寄生蠕虫数 = \frac{EPG \times 一天粪便克数}{该种雌虫每天产卵数}$$

2) 按表 6-1 中标准确定感染度。

表 6-1　钩虫感染度的划分标准

感染程度	微度	轻度	中度	重度	超重度
成虫寄生数(条)	1~25	26~100	101~500	501~1000	1001~3000
每克粪便虫卵数(EPG)		< 2000	2100~11 000		> 11 000

【实验结果】
描绘钩虫卵图，并注明各部名称及放大倍数。

【思考题】
1. 粪便检查钩虫卵时为何常见到多细胞期的卵？
2. 钩虫对人体有何危害？
3. 诊断钩虫感染，除粪便检查虫卵之外，还有何种检查？
4. 诊断钩虫病的粪检方法有哪些，各有何优缺点？
5. 如何计算 EPG 和评定钩虫的感染度？
6. 哪些生产过程可能引起钩虫病流行，如何防治？

(五) 旋毛形线虫(旋毛虫)

旋毛形线虫(Trichinella spiralis)简称旋毛虫，其成虫和幼虫寄生在同一宿主体内，不需在外界发育。成虫寄生在猪、鼠等动物小肠内，幼虫寄生在横纹肌内，人因生食或半生食含有活幼虫的肉类而感染，在小肠内发育为成虫。雌虫产出幼虫经血液循环散布于全身组织,但幼虫仅在横纹肌内发育形成囊包。

【实验目的】

(1) 掌握旋毛虫幼虫囊包的形态特点和病原学诊断方法。

(2) 熟悉旋毛虫的生活史。

【实验材料】

1. 标本 旋毛虫幼虫囊包活体标本、旋毛虫幼虫囊包染色标本。

2. 其他 显微镜、载玻片、盖玻片。

【实验方法】

1. 形态观察

(1) 肌肉幼虫

1) 旋毛虫幼虫囊包活体标本:将感染有旋毛虫的小鼠杀死,剪取约米粒大小肌肉数块,置于载玻片上,覆以另一载玻片,两载玻片用力挤压后,置显微镜下观察。可见梭形囊包,内含 1~2 条幼虫,大小约(0.25~0.5)mm × (0.21~0.42)mm,盘曲数周,前端在中央。

2) 旋毛虫幼虫囊包染色标本:镜下观察在肌肉中的幼虫囊包(彩图 39)。

(2) 旋毛虫成虫染色标本:虫体细长,雄虫大小为(1.4~1.6mm) × (0.04~0.05mm),雌虫为(3~4mm) × 0.06mm。食管由长串细胞组成。两性成虫的生殖器官均为单管形。

2. 病原检查 在肌肉组织中查见幼虫为确诊依据。

3. 免疫诊断 常用肌蚴抗原作 ELISA 法和环蚴沉淀试验来辅助诊断旋毛虫病或旋毛虫感染,由于旋毛虫肌蚴成分中含有较多的与其他寄生虫交叉的抗原,故应注意其出现假阳性反应。

4. 技术操作

(1) 活组织检查法:以实验感染的小白鼠作肌肉活检,可采用压片法、人工消化沉淀法。

(2) 环蚴沉淀试验:为较理想的免疫诊断方法。

【实验结果】

描绘旋毛虫幼虫囊包的形态,并注明各部名称及放大倍数。

【思考题】

1. 简述旋毛虫生活的基本过程。

2. 旋毛虫成虫和幼虫在人体的寄生部位?

3. 旋毛虫病的实验室诊断方法有哪些?

4. 试述旋毛虫的致病过程及主要症状。

(六) 班氏吴策线虫和马来布鲁线虫(丝虫)

班氏吴策线虫(*Wuchereria bancrofti*,简称班氏丝虫)及马来布鲁线虫(*Brugia malayi*,简称马来丝虫)寄生在人体淋巴系统内,雌雄虫交配后,产出微丝蚴,周期性地出现于周围末梢血液内,在中间宿主(蚊)体内发育为感染期幼虫后,通过蚊的叮刺经皮肤而使人感染。班氏丝虫与马来丝虫形态大体相似而微丝蚴有显著不同。

【实验目的】

(1) 班氏丝虫及马来丝虫微丝蚴的基本形态;微丝蚴的检查方法。

(2) 熟悉丝虫的生活史及致病情况。

【实验材料】

1. **标本** 丝虫成虫液浸标本、班氏丝虫微丝蚴染色玻片标本、马来丝虫微丝蚴染色玻片标本。

2. **试剂** 蒸馏水、甲醇、75%乙醇、吉姆萨(Giemsa)染液(配法：取吉姆萨染料 1g 研细，溶于 50ml 甘油中，放入 50~60℃水浴中，摇动溶化，待凉后加入甲醇 50ml，经 1~2 周后过滤备用。临用时，按 1∶10~1∶20 比例以缓冲蒸馏水将原液稀释，混合即可)或瑞特(Wright)染色(配法：取瑞特染料 0.1g，于 60ml 甲醇中研磨，保存于棕色瓶内即可)、显微镜。

3. **其他** 采血针、脱脂棉球、蜡笔、显微镜、载玻片、盖玻片。

【实验方法】

1. **形态观察**

(1) 丝虫成虫液浸标本：虫体细长，似丝线，乳白色，雄虫尾部向腹面卷曲，雌虫较雄虫长，尾部不卷曲。

(2) 班氏丝虫微丝蚴染色玻片标本：低倍镜观察其姿态弯曲，柔和而自然。高倍镜下，头间隙较短，与虫体宽度相等或等于体宽之半，体核呈圆形，较小，各自分开，核与核间着色浅，核清晰可数(彩图 40)。

(3) 马来丝虫微丝蚴染色玻片标本：低倍镜观察虫体较班氏微丝蚴小，其弯曲僵硬，大弯曲中尚有小弯曲。高倍镜下，头间隙长度约为宽度的二倍，体核呈椭圆形，较大，核密集，核与核间着色深，故核不易数。有时可见尾端有两个尾核，前后排列，尾核处较膨大(彩图 41)。

(4) 来微丝蚴之尾部：尾端有两个膨大部分，各有一小而圆形之核，称尾核，为本虫与班氏微丝蚴主要鉴别点之一。

(5) 班氏微丝蚴之尾部：尾部尖细，无膨大，亦无尾核。

(6) 病理标本：①下肢象皮肿(彩图 42)；②睾丸鞘膜积液和阴囊象皮肿(彩图 43)。

(7) 传播媒介：按蚊、库蚊。

2. **病原检查** 血液、乳糜尿或各种积液中查见微丝蚴,淋巴结中查见成虫为确诊依据。

3. **免疫诊断** 常用有间接免疫荧光抗体试验和 ELISA 双抗体法检测循环抗原。

4. **技术操作**

(1) 厚血膜法：为常规使用的方法。

1) 原理：微丝蚴于夜间出现于外周血液中，故夜间取受检者外周血液，制成厚血片，溶去红细胞，使血片透明，不经染色或染色后，置显微镜下观察微丝蚴。

2) 操作方法：先用 75%酒精棉球擦拭消毒耳垂(或指尖)和采血针，待乙醇溶液干后用针刺耳垂(或指尖)取血，拭去第一滴血再取 3 大滴，置清洁的载玻片中央，迅速用另一载玻片一角将血滴涂成 1.5cm×3.0cm 的长椭圆形血膜。待血膜完全干透后，滴加(或浸于)自来水(或蒸馏水)使红细胞溶解，然后轻轻倾去已溶的红色素液，留下一片淡白色血膜，趁血膜未干时置低、高倍镜下检查，发现有疑似微丝蚴时，再作染色。

血膜干后，用甲醇 1 滴将血膜固定，待干，以新鲜稀释 10~20 倍的吉姆萨染液满盖血膜，染色 30min 后，以自来水轻轻冲洗，将玻片竖放待干后镜检。血膜亦可用瑞特染液染色，方法见疟原虫血片染色法。

3) 注意事项：①取血量不应太少，涂成血膜不宜太薄或太厚；②溶血前血膜须完全干透，以防脱落。溶血后，应缓慢而轻地倾倒红色素溶液，否则会连同血膜一起倾掉影响检查结果；③采血时间一般在晚上 9 时至次晨 2 时为宜；④血膜涂制后必须平放，以免血液凝集于一侧，使血膜厚薄不均；⑤制成的血膜要保存好，防止昆虫叮食和灰尘污染；⑥观察结果时须注意与棉花纤维等杂质区别。

(2) 新鲜血滴法：常用于教学及卫生宣传活动。

(3) 离心浓集法：静脉取血 1~2ml，溶血后离心沉淀，取沉渣镜检。此法可提高检出率。

(4) 胺嗪白天诱出法：多用于夜间取血不方便者。

(5) 尿及睾丸鞘膜积液离心沉淀查微丝蚴。

【实验结果】

按低、高倍镜下所见姿态描绘班氏微丝蚴、马来微丝蚴，并注明各部名称及放大倍数。

【思考题】

1. 可采用哪些病原学方法诊断丝虫病？

2. 丝虫病有哪些主要临床表现？怎样引起的？

3. 丝虫病能否通过输血感染？为什么？

4. 在什么情况下应使用免疫学方法来诊断丝虫病？

(七) 其他线虫

【实验目的】

(1) 熟悉与诊断有关阶段的形态特点。

(2) 了解生活史与病原诊断方法。

【实验方法】

1. 粪类圆线虫(*Strongyloides stercoralis*)

(1) 生活史简介：粪类圆线虫的生活史有自生世代和寄生世代。成虫寄生在人体的小肠黏膜内并在此产卵，虫卵很快孵出杆状蚴，自黏膜逸出进入肠腔，随粪便离开人体。杆状蚴在外界即可发育为丝状蚴，经皮肤感染人体；也可直接发育为成虫，在外界完成生活史。

(2) 形态观察：示教标本。

1) 杆状蚴：大小约 0.2~0.45mm，具双球形咽管。

2) 丝状蚴：虫体细长，大小约 0.6~0.7mm，咽管呈柱状，尾端尖而分叉。

3) 虫卵：与钩虫卵相似，椭圆形，壳薄，无色透明，部分虫卵内含幼胚。

(3) 病原检查：主要依靠从粪便、痰、尿或脑脊液中检获幼虫或培养出丝状蚴为诊断依据。患者腹泻时，也可检获虫卵。

2. 美丽筒线虫(*Gongylonema pulchrum*)

(1) 生活史简介：成虫寄生于人及其他终宿主的口腔、食管黏膜或黏膜下层，雌虫产出的含蚴卵可由黏膜破损处进入消化道，并随粪便排出体外。虫卵经中间宿主(甲虫、蜚蠊)发育为感染期幼虫，人误食中间宿主而感染。

(2) 成虫形态：示教标本。细长如线状，乳白色，人体内寄生的虫体较小，体长约 21~68mm，宽约 0.16~0.37mm；体表具纤细横纹；前端正中有口，呈漏斗状，周围有分叶状的唇，上有 8 个小乳突；虫体前端具有成行排列、大小不等、数目不同的花缘状表皮突，在前端排列成 4 行，向后延伸至接近侧翼处增为 8 行。近头端两侧各有颈乳突 1 个，其后有呈分节状的侧翼，一直伸展至后端表皮突终止处。

(3) 病原检查：初步诊断可根据病史和口腔症状，如以针挑破有虫体寄生移行处的黏膜，取出虫体镜检方可确诊。患者的唾液及粪便中一般找不到虫卵。

3. 结膜吸吮线虫(*Thelazia callipaeda*)

(1) 生活史简介：成虫寄生于狗、猫及人等终宿主的眼眶内，雌虫产出幼虫，被中间宿主蝇吸食后，在其体内发育为感染期幼虫，当蝇再叮食宿主眼分泌物时即可进入新的终宿主眼部。

(2) 成虫形态：示教标本。虫体细长，在眼结膜囊内时呈淡红色，半透明，离开人体后为乳白色。体表除头、尾端外具微细横纹，横纹边缘锐利呈锯齿状。头端钝圆，无唇，有角质口囊。外周具乳突两圈，内圈 6 个，外圈 10 个。口囊后方为圆柱形的食管。

(3) 病原检查：自患处取出虫体作虫种鉴定而确诊。

4. 颚口线虫(*Gnathostoma*)

(1) 生活史简介：成虫寄生于狗、猫及猪等终宿主胃壁的瘤块中；人为本虫的非适宜宿主，因生食鱼类或转续宿主(蛇、蛙、鸡等)而感染，引起人体皮肤和(或)内脏幼虫移行症。

(2) 第三期幼虫形态：长 4mm 左右，头球上有 4 圈小钩，全身被有 200 列以上的单齿皮棘，体前部的棘长 10μm，往后逐渐变小、变细。虫体前 1/4 有 4 个肌质的管状颈囊。可根据第三期幼虫肠道上皮细胞中核的数目鉴定虫种：刚刺颚口线虫大多只有 1 个核，个别 2 个核以上；陶氏颚口线虫多为 2 个核；棘颚口线虫则有 3~7 个核。

(3) 病原检查：自可疑病变组织中检出虫体即可确诊。

5. 东方毛圆线虫(*Trichostrongylus orientalis*)

(1) 生活史简介：成虫寄生于羊、马、牛及人等终宿主的胃及小肠内，卵随粪便离开人体，在外界发育为感染期幼虫，人常因生食蔬菜而感染。

(2) 虫卵形态：示教标本。与钩虫卵相似，长椭圆形，无色透明，壳薄，一端较圆，另一端较尖，卵内多见 10~20 个细胞。

(3) 病原检查：粪便中查见虫卵可确诊，但需与钩虫卵鉴别。

二、棘 头 虫

猪巨吻棘头虫

【实验目的】

(1) 熟悉成虫形态。

(2) 了解生活史过程。

【实验方法】

1. 生活史简介　成虫主要寄生于猪的小肠，偶可寄生于狗、猫和人体。中间宿主为鞘翅目昆虫。虫卵随终宿主粪便排出后，被中间宿主(如甲虫)的幼虫食入，在其体内孵出棘头蚴，经棘头体发育至感染性棘头体。当终宿主吞食含有感染性棘头体的甲虫后即可获得感染。人往往因误食而引起感染，但人不是此虫的适宜终宿主，故在人体消化道内极少能发育成熟和产卵。

2. 成虫形态　虫体活时背腹稍扁平，固定后呈圆柱形。雌虫较长，为(20~65cm)×(0.3~0.5cm)，淡红色，雄虫大小为(5~10cm)×(0.3~0.5cm)，体表有明显的横皱纹，尤以体前为甚。头部为球形的吻突，其周围有 5~6 排尖形吻钩，每排 6 个，呈螺旋形排列。吻突后为颈部，其后大部为躯干。无口和消化道。

3. 实验诊断　病原检查依赖诊断性治疗驱出虫体或手术时发现虫体而确诊。

(郭鄂平)

三、吸　虫

(一) 华支睾吸虫(肝吸虫)

华支睾吸虫(*Clonorchis siensis*)寄生在人或猫狗等动物的肝胆管内。含毛蚴的虫卵随胆汁进入消化道随粪便排出体外，入水后被第一中间宿主(沼螺、涵螺及豆螺)食入，毛蚴在其体内孵出，经胞蚴、雷蚴、尾蚴各期发育和无性繁殖，尾蚴从螺体逸出，侵入第二中间宿主(淡水鱼、虾)，发育为囊蚴。人主要因食入生的或半生的含囊蚴鱼虾而感染。猫、狗为本虫的主要保虫寄主。

【实验目的】
(1) 掌握华支睾吸虫成虫和虫卵的形态特征。
(2) 熟悉华支睾吸虫囊蚴的形态。
(3) 了解华支睾吸虫雷蚴、尾蚴与中间宿主的一般形态。

【实验材料】
1. 标本　华支睾吸虫成虫染色玻片标本、华支睾吸虫成虫、纹沼螺、长角涵螺及赤豆螺。
2. 试剂　甘油、孔雀绿溶液(3%孔雀绿 1ml 加纯甘油和水各 100ml)。
3. 其他　聚苯乙烯定量板(大小为 40mm×30mm×1.37mm，模孔为 8mm×4mm)、100目尼龙或金属筛网片(约 4cm×4cm)；(5cm×2.6cm)、亲水玻璃纸条、刮棒、显微镜、载玻片、盖玻片。

【实验方法】
1. 形态观察
(1) 华支睾吸虫卵：肝吸虫卵是人体常见寄生虫卵中最小者，平均约为 29μm×17μm，在低倍镜下，形如芝麻，呈淡黄褐色，卵壳较厚，较窄的一端可见明显小盖，盖的周缘由卵壳外凸形成肩峰，卵盖的另一端为卵壳增厚而形成的逗点状突起，称小疣，卵内有一发育成熟的毛蚴(彩图44)。肝吸虫卵与异形吸虫卵、灵芝孢子等的形态学相似，应注意鉴别。
(2) 华支睾吸虫成虫：包括两种不同方法处理的标本。
1) 玻片染色标本：在解剖镜下观察，虫体较小，背腹扁平，窄长形。口吸盘较大，位于虫体顶端，腹吸盘较小，位于体前 1/3 处之腹面。肠支在虫体两侧，无明显弯曲，其盲端直达虫体后部，体后二睾丸呈分支状前后排列，卵巢分叶，位于睾丸的前方。受精囊和劳氏管明显可见。卵黄腺分布于虫体两侧(彩图45)。

2) 浸制标本：虫体保存于 5%~10%福尔马林中，用放大镜或肉眼观察外部形态。虫体前尖后钝，大小为(10~25mm)×(3~5mm)，体壁薄，半透明(彩图 46)。

(3) 华支睾吸虫各期幼虫形态染色玻片标本(显微镜观察)。

1) 毛蚴：梨形。体表被有纤毛，经染色后可见内部结构。

2) 胞蚴：不规则之长袋形，内含雷蚴及胚细胞。

3) 雷蚴：袋形。有咽、较短的食管和盲肠，内含有未成熟的尾蚴及胚细胞。

4) 尾蚴：分体、尾两部分。体部成圆筒形或长圆形；尾细长。

5) 囊蚴：圆或椭圆形。有二层囊壁，囊内为一幼虫。新鲜囊蚴排泄囊为暗黑色。

(4) 病理标本：成虫寄生于肝胆管内所致病变。

(5) 第一中间宿主：纹沼螺、长角涵螺及赤豆螺均为中型淡水螺类(彩图 47)。

(6) 第二中间宿主：淡水鱼(鲤科鱼、麦穗鱼)和虾(米虾、沼虾)。

(7) 鱼肉中华支睾吸虫囊蚴压片检查法

1) 目的：初步了解检查囊蚴的方法，观察鲤科鱼的鳞和肌肉中寄生华支睾吸虫囊蚴的情况及囊蚴的形态。

2) 操作方法：取新鲜鲤科鱼一条，剪取少量鱼肉(约米粒大小)3~4 块，分置载玻片上，覆以另一载玻片，两载玻片用力挤压，使鱼肉挤成薄片。置低倍镜下观察囊蚴的形态、大小、颜色、结构。应与其他吸虫囊蚴区别。

2. 病原检查　在粪便或十二指肠引流的胆汁中查见虫卵为确诊依据。

3. 免疫诊断　采用免疫学方法对肝吸虫轻度感染者和肝胆管病变较重者的诊断具有非常重要的诊断价值。

4. 技术操作

(1) 厚涂片透明法(示教)：又称改良加藤法，为常用的粪便定量或定性检查虫卵的方法。

1) 原理：采用粪便定量或定性厚涂片，以增加视野中虫卵数，经甘油和孔雀绿处理，使粪膜透明，从而使粪渣与虫卵产生鲜明对比，视野光线变得柔和，以减少眼睛的疲劳，并可做虫卵定量检查。

2) 方法：①将筛网覆盖在粪标本上，刮取从筛孔上挤溢出的粪便；②将定量板紧贴于载玻片上，把刮棒上取得的粪便填满膜孔，刮去多余部分，掀起定量板，在粪样上覆盖含孔雀绿甘油的玻璃纸条，展平后用压板加压，粪样即在玻璃纸和玻片之间铺成椭圆形；③在 30~37℃温箱中透明 0.5~1h 后镜检并作虫卵计数；④将每板虫卵总数乘以 24，再乘以粪便性状系数，即为每克粪便虫卵数。

3) 注意事项：①粪膜要均匀铺开，大小约 20mm×25mm，不宜过厚；②透明时间要适度。

(2) 十二指肠引流液离心沉淀法：经十二指肠引流出的胆汁，做离心沉淀，取沉淀镜检，虫卵检出率高。

【实验结果】

描绘肝吸虫虫卵，并注明各部之名称和放大倍数。

【思考题】

1. 哪些症状和体征应考虑有肝吸虫感染的可能？

2. 用直接涂片法粪检肝吸虫卵，其检出率往往不高，请分析是何原因？

3. 在什么情况下使用免疫学方法来诊断肝吸虫病？

4. 肝吸虫卵易与哪些虫卵相混淆？应如何加以鉴别？

5. 肝吸虫的保虫宿主主要是哪些动物？了解此点对人体肝吸虫病诊断有何意义？

6. 吸虫和线虫的生活史有何异同？

7. 华支睾吸虫的感染方式。

(二) 布氏姜片吸虫(姜片虫)

布氏姜片吸虫(*Fasciolopsis buski*)简称姜片虫，寄生于人和猪的小肠内。虫卵随粪排出后在水中孵出毛蚴，侵入扁卷螺，经胞蚴、雷蚴、尾蚴各期发育，尾蚴从螺体逸出，在水生植物媒介上形成囊蚴，人因生吃含有此囊蚴的菱角及其他水生植物或饮生水而感染。

【实验目的】

(1) 掌握姜片虫卵形态特点。

(2) 熟悉成虫形态特征。

(3) 了解各期幼虫和中间宿主的基本形态。

【实验材料】

1. **标本**　姜片虫成虫压片染色标本、姜片虫成虫浸制标本、扁卷螺、红菱、荸荠及茭白、姜片虫卵封片标本。

2. **器材**　显微镜、载玻片、盖玻片。

【实验方法】

1. **形态观察**

(1) 姜片虫卵 (封片标本)：姜片虫卵为人体蠕虫卵中最大者，约为 $(130\sim140\mu m) \times (80\sim85\mu m)$，卵圆形，淡黄色，一端具有一不明显的小盖，卵内可见 20~40 个卵黄细胞和一个卵细胞，但在固定标本中不易见到卵细胞(彩图48)。

(2) 姜片虫成虫：有压片染色标本和整体浸制标本及活虫体三种，用肉眼或放大镜观察。虫体较大，背腹扁平；腹吸盘大，与口吸盘相距甚近；二肠管呈波浪形弯曲；二睾丸高度分支，前后排列；卵巢呈分支状。活虫体为肉红色似瘦肉片，常作皱曲状活动。死虫或固定后浸制标本为灰白色。对此虫特别注意与肝片形吸虫相鉴别。

1) 染色标本：主要了解姜片虫的内部结构(彩图49)。

2) 浸制标本或活虫体：注意观察虫体外形特点和口、腹吸盘位置(彩图50)。

(3) 囊蚴(染色标本)：注意与其他囊蚴相区别。

(4) 病理标本：①成虫寄生于小肠(瓶装标本)；②姜片虫病患者照片。

(5) 水生植物媒介：红菱、荸荠及茭白等。

(6) 中间宿主：扁卷螺，扁平盘曲，体小呈棕黄色，常漂浮于水面(彩图51)。

2. **病原检查**　从患者粪便中查见虫卵或成虫为确诊依据。粪检方法有：改良加藤厚涂片法、直接涂片法和水洗自然沉淀法。

3. **免疫诊断**　可采用经纯化的成虫及其排泄分泌物抗原作皮内试验或酶联免疫吸附试验检测相应抗体，具有较好的辅助诊断价值。

【实验结果】

描绘姜片虫虫卵，并注明各部之名称和放大倍数。

【思考题】

1. 姜片吸虫卵和肝吸虫卵有何不同点？

2. 怎样识别粪便中排出来的虫体是姜片虫?

3. 询问病史时哪些问题对姜片虫诊断有帮助?

(三) 卫氏并殖吸虫和斯氏狸殖吸虫

卫氏并殖吸虫(*Paragonimus westermani*)和斯氏狸殖吸虫(*Pagumogonimus skrjabini*)又称为肺吸虫，其成虫主要寄生在人、猫、狗等终宿主肺部，虫卵随痰或粪排出，在水中孵出毛蚴，侵入第一中间宿主，经几代无性增殖成为尾蚴。尾蚴从螺体逸出后，侵入石蟹或蝲蛄体内发育为囊蚴。人生食含有囊蚴的蟹类或蝲蛄而感染，童虫在人体需经较长时间的多器官或组织中移行才能到达肺发育成熟，而大多数斯氏狸殖吸虫则在人体不能发育成熟，故移行更久，涉及器官、组织更广。

【实验目的】

(1) 掌握成虫虫体和虫卵的形态特征。

(2) 熟悉两种肺吸虫成虫的鉴别要点。

(3) 了解第一和第二中间宿主的外观特征；囊蚴的形态结构和分离方法。

【实验材料】

1. **标本**　卫氏并殖吸虫成虫染色标本、斯氏狸殖吸虫成虫染色标本、肺吸虫卵封片标本、肺吸虫卵悬混液、川卷螺、拟钉螺、溪蟹、蝲蛄。

2. **其他**　显微镜、载玻片、盖玻片。

【内容和方法】

1. **形态观察**

(1) 肺吸虫卵：取虫卵封片标本或虫卵悬滴液标本进行观察。肺吸虫卵大小为$(80{\sim}115\mu m){\times}(48{\sim}60\mu m)$，但形态变异明显，多呈椭圆形，较大的一端有一明显卵盖，常倾斜，较小的另一端卵壳增厚。虫卵呈金黄色或黄褐色。卵内有十多个卵黄细胞，如为新鲜虫卵，则可在其中见到一个卵细胞(两种肺吸虫卵基本相同)(彩图 52)。

(2) 成虫：两种肺吸虫的共同点为：背隆腹平，约黄豆大小，活时呈红褐色，死后为灰白色，口、腹吸盘大小相似，肠管呈波浪形弯曲于虫体两侧，子宫与卵巢左右并列于虫体中部，两个睾丸左右并列。

卫氏并殖吸虫成虫染色标本：新鲜时呈红褐色，固定后呈灰色。虫体肥厚，腹面扁平，背面隆起，宽长比例一般为 1：2 左右，近似半粒花生或半粒黄豆状。口、腹吸盘大小略同，口吸盘位于虫体前端，腹吸盘位于体中横线之前(彩图 53)。

斯氏狸殖吸虫成虫染色标本：身体窄长，两端较尖，宽长之比例为 1：2.4 至 1：3.2，最宽处在腹吸盘水平。腹吸盘大于口吸盘，多位于体前 1/3 处(彩图 54)。

1) 两种虫体(染色标本)：重点比较观察卫氏肺吸虫和斯氏肺吸虫的外形、长宽比、腹吸盘位置和睾丸卵巢分支。

2) 甲醛溶液(福尔马林)固定的虫体或活虫体：观察其基本形态，如为活标本，可见虫体伸缩变形。

(3) 肺吸虫各期幼虫形态染色玻片标本(显微镜下观察)

1) 毛蚴：呈梨形或长椭圆形。体表有 4 排纤毛板，其上密布纤毛。体前端有一简单的顶腺和一神经节团。体后半部有大小不等的胚细胞。

2) 胞蚴：成熟的胞蚴呈袋形。内含胚团及母雷蚴 20 余个。

3) 母雷蚴：短圆柱形，前端有口、咽、食管及肠管。内含子雷蚴 10 余个。

4) 子雷蚴：长圆柱形，外形与母雷蚴相似，但肠管较长，可达体中或后部。成熟的子雷蚴体内可见到 20 个以上不同发育期的尾蚴。

5) 尾蚴：体部椭圆形，尾部短小呈球形。体前端有圆形口吸盘，其背侧有锥刺一支。腹吸盘略小，位于体部中横线之后。体前端有穿刺腺 7 对，两侧 4 对，中间 3 对。腹吸盘后方有一个三角形排泄囊。

6) 囊蚴：乳白色，球形，有两层囊壁，外壁薄，易破碎，内壁厚，较坚韧。囊内为其幼虫，虫体两侧为肠盲管，肠盲管间为充满黑色颗粒的排泄囊，是并殖吸虫囊蚴的特有形态。

7) 后尾蚴：从囊蚴内脱出的幼虫。长椭圆形，虫体伸缩活动力强，体形变化大。腹吸盘大于口吸盘。两肠支弯曲，达体后端。肠支间有长条形排泄囊，囊内充满黑色颗粒。

(4) 病理标本：观察时应注意联系其致病机制。

1) 福尔马林固定的含有囊蚴的狗肺标本：肉眼可见肺表面结节隆起(彩图 55)。

2) 病理组织切片标本：镜下观察虫体在组织内引起的病变特征。游走性皮下结节，注意与其他原因引起的皮下结节相鉴别。

(5) 第一中间宿主：两种肺吸虫的第一中间宿主不同。

1) 川卷螺：属黑螺科，中等大小，贝壳呈长圆锥形，壳顶钝。滋生于山溪(彩图 56)。

2) 拟钉螺：螺体小，壳高 4~5mm，壳薄而透明，暗色。滋生于溪中烂树叶下(彩图 57)。

3) 小豆螺：螺体很小，壳高约 1.7mm，壳薄而透明，灰黑色，滋生于溪水的隐蔽处。

(6) 第二中间宿主：溪蟹、蝲蛄等甲壳类动物。蝲蛄多见于我国东北部。

2. 病原检查　从患者痰液或粪便中查见虫卵或在皮下包块中查见虫体为确诊依据。

3. 免疫检查　肺吸虫属于组织内寄生虫，特别是斯氏肺吸虫，除皮下结节做活检可能查见虫体外，一般很难找到或查不到病原体，故对疑有卫氏并殖吸虫病的患者应首先作免疫学检查。常用其成虫制备抗原检测相应抗体，或制备出单克隆抗体检测肺吸虫循环抗原或循环免疫复合物。根据现有方法，对患者做检查时，最好使用两种以上的方法进行，同时也应该注意肺吸虫与血吸虫和旋毛虫之间的交叉反应。

4. 技术操作

(1) 痰液涂片法：将患者的痰液作直接涂片镜下找虫卵，需反复多次，如未发现虫卵只见有菱形的夏科-雷登结晶，也可提示有肺吸虫感染的可能。

(2) 痰液消化法：收集 24h 痰液，置烧杯中，加等量 10%NaOH，用玻棒搅匀，置 37℃温箱中，约数小时(痰呈稀液状)后，倒入离心管内，1500r/min 离心 10min，弃上清液，取沉淀镜检。

(3) 皮下包块活组织检查：手术活检到的虫体可直接观察或压薄制片并经染色后在镜下鉴别确定。

(4) 皮内试验。

【实验结果】

描绘肺吸虫虫卵，并注明各部之名称和放大倍数，列表比较两种肺吸虫成虫的主要形态特征。

【思考题】

1. 肺吸虫成虫和虫卵有哪些重要形态特征?

2. 为什么肺吸虫有异位寄生？应从哪些排泄物中寻找肺吸虫卵？

3. 对疑有该病的患者作免疫学检查时，应选用二种以上的方法，为什么？

4. 卫氏肺吸虫和斯氏肺吸虫在形态和生活史上有何异同？

5. 卫氏肺吸虫和斯氏肺吸虫在诊断方法上有何不同？

(四) 日本裂体吸虫(日本血吸虫)

日本裂体吸虫(*Schistosoma japonicum*)又称日本血吸虫，寄生在人和哺乳类动物的肝门静脉系统，雌虫产卵于肠壁血管末梢，成熟卵释放破坏组织的物质，使其虫卵随溃破的肠组织进入肠腔，然后，随粪便排出体外。卵内毛蚴在水中孵出，侵入钉螺，在其体内经母胞蚴、子胞蚴、尾蚴三个阶段的发育和繁殖，尾蚴从螺体逸出至水中，当人因生产或生活下水接触尾蚴时感染。

【实验目的】

(1) 掌握日本血吸虫成熟虫卵的形态特征。

(2) 熟悉日本血吸虫成虫和尾蚴的主要特征。

(3) 了解日本血吸虫钉螺的外形特征。

【实验材料】

1. **标本** 日本血吸虫成虫瓶装标本、日本血吸虫尾蚴染色玻片标本、血吸虫病兔肠系膜病理标本、日本血吸虫卵封片标本、日本血吸虫卵悬混液。

2. **其他** 显微镜、载玻片、盖玻片。

【实验方法】

1. **形态观察**

(1) 日本血吸虫卵：卵呈椭圆形，大小约 89μm×67μm，淡黄色，壳薄，无卵盖，一侧可见一小棘，但因虫卵的位置关系或因卵壳上黏附物遮盖而不易见到，在粪便中查见的虫卵，其内具有发育成熟的毛蚴(彩图58)。

1) 虫卵悬滴液标本：取一滴虫卵悬液于载玻片上，涂片后镜检(或者取已制作好的封片标本观察)。

2) 病兔肠黏膜中的虫卵：用小剪刀从病兔肠黏膜上剪取一小块置载玻片上，加少许生理盐水，覆盖另一载玻片，并加压使之能在低倍镜下观察。要求仔细观察并区分未成熟卵、成熟卵、死亡卵、钙化卵的结构特点。

(2) 日本血吸虫成虫：为雌、雄异体。

1) 雄虫：前端有一漏斗形的口吸盘，腹吸盘位于口吸盘之后并向腹面凸出，自腹吸盘以后虫体两侧向腹面卷曲，形成沟状，称为抱雌沟。睾丸7个，圆形，呈前后单行排列(彩图59)。

2) 雌虫：口、腹吸盘均较雄虫为小，腹吸盘稍大于口吸盘。略突出。卵巢椭圆形，位于虫体中部。卵黄腺分布于卵巢之后肠管周围，卵巢前方为卵膜，卵膜向前则为管状子宫，内含虫卵。子宫开口于腹吸盘后面(彩图60)。

(3) 血吸虫各期幼虫形态

1) 毛蚴：将已孵化出有血吸虫毛蚴的三角烧瓶放在有黑色背景的地方，在适当的光线下，用肉眼或放大镜观察，注意寻找接近水面数厘米处快速运动的小白点，仔细观察这些小白点的运动特点(直线运动，碰壁迅速拐弯)，并且要特别注意与水中其他原生动物(如草履虫)相鉴别。若肉眼观察鉴别困难，可用吸管吸出运动的小白点，置于载玻片上，用低倍镜进行鉴别，其基本形态特征是：梨形，体表有纤毛。

2) 胞蚴(染色标本)：有母胞蚴和子胞蚴。观察两者有何不同？

3) 尾蚴：主要观察活尾蚴(彩图 61)。①活体标本：肉眼或解剖镜观察新逸出的尾蚴在水中活动情况；从钉螺体内释放的尾蚴有单尾型和叉尾型两类，前者是其他吸虫的尾蚴，后者才是血吸虫尾蚴，应注意区别(观察时要特别注意防止实验室感染)。②染色标本：在低倍镜或高倍镜下观察其外形和内部的基本结构。

(4) 中间宿主：湖北钉螺，分肋壳钉螺(表面具纵肋)和光壳钉螺(表面光滑)两个亚种，都呈塔形，6~9 个螺层，属小型螺类，壳口卵圆形，周缘完整，外缘背侧有一条粗的隆起称唇嵴(彩图 62)。

(5) 病理标本：应结合生活史和致病机制观察如下标本：

1) 血吸虫病动物模型：对已感染 45~50 天的病兔，进行解剖，重点观察肝、肠病变，并注意观察成虫在肠系膜静脉内的寄生情况。

2) 虫卵肉芽肿病理切片标本：初步观察虫卵肉芽肿的基本结构和形态——由嗜酸粒细胞和中性粒细胞与巨噬细胞、淋巴细胞、大单核细胞等围绕虫卵而形成的虫卵结节，注意卵壳周围有呈放射状排列的免疫复合物。

3) 晚期患者：包括腹水型、巨脾型、侏儒型。

4) 尾蚴型皮炎：注意皮炎的特征性表现。

(6) 血吸虫病兔的肠系膜：观察成虫的寄生部位及肠壁的病变情况(彩图 63)。

(7) 血吸虫病兔的肝脏：观察肝脏病变情况(彩图 64)。

2. **病原检查**　粪中查见虫卵或孵出毛蚴或作肠黏膜活检查到活卵或近期变性卵为确诊依据。

3. **免疫诊断**　日本血吸虫为组织内寄生虫，其虫卵虽可随溃破的肠黏膜被排出肠腔，从而在粪便中有机会查见病原体，但是，当肠壁出现纤维化后，很难通过检查粪便做出病原诊断，加之做病原检查的方法操作烦琐，效率低。故常采用免疫学的方法来辅助诊断血吸虫病。

4. **技术操作**

(1) 毛蚴孵化法：操作方法和结果观察示教，由于此法将较大量粪便经水洗自然沉淀，再行毛蚴孵化，使之检出率较一般方法为高。原理、操作方法及注意事项见附录。

(2) 乙状结肠镜检(直肠黏膜活组织检查法)：此法适用于慢性病人的检查，但应注意的是：对未查见活卵或近期变性卵者，不能排除血吸虫感染；若查见死卵者，应根据感染史或治疗史作出判断。本实验采用日本血吸虫感染鼠或兔的肠黏膜作组织活检的结果观察。

(3) 尾蚴膜反应(方法与结果示教)：因受活尾蚴来源的限制，故不常用。

(4) 环卵沉淀试验(方法与结果示教)：较常用。抗原为完整的成熟虫卵。

(5) 快速酶联免疫吸附试验：最为常用，要求自己操作。其具体方法可按附录进行。

【实验结果】

(1) 绘制日本血吸虫卵形态图并注名结构名称及放大倍数。

(2) 撰写免疫学试验的实验报告。

【思考题】

1. 试比较已学过的线虫和吸虫排出人体阶段(与诊断有关)的形态特点。

2. 日本血吸虫有哪些主要致病作用?

3. 为什么说日本血吸虫病是一种免疫性疾病?

(五) 其他吸虫

【实验目的】

(1) 熟悉虫卵的形态。

(2) 了解成虫的一般形态。

【实验方法】

1. 肝片形吸虫(*Fasciola hepatica*)

(1) 生活史简介:成虫寄生在牛、羊的肝胆管内,产出的虫卵随粪便排出。卵在水中孵出毛蚴,侵入中间宿主(锥实螺),在其体内经胞蚴、母雷蚴、子雷蚴和尾蚴各阶段的发育和繁殖,大量尾蚴逸出螺体,附着在水生植物或其他物体及水面上,形成囊蚴。终宿主因食入囊蚴而感染。人偶尔可因生食水芹或喝生水而感染,或食入未熟的含有此吸虫童虫的牛、羊内脏而引起致病。

(2) 形态观察

1) 肝片形吸虫卵(封片标本):与姜片吸虫卵极为相似,稍有不同之点为形状稍窄长、卵盖较大、卵黄细胞充满卵内。

2) 肝片形吸虫成虫:①压片染色标本;②瓶装浸制标本。此吸虫与姜片虫相似,故应注意与之鉴别,肝片形吸虫的主要特点是虫体前端有一明显突出的头锥,肠支有很多小分支。

3) 中间宿主:萝卜螺标本。

(3) 实验诊断:从粪便或十二指肠引流物中查见虫卵为确诊本病的依据。病原检测方法同肝吸虫。镜检时应特别注意与姜片吸虫卵和棘口吸虫卵相鉴别。组织内寄生的肝片形吸虫依赖手术活检鉴别虫种。

2. 异形吸虫(*Heterophyia trematodes*)

(1) 生活史简介:异形吸虫类共有 14 个属,其成虫主要寄生在鱼类、鸟类及哺乳类动物小肠内,第一中间宿主为淡水螺,第二中间宿主是淡水鱼。终宿主食入含囊蚴的鱼而感染。人偶尔可感染,寄生于小肠,并有侵入肠壁的倾向,虫卵在组织内可引起多脏器的损害。

(2) 形态观察

1) 成虫(染色标本):在我国,人体有感染报道的共 5 种,即异形异形吸虫、横川后殖吸虫、钩棘单睾吸虫、多棘单睾吸虫、台湾棘带吸虫。其共同特点是虫体小,体长 0.3~0.5mm;除具有口、腹吸盘外,有的还具有生殖吸盘;睾丸 1~2 个,一般不分支;卵巢位于睾丸之后。

2) 虫卵(封片染色标本):以上 5 种异形吸虫虫卵很难区分,并且与华支睾吸虫卵和猫后睾吸虫卵十分相似。

(3) 实验诊断:粪便中查见虫卵作初步诊断,驱虫后作虫种鉴定而确诊。

3. 棘口科(*Echinostomatidae*)吸虫

(1) 生活史简介:成虫主要寄生于禽类,其次是哺乳动物和爬行类动物,偶尔可寄生于人体小肠,引起肠壁炎症。第一中间宿主是淡水螺,第二中间宿主是淡水鱼、青蛙及蝌蚴。感染阶段为囊蚴，人因生食或半生食第二中间宿主而感染。

(2) 形态观察

1) 成虫(染色标本)：棘口吸虫在我国已发现有 19 种可寄生于人体，其中主要的有日本棘隙吸虫、卷棘口吸虫、藐小棘隙吸虫及抱茎棘隙吸虫四种。这些吸虫多属小型吸虫，虫体呈长条状；前端似瓶状，具头冠，多有单列或双列头棘；体表有皮棘，两个圆形睾丸位于体后半部，前后排列或斜排列。

2) 虫卵(封片标本)：棘口吸虫类虫卵与姜片虫卵和肝片形吸虫卵极为相似。

(3) 实验诊断：依据于在粪便中查见虫卵或驱虫后作虫种鉴定而确诊。

四、绦　虫

(一) 链状带绦虫(猪带绦虫)与肥胖带绦虫(牛带绦虫)

链状带绦虫(猪带绦虫)(*Taenia solium*)与肥胖带绦虫(牛带绦虫)(*Taenia saginata*)的成虫均寄生于人的小肠。孕节或虫卵随粪便排出体外，被中间宿主吞食后，在其体内发育为囊尾蚴。人因误食生的或半生的含囊尾蚴的猪肉、牛肉而感染。猪带绦虫的中间宿主是猪，人亦可作为中间宿主；牛带绦虫的中间宿主是牛、羊等动物。

【实验目的】

(1) 掌握两种带绦虫头节和孕节的鉴别要点；带绦虫卵的形态特征。

(2) 熟悉猪囊尾蚴的形态。

【实验材料】

1. 标本　猪带绦虫成虫瓶装标本、牛带绦虫成虫瓶装标本、猪带绦虫头节染色玻片标本、牛带绦虫带绦虫头节染色玻片标本、猪带绦虫成节封片标本、牛带绦虫成节封片标本、猪带绦虫孕节封片标本、牛带绦虫孕节封片标本、猪囊尾蚴瓶装标本、米猪肉、带绦虫卵悬混液。

2. 其他　显微镜、载玻片、盖玻片。

【内容与方法】

1. 形态观察

(1) 带绦虫卵：虫卵为小圆球形，壳薄，无色透明，极易破损脱落。镜下可见虫卵直径 31~43μm，具棕黄色、厚且有放射状条纹的胚膜，内含一圆形的六钩蚴，两种带绦虫卵在形态上不易区别(彩图 65)。

(2) 两种带绦虫成虫：有整体固定标本和头节、成节、孕节染色标本。

虫体整体标本：比较两种成虫外形，基本结构、颜色、长度和节片数的差异。

1) 猪带绦虫成虫瓶装标本：虫体长大，长约 2~4m，呈乳白色，前端窄，后端宽，其未成熟节片宽度大于长度，成熟节片宽度与长度相等，妊娠节片则长度大于宽度，生殖孔不规则地分列于链体两侧。

2) 牛带绦虫成虫瓶装标本：虫体较猪带绦虫为大，长约 4~8m 或更长，其他外形皆相似。

3) 头节：具 4 个吸盘，注意两种虫体头节的形状、大小以及有无顶突和小钩(彩图 66，彩图 67)。

4) 成节：近方形，可见雌雄性生殖器官各一套，卵巢分叶，卵黄腺位于节片中央后部。子宫管状，从节片中央向前延伸为盲囊。节片上方及两侧散在小圆形滤泡状的睾丸，每节约有数百个。生殖孔在节片的一侧。

5) 孕节：节片呈长方形，子宫发达，内充满虫卵，自主干向两侧分支，每侧一级分支：猪带绦虫为 7~13 支；牛带绦虫 15~30 支(彩图 68，彩图 69)。

(3) 囊尾蚴：浸制标本和肌肉内囊虫观察。

1) 猪囊尾蚴：成熟囊尾蚴为黄豆大小、白色半透明的囊状物。囊内充满透明液体，头节内凹于囊内，呈白色点状，其构造与成虫头节相同(彩图 70)。

2) 牛囊尾蚴：其外观与猪囊尾蚴相似，难以区别。囊内的头节与其成虫头节结构相同。

(4) 病理标本

1) 米猪肉：肉眼观察猪肉肌纤维间有多个黄豆大小、乳白色的囊状物(猪囊尾蚴)(彩图 71)。

2) 皮下囊虫(彩图 72)和脑囊虫 CT 片(彩图 73)。

3) 组织内囊虫照片。

2. 病原检查　肠道绦虫感染以在粪便内查见孕节和虫卵或用肛门拭子法在肛周皮肤上查见虫卵为诊断依据。猪囊尾蚴病以获检到囊尾蚴为确诊依据。

3. 免疫诊断　对深部组织中的猪囊尾蚴病的诊断具有重要的临床参考价值。常用 ELISA 法检测抗体或循环抗原。

4. 技术操作　方法介绍

(1) 带绦虫孕节片鉴定：带绦虫孕节可用夹片法进行快速鉴定：夹取带绦虫孕节，水洗后置于二载玻片间，轻压固定，对光观察子宫分支情况，自基部计数子宫一级分支数目，以鉴定虫种。若子宫分支不清楚，可采用墨汁注射法，即水洗后用滤纸吸干虫体表面的水分，用 1ml 注射器，4 号针头，抽取墨汁少许，从孕节中央子宫一端进针，缓慢推注墨汁于子宫腔内，可见墨汁进入各子宫分支。水洗多余墨汁，将孕节夹于两载玻片间观察并计数子宫分支情况，确定虫种。鉴定新鲜孕节片时应戴橡皮手套以防止感染。

(2) 皮下包块活检猪囊尾蚴的形态鉴定：以手术方法摘取皮下结节或浅部肌肉包块，分离出虫体，直接观察确定，如为病理组织切片，应根据猪囊尾蚴的囊壁和头节的基本形态结构特征进行确诊。

【实验结果】

(1) 绘制带绦虫卵图并注明各部名称和放大倍数。

(2) 绘制猪、牛带绦虫妊娠节片图(按肉眼观察描绘)。

(3) 按低倍镜下所见大小描绘猪、牛带绦虫头节。

【思考题】

1. 为什么检验带绦虫时，应尽可能做到定种？

2. 肛周拭子法为什么主要适用牛带绦虫感染的诊断？

3. 如何诊断猪囊尾蚴病？

4. 猪囊尾蚴的基本形态特征是什么？

5. 如何确定带绦虫病治疗的效果？

6. 试比较猪、牛带绦虫形态和生活史。

7. 猪带绦虫及囊尾蚴对人的危害和感染方式。

（二）细粒棘球绦虫

细粒棘球绦虫(*Echinococcus granulosus*)的成虫寄生于狗、狼等食肉动物肠内。孕节或虫卵随粪排出，被中间宿主(羊、牛、猪等)食后，在其体内发育为棘球蚴。人可作为该虫的中间宿主，因误食虫卵而感染，引起棘球蚴病或包虫病。

【实验目的】

(1) 掌握棘球蚴砂的形态及结构特征。

(2) 熟悉棘球蚴的形态特征。

(3) 了解成虫的形态特征。

【实验材料】

1. **标本** 成虫整体固定标本、虫体染色标本、棘球蚴瓶装标本、棘球蚴砂封片染色标本。

2. **其他** 显微镜、载玻片、盖玻片。

【内容与方法】

1. **形态观察**

(1) 棘球蚴砂(封片染色标本)：棘球蚴砂是游离于棘球蚴囊液中的原头节、育囊、子囊的统称。此标本主要是观察单个散在的原头节。原头节与成虫头节相似，但较小，头节可见吸盘、顶突和小钩，顶突有外翻和凹入者。

(2) 棘球蚴(切片标本)：用低倍镜观察棘球蚴的构造，从外至内依次观察，先看到的是纤维性被膜(为中间宿主组织)。继而可见到棘球蚴的囊壁，分两层。外层为角皮层，由多层无细胞结构的膜状物构成；内层为胚层又称生发层，含许多细胞核、少量肌纤维和一些石灰小体，向囊内芽生许多原头节和生发囊。

(3) 成虫整体(固定标本)：从感染狗的肠道中取得虫体，经福尔马林固定。用放大镜观察，虫体为2~7mm长，白色，链体由幼节、成节和1~2个孕节组成。

(4) 虫体(染色标本)：低倍镜下观察，头节梨形，具顶突和四个吸盘，顶突上有头钩两圈，大小间排列，约28~46个。成节内有雌雄生殖器官各一套。

(5) 病理标本：寄生于动物肝脏中的棘球蚴。可见棘球蚴为大小不等，乳白色，半透明，囊壁似粉皮状的圆形囊状体。

2. **病原检查** 在痰液、尿液、腹水、胸水中查见棘球蚴砂或经手术摘除棘球蚴可作为诊断依据。

3. **免疫诊断** 由于病原学诊断取材困难，故常采用免疫学方法作辅助诊断，常用的方法有卡松尼皮内试验、间接血凝试验、酶联免疫吸附试验、对流免疫电泳等。目前认为对该病的免疫诊断应采取综合方法，以提高准确率。

【实验结果】

绘制棘球蚴的基本结构图并标明各部结构名称。

【思考题】

1. 采用病原学方法诊断棘球蚴病为何困难？

2. 疑有棘球蚴病的患者，一般禁止诊断性穿刺，为什么？

3. 为什么我国的棘球蚴(包虫)病主要分布在西北及内蒙古的畜牧地区？

4. 棘球蚴病的临床表现有哪些？

(三) 微小膜壳绦虫与缩小膜壳绦虫

微小膜壳绦虫(*Hymenolepis nana*)的成虫寄生于鼠类或人的小肠内,随粪便排出的孕节或虫卵如被新的宿主吞食,在小肠腔内孵出六钩蚴、经似囊尾蚴,发育为成虫。人感染可因误食含似囊尾蚴的中间宿主而引起,也可由自身感染而大量繁殖。

缩小膜壳绦虫(*Hymenolepis diminuta*)卵被中间宿主(鼠蚤、大黄粉虫等)吞食后,在其肠腔内发育为似囊尾蚴,如人或鼠吞食了带有似囊尾蚴的中间宿主,则在其体内发育为成虫。人为本虫的终宿主。

【实验目的】

(1) 掌握两种膜壳绦虫虫卵的形态特征。

(2) 熟悉两种膜壳绦虫病的病原检查方法。

(3) 了解两种膜壳绦虫成虫一般形态及鉴别要点。

【实验方法】

1. **形态观察**

(1) 微小膜壳绦虫

1) 虫卵(玻片标本):虫卵圆形或椭圆形,大小为(48~60μm)×(36~48μm)。无色透明,外层为很薄的卵壳,内为胚膜,胚膜的两极略隆起,发出4~8根丝状物,胚膜内含一六钩蚴。

2) 成虫(整体固定标本):乳白色,长5~80mm,由100~200节片组成。

3) 成虫头节(染色标本):在低倍镜下观察,可见头节呈球形,有四个吸盘和一个可伸缩的顶突,顶突上有呈单环排列的小钩,小钩数20~30个。

4) 成虫成节(染色标本):用低倍镜观察,节片中有3个近圆形的睾丸作横线排列,卵巢叶状,位于中央,卵黄腺位于卵巢后方的腹面。各节片生殖孔位于虫体的同侧。

5) 孕节(染色标本):子宫呈袋状,其内充满虫卵。

(2) 缩小膜壳绦虫

1) 虫卵(封片标本):为椭圆形或圆形,较微小膜壳绦虫卵大,(72~86μm)×(60~79μm)。黄褐色,卵壳稍厚,卵内六钩蚴小钩较清晰,排列呈扇形,胚膜两端无丝状物。

2) 成虫(固定标本):外观与微小膜壳绦虫基本相同,虫体较大,体长200~600mm,节片800~1000个。

3) 成虫头节(染色标本):在低倍镜下观察,头节呈球形,四个吸盘,顶部凹入,发育不良的顶突藏于其中,无小钩。

4) 成虫成节(染色标本):与微小膜壳绦虫相似,睾丸有2~5个不等。

5) 孕节(染色标本):子宫折成瓣状,虫卵充满节片。

2. **病原检查**　在粪便中查到虫卵或孕节作为诊断依据,两种绦虫的检查方法相同。

(1) 粪便饱和盐水浮聚法:采用此法检出虫卵的机会较大。

(2) 粪便自然沉淀法:延长沉淀时间可提高检出率。

(3) 孕节检查:采用夹片法或染色方法以鉴定虫种。

【实验结果】

绘制微小膜壳绦虫卵图。

【思考题】

1. 短膜壳绦虫与其他绦虫生活史有何主要不同?

2. 试比较这两种绦虫的形态、生活史和致病过程。

(四)曼氏迭宫绦虫

曼氏迭宫绦虫(*Spirometra mansoni*)的成虫寄生于猫、犬等终宿主的小肠内。虫卵在水中发育，孵出钩球蚴，如被剑水蚤吞食，则在其体内发育成原尾蚴。受感染的剑水蚤被蝌蚪食入，则随着蝌蚪发育至成蛙而在其体内逐渐发育为裂头蚴。蛇、鸟、猪为此虫的转续宿主，人可作为此虫的第二中间宿主，转续宿主也可作为终宿主。人感染常因外用或生食含有裂头蚴的青蛙肉而引起，也可因饮生水食入了含有原尾蚴的剑水蚤而感染。

【实验目的】

(1) 掌握裂头蚴的形态特征。

(2) 熟悉曼氏迭宫绦虫虫卵、成虫的一般形态。

(3) 了解曼氏迭宫绦虫中间宿主、免疫学检查对裂头蚴病的诊断价值。

【实验材料】

1. **标本** 曼氏迭宫绦虫成虫固定标本、裂头蚴染色标本。

2. **其他** 显微镜、载玻片、盖玻片。

【实验方法】

1. **形态观察**

(1) 虫卵(封片标本)：近椭圆形，两端稍尖，(52~76μm)×(31~44μm)，呈浅灰褐色，有卵盖，卵壳较薄，内含一个卵细胞和许多卵黄细胞。

(2) 成虫(固定标本)：肉眼观察外部特点：白色带状，长约 60~100cm，头节细小呈指状，背腹面各有一纵行的吸槽。颈部细长，链体有节片约 1000 个，节片的宽度大于长度，但远端节片长宽几近相等。成节与孕节结构基本相似，可见到每个节片中部凸起的子宫。

(3) 裂头蚴(染色标本)：放大镜观察，虫体呈条带状，长约 10~30cm，体前端稍大，具有与成虫相似的头节，虫体不分节，但具横皱纹。

(4) 活裂头蚴：从青蛙中解剖获得。

(5) 病理标本：①裂头蚴在蛙体肌肉内成团或呈条形寄生状态；②眼部裂头蚴寄生的患者照片。

2. **病原检查** 在皮下包块或其他组织中活检到裂头蚴作为诊断依据。

3. **免疫诊断** 对深部组织寄生的裂头蚴，免疫学检查具有重要的辅助诊断价值。常用裂头蚴抗原作皮内试验或酶联免疫吸附试验可获满意结果。

4. **技术操作**

(1) 裂头蚴虫体鉴定：在深部组织寄生较长时间的裂头蚴，手术活检时常有宿主组织粘连在一起，或取出的虫体可能不完整，故在作鉴定时，应予以注意。

(2) 青蛙解剖找曼氏裂头蚴：取活青蛙，处死，在大腿肌肉部位找灰白色小圆点，用针挑出，放置在有生理盐水的玻璃平皿中观察，可见虫体活动。

【实验结果】

比较已学过的几种绦虫孕节片形态。

【思考题】

1. 裂头蚴有何形态特点？

2. 裂头蚴在人体寄居有哪些危害?

3. 因误食虫卵而感染的绦虫病有哪几种?

4. 针对学过的几种人体绦虫病有哪些实验诊断方法?

(五) 其他绦虫

【实验目的】

了解与诊断有关的阶段形态和诊断方法。

【实验方法】

1. 多房棘球绦虫(*Echinococcus multilocularis*)

(1) 生活史简介:多房棘球绦虫成虫寄生在狐、狗、狼、猫等终宿主小肠内,随粪便排出的孕节或虫卵被中间宿主野生啮齿动物(主要为鼠类)吞食,则在其体内发育为泡球蚴。含泡球蚴的器官被终宿主食入,在其小肠内发育为成虫。人因误食虫卵,可在体内发育为泡球蚴。

(2) 泡球蚴形态:为淡黄色或白色囊泡状团块,囊泡圆形或椭圆形,直径为 0.1~1mm,大的可达 3mm,囊壁虽有角皮层和生发层,但角皮层常不完整。囊壁与周围组织间没有纤维性膜形成的明显界限,囊内含胶状物,人体感染的泡球蚴囊泡内无原头节。

(3) 诊断方法:基本同细粒棘球绦虫的病原检查与免疫诊断方法。由于泡球蚴周围缺乏纤维组织被膜,虫体抗原很容易进入血液,故免疫诊断效果尤佳。

2. 犬复孔绦虫(*Dipylidium caninum*)

(1) 生活史简介:犬复孔绦虫成虫主要寄生于犬、猫小肠内。脱落的孕节随粪便排出或自动逸出肛门,散出的虫卵被中间宿主蚤类幼虫食入,并在其体内孵化出六钩蚴。当蚤类幼虫逐渐发育为成虫,六钩蚴则发育为似囊尾蚴。受染的病蚤被终宿主吞食后,就在其体内发育为成虫,人类的感染是因误食含似囊尾蚴的蚤所致,人可作为其终宿主。

(2) 形态观察

1) 虫卵玻片(标本示教):圆球形,中等偏小,卵壳两层,薄而透明,内含一个六钩蚴。

2) 孕节(标本示教):呈长方形,孕节有两个生殖孔对称地分列于节片近中部的两侧缘。子宫呈网状,内含若干个储卵囊,每个储卵囊内含虫卵 2~40 个。

(3) 病原诊断:粪检虫卵或孕节片。

3. 西里伯瑞列绦虫(*Raillietina celebensis*)

(1) 生活史简介:西里伯瑞列绦虫成虫寄生于鼠肠内,孕节脱落随粪便排出体外。虫卵在中间宿主蚂蚁体内发育为似囊尾蚴,含有似囊尾蚴的蚂蚁被终宿主鼠食入,则在其体内发育为成虫。人体感染可能由于误食感染的蚂蚁所致,人为其终宿主。

(2) 形态观察:示教标本

1) 虫卵(玻片标本):呈橄榄形,大小约为 45μm×27μm,具有内外两层薄壳,内含一圆形的六钩蚴。

2) 孕节(染色标本):外形略呈椭圆,白色,孕节内充满圆形或椭圆形的储卵囊,有 300~400 个,每个储卵囊内含 1~4 个虫卵。

3) 病原诊断:粪检虫卵或孕节。

(朱名胜)

第二节　医　学　原　虫

一、叶　足　虫

(一) 溶组织内阿米巴与结肠内阿米巴(*Entamoeba coli*)

溶组织内阿米巴(*Entamoeba histolytica*)的生活史主要有滋养体和包囊两个时期。四核包囊为感染期,肠腔内的滋养体在一定条件下侵入宿主组织,并引起病变。

结肠内阿米巴(*Entamoeba coli*)是人体肠道常见的共栖原虫,常与溶组织内阿米巴共同存在。其形态与溶组织内阿米巴相似。

【实验目的】

(1) 掌握溶组织内阿米巴滋养体、包囊的形态特征;粪便生理盐水涂片法及原虫包囊的碘液染色方法。

(2) 熟悉检查溶组织内阿米巴滋养体时的注意事项。

(3) 了解结肠内阿米巴滋养体、包囊的形态特征。

【实验材料】

1. **标本**　溶组织内阿米巴滋养体铁苏木素染色玻片标本、溶组织内阿米巴包囊铁苏木素染色玻片标本、阿米巴包囊悬混液。

2. **其他**　显微镜、香柏油、载玻片、盖玻片。

【实验方法】

1. **形态观察**

(1) 溶组织内阿米巴滋养体

1) 滋养体活体标本:①用自由生活阿米巴滋养体作替代:直接涂片镜下观察。②患者脓血便标本:取少量脓血便涂在滴有生理盐水的载玻片上,盖上盖玻片,置显微镜下立即检查。当室温在15℃以下时,最好在保温箱中或有保温铜片装置的显微镜下检查,否则虫体很快就停止运动。溶组织内阿米巴滋养体在排出人体后,在20~27℃的条件下,作定向的变形运动(阿米巴运动)。虫体内、外质分界清楚,外质薄而透明,内质颗粒状,其中常有被吞噬的带浅黄绿色的红细胞。

2) 滋养体(铁苏木素染色玻片标本):虫体为椭圆形或圆形,较生活时偏小。虫体外质较透明,内质颗粒状。滋养体的内质中往往可见到被吞噬的红细胞(染成深蓝黑色),细胞核一个,圆形,泡状;核周染粒大小均匀,排列整齐;核仁细小,位于中央;核仁与核膜之间有网状核丝相连(彩图74)。

HE染色肠组织切片标本:先于低倍镜下检查见到肠黏膜一缺损处,再换高倍镜于黏膜下层或溃疡边缘查滋养体。

(2) 溶组织内阿米巴包囊

1) 悬滴液标本或新鲜粪便标本:取悬液涂片或用竹签挑取含有阿米巴包囊的粪便少许,与玻片上一小滴生理盐水混匀。注意粪便涂片应做得较薄,先在低倍镜下观察,若见到边缘十分清晰光滑的小球,即转至高倍镜下观察。注意溶组织内阿米巴包囊未染色时的形态和结构。将标本从镜台上取下,加一小滴卢戈碘液于玻片一侧(碘液量不宜太多,否则着色过深,结构不易看清),用盖玻片一角将碘液与粪液混匀,盖上盖玻片。先在低倍镜下观察，见到黄色小球形结构，再转高倍镜。注意观察溶组织内阿米巴包囊的大小、外形、结构特点。囊壁不着色，但囊内虫体的边缘十分清楚，颜色较深。注意核的数量、核仁位置、有无糖原泡和拟染色体。

2) 铁苏木素染色标本：圆球形，直径 10~20μm，囊壁不着色，但可见包囊与周围粪渣间有空隙。核 1~4 个。核仁细小，多位于中央。一核、二核包囊内可见空泡状糖原泡及两端钝圆的拟染色体(彩图 75)。

(3) 结肠内阿米巴包囊

1) 悬滴液标本或新鲜粪便标本：取样涂片、碘液染色同溶组织内阿米巴包囊。观察时需注意与溶组织内阿米巴包囊区别，特别注意结肠内阿米巴包囊的大小、核的数量、核仁位置及拟染色体的形状。

2) 铁苏木素染色玻片标本：圆球形，直径 10~30μm，核 1~8 个，常见 8 个，核仁粗大，常偏于一侧。拟染色体常不清晰，呈碎片状或草束状，两端尖细不整(彩图 76)。

(4) 结肠内阿米巴滋养体(铁苏木素染色玻片标本示教)：胞质内、外质分界不明显，胞核的核周染粒粗细不均匀，排列不整齐，核仁较大，常偏于一侧。注意与溶组织内阿米巴滋养体比较观察(彩图 77)。

(5) 病理标本(示教)。

1) 肠壁溃疡及其切片标本：烧瓶样溃疡，并可见阿米巴滋养体(彩图 78)。

2) 阿米巴肝脓肿标本：肝脏有一巨大的脓肿腔，其中的组织已被溶解(彩图 79)。

2. 病原学诊断　在粪便、痰液、脓液中或用乙状结肠镜检、直肠镜取肠黏膜溃疡边缘活组织或刮取物中检查到滋养体或在成形粪便中检查到包囊为确诊依据。

3. 免疫诊断　常用作阿米巴肝脓肿的辅助诊断。常用方法有间接红细胞凝集试验、免疫荧光素标记抗体试验、酶联免疫吸附试验等。

4. 人工培养　溶组织内阿米巴常用培养基与培养方法见教材。

5. 技术操作

(1) 生理盐水直接涂片法：注意要快送快检，一般在 30min 内完成；涂片宜较薄；冬季注意粪便的保温；取脓血部分进行检查；注意与其他阿米巴滋养体鉴别。

(2) 生理盐水涂片碘染色法：注意与非致病阿米巴包囊及人芽囊原虫相鉴别。

(3) 汞醛碘离心沉淀法：取粪便 1g，加适量(约 10ml)汞醛碘液，充分混匀，用两层脱脂纱布过滤，再加入乙醚 4ml，振摇 2min，离心(200r/min)1~2min，即分成乙醚、粪渣、汞醛碘及沉淀物 4 层，弃去上面 3 层，取沉渣镜检阿米巴包囊。

(4) 活组织检查：乙状结肠镜检或纤维结肠镜加活检或刮拭物涂片；肝脓肿穿刺及脓液镜检查阿米巴滋养体。

【实验结果】

(1) 绘制溶组织内滋养体、包囊形态图并注明各部名称和放大倍数。

(2) 绘制结肠内阿米巴包囊形态图并注明各部名称和放大倍数。

【思考题】

1. 根据溶组织内阿米巴的生活史，在人群中进行传播的是哪个时期？其繁殖方式有何特点？哪个时期对受感染者直接造成损害？

2. 肠外阿米巴病主要危害哪些脏器？有哪些严重的临床表现？为什么大多数人感染后为无症状阿米巴带虫者？

3. 确诊肠道阿米巴病、肠外阿米巴病采取哪些实验诊断方法？能查到哪些时期？检查时应注意哪些事项？

4. 如何鉴别溶组织内阿米巴包囊和结肠内阿米巴包囊？

（二）致病性自由生活阿米巴

致病性自由生活阿米巴能在自然环境中生存繁殖并可在动物体内发育增殖。滋养体可经鼻腔，穿过鼻黏膜和筛状板，沿嗅神经侵入脑，引起脑损害，也可经伤口或眼结膜侵入人体。

【实验目的】

了解滋养体、包囊的基本形态。

【实验方法】

1. 福氏耐格里阿米巴

(1) 形态观察

1) 滋养体：长阿米巴形，$7\mu m \times 22\mu m$，向一端伸出伪足，运动活泼，细胞质内含有伸缩泡和食物泡。染色后泡状核内含有一大而致密的核仁，与核膜间有一明显间隙。在一定环境中可形成有 2 根鞭毛的滋养体。

2) 包囊：圆形，直径 $9\mu m$，单核，囊壁光滑，核的结构同滋养体。

(2) 病原学检查

1) 脑积液检查滋养体：脑脊液涂片检查滋养体。也可用脑脊液接种小鼠鼻腔，待小鼠发病后取脑组织检查。

2) 组织液培养法：检查福氏耐格里阿米巴。

2. 棘阿米巴

(1) 形态观察

1) 滋养体：长椭圆形，$10\sim40\mu m$，活动迟缓，表膜有棘状突起。

2) 包囊：圆形或类圆形，外壁常皱缩，内壁光滑，呈多边形。

(2) 病原学检查：同福氏耐格里阿米巴。

【实验结果】

说明自由生活阿米巴是如何感染人体的，应注意哪些预防措施？

二、鞭　毛　虫

（一）蓝氏贾第鞭毛虫

蓝氏贾第鞭毛虫(*Giardia lamblia*)简称贾第虫，有滋养体和包囊两个时期。滋养体寄生于十二指肠及胆囊内，以纵二分裂法繁殖；四核包囊是感染时期。蓝氏贾第鞭毛虫是一种机会致病性原虫。

【实验目的】

(1) 掌握蓝氏贾第鞭毛虫滋养体、包囊的形态特征

(2) 熟悉蓝氏贾第鞭毛虫的检查方法。

【实验材料】

1. 标本　蓝氏贾第鞭毛虫滋养体染色玻片标本、蓝氏贾第鞭毛虫包囊染色玻片标本、

蓝氏贾第鞭毛虫包囊悬混液。

2. **试剂及仪器** 普通离心机、33%硫酸锌。

3. **其他** 离心管、显微镜、香柏油、载玻片、盖玻片。

【内容与方法】

1. **形态观察**

(1) 滋养体(染色玻片标本)：倒置梨形，细胞核2个，呈泡状，内有1个较大的核仁(像1对鸡眼)；有鞭毛4对、轴柱1对及2个半月形的虫体(彩图80)。

(2) 包囊(染色玻片标本)：椭圆形，大小(10~14μm)×(7~10μm)，囊壁较厚，核4个，成对地分布在虫体的前半；内可见轴柱及鞭毛(彩图81)。

2. **病原检查** 在粪便或十二指肠液中检查包囊或滋养体。

3. **技术操作**

(1) 粪便生理盐水直接涂片法 水样稀便中检查滋养体；成形粪便碘液染色检查包囊。

(2) 粪便硫酸锌浮集法(示教)

1) 原理：利用包囊的比重小于硫酸锌溶液的比重，经离心后集中于液体表面。

2) 方法：取粪便1g，加清水10ml充分搅匀，经纱布过滤转入离心管内，2000r/min~2500r/min离心1min，倾去上清液，再加清水混匀，离心，如此重复3次。弃尽上清液，加33%硫酸锌溶液1~2ml，调匀后再加此液至距管口0.5cm处。以2000r/min离心1min，垂直放置离心管。用金属圈黏取表面液膜2~3次，置载玻片上加碘液镜检。

3) 注意事项：加硫酸锌溶液前要将管内残液尽量倒尽；用金属圈黏取液膜时不可搅动液面；离心后应立即取样检查，以免包囊下沉或变形。

(3) 十二指肠引流液检查法：多次粪便检查阴性而又疑为本病者可采用此法。可采用直接涂片或离心后取沉渣检查。缺点是患者不易接受。

(4) 十二指肠胶囊拖线法：受检者吞下装有尼龙线的胶囊，线的游离端留于口外，胶囊溶解后，尼龙线松开伸展，3~4h后到达十二指肠和空肠，滋养体黏附于尼龙线上，然后慢慢拉出尼龙线，刮取附着物加生理盐水涂片镜检。

【实验结果】

绘制蓝氏贾第鞭毛虫滋养体、包囊形态图并注明各部名称和放大倍数。

【思考题】

蓝氏贾第鞭毛虫寄生在人体什么部位？其致病情况和传播方式如何？

(二) 阴道毛滴虫

阴道毛虫(*Trichomonas vaginalis*)的生活史简单，仅有滋养体一个阶段，以纵二分裂法繁殖，通过直接或间接接触方式传播。

【实验目的】

掌握阴道毛滴虫滋养体的活动特点及形态特征；阴道毛滴虫的检查方法。

【实验材料】

1. **标本** 阴道毛滴虫滋养体染色玻片标本。

2. **其他** 显微镜、香柏油、载玻片、盖玻片。

【实验方法】

1. 形态观察

(1) 滋养体(染色标本)：梨形，前端有鞭毛4根，一侧有波动膜，其长度不超过虫体的一半，膜的外缘为后鞭毛；细胞核1个，椭圆形；虫体中央有轴柱穿过并向后端伸出(彩图82)。

(2) 滋养体(活标本)：取阴道分泌物或阴道毛滴虫活体培养涂片镜下观察虫体，为无色梨形小体，虫龄较老或气温较低时虫体变圆。虫体在液体中呈螺旋状转动。轴柱伸出虫体后端，往往黏附一些细胞碎屑。

2. 病原检查　在阴道分泌物中检查滋养体。

3. 技术操作

(1) 生理盐水直接涂片法：取阴道后穹隆及阴道壁部分泌物作生理盐水涂片镜检。冬季检查应注意保温。

(2) 滴虫培养法：取阴道分泌物置肝浸汤培养基中，于37℃孵育48h后镜检。

(3) 尿液检查：收集2~3ml初始尿液于消毒盛器内，离心沉淀，取沉淀物镜检或培养。

(4) 前列腺分泌物检查：以前列腺按摩法获取前列腺分泌物镜检或培养。

【实验结果】

绘制阴道毛滴虫滋养体形态图并注明各部名称和放大倍数。

【思考题】

1. 阴道毛滴虫寄生于人体什么部位，是如何传播的？

2. 阴道毛滴虫有何危害性？寄生后为什么可增加人体对其他病原体的易感性？

3. 阴道毛滴虫病病原学诊断方法包括哪些？

(三) 杜氏利什曼原虫

杜氏利什曼原虫(*Leishmania donovani*)主要寄生在人体单核吞噬细胞内，在人体内的发育阶段为无鞭毛体，在白蛉体内的发育阶段为前鞭毛体。

【实验目的】

(1) 掌握杜氏利什曼原虫无鞭毛体的形态特征。

(2) 熟悉前鞭毛体的形态特征。

(3) 了解白蛉的形态特点。

【实验材料】

1. 标本　杜氏利什曼原虫无鞭毛体染色玻片标本、杜氏利什曼原虫前鞭毛体染色玻片标本。

2. 实验动物与试剂　阳性沙鼠、无鞭毛体阳性鼠、乙醚、70%乙醇棉球、碘酒、瑞特染液。

3. 其他　解剖刀、剪刀、弯头钳、镊子、橡皮手套、研钵、鼠解剖板、载玻片、香柏油、显微镜、载玻片、盖玻片。

【内容与方法】

1. 形态观察

(1) 无鞭毛体(利杜体)：取肝脏或脾脏穿刺物涂片经吉姆萨染色的玻片标本，在低倍镜下找到涂片效果较好的部位，再换油镜观察。一个巨噬细胞内一般可见20~100个虫体，圆形或椭圆形，大小(2.9~5.7μm)×(1.8~4.0μm)；内有一个较大的球形核，呈红色或紫红色；杆状动基体位于核旁，着色较深。有时可见紧靠动基体旁有一点状基体，由此发出 1 条根丝体。感染较多时，可见到游离于细胞外的无鞭毛体，必须与血片中的血小板区别。较罕见的情况下，巨噬细胞内可见有荚膜组织胞浆菌寄生，其形态与利什曼原虫相似，但只有一核而无动基体，应注意鉴别(彩图 83)。

(2) 前鞭毛体(细滴体)：虫体呈梭形，核位于中部，动基体在前端较宽部位；基体在动基体之前，由此发出 1 根鞭毛游离于虫体外，常聚集成簇，排列呈菊花状(彩图 84)。

(3) 白蛉：体长 1.5~5mm，呈灰黄色，全身密被细毛；头部球形，复眼大而黑，触角细长，口器为刺吸式，喙约与头等长；胸背隆起呈驼背状；翅狭长，末端尖，上有许多长毛；足细长，多毛。

2. 病原检查 从患者组织中查见无鞭毛体为确诊依据。

3. 免疫诊断 常用的有 ELISA、IHA 法。

4. 技术操作

(1) 骨髓、淋巴结穿刺和皮肤活组织涂片检查杜氏利什曼原虫：杜氏利什曼原虫在巨噬细胞丰富的肝、脾、骨髓及淋巴结中可以查见。临床上常采用安全、检出率高的骨髓穿刺法进行检查(实验可用无鞭毛体阳性的沙鼠脾代替)。

操作：麻醉沙鼠并固定在解剖板上；戴手套，在无菌操作下剖开鼠腹，取出脾；切开脾，将脾的剖面在载玻片上作印片或涂片，待自然干燥后，用瑞特或吉姆萨染色；镜检。

(2) 人工培养检查鞭毛体

(3) 动物接种：用于科研、教学或临床检验的需要，将无鞭毛体接种于地鼠或长爪沙鼠体内进行保种或病原学检查。

操作：按上述各步准备阳性鼠肝或脾混悬液；用消毒的卡介苗注射器吸取 0.5ml 悬液注入健康沙鼠腹腔内，经 3~4 周后按上法的操作检查实验鼠是否已受感染。

【实验结果】

绘制杜氏利什曼原虫无鞭毛体、前鞭毛体形态图并注明各部名称和放大倍数。

【思考题】

1. 临床诊断黑热病常采用哪些病原学的实验方法?

2. 黑热病原虫生活史过程有哪些阶段? 各阶段的形态特征?

3. 杜氏利什曼原虫可引起哪些常见的临床表现? 主要寄生在人体的哪些器官?

三、孢 子 虫

(一) 疟原虫

人体寄生性疟原虫(*malaria parasite*)共有 4 种(间日疟原虫、三日疟原虫、恶性疟原虫和卵形疟原虫)，其中在我国流行严重的是间日疟原虫和恶性疟原虫。疟原虫在人体的寄居部位为肝细胞和红细胞，在红细胞内的寄生时期为主要致病阶段，引起的疾病叫疟疾。

【实验目的】

(1) 掌握间日疟原虫红内期各阶段及配子体的形态特征；恶性疟原虫环状体及配子体形态特征；薄血膜的制作及瑞特、吉姆萨染色方法。

(2) 熟悉厚血膜的制作及厚涂片中疟原虫的形态特点。

(3) 了解三日疟原虫、卵形疟原虫的形态特点。

【实验材料】

1. **标本**　疟原虫薄血片吉姆萨染色玻片标本、疟原虫厚血片吉姆萨染色玻片标本。

2. **试剂**　甲醇、吉姆萨染液。

3. **其他**　香柏油、显微镜、载玻片、盖玻片。

【实验方法】

1. **形态观察**

(1) 间日疟原虫红内期与配子体

1) 薄血片吉姆萨染色标本：①环状体(早期滋养体)：呈环状，细胞质蓝色环形，中间有空泡；核红色点状，位于环之一侧，约占红细胞直径的 1/3(彩图 85)。②大滋养体(晚期滋养体)：形状多不规则，细胞质增多，出现黄褐色疟色素。核增大，但未分裂(彩图 86)。③未成熟裂殖体(早期裂殖体)：细胞质不分裂，虫体渐呈圆形，空泡消失。细胞质内疟色素仍较多并开始集中；核开始分裂，数目在 2 个以上(彩图 87)。④成熟裂殖体(晚期裂殖体)：裂殖子为 12~24 个，排列不规则，疟色素集中成堆，虫体占满胀大的红细胞(彩图 88)。⑤配子体：体积较大，圆形或椭圆形。细胞质规则，没有空泡。核 1 个，坚实或疏松。疟色素颗粒较多，分布均匀(彩图 89)。

2) 厚血片吉姆萨染色标本：①环状体(早期滋养体)：体积较小，形状大多为惊叹号"!"、问号"?"状、飞鸟状或间断的环状，有时可见完整环状。空泡有或无，核 1 个。②大滋养体(晚期滋养体)：体积较大，形状多不规则，胞质断裂成块，核较大，1 个。疟色素颗粒较明显。③未成熟裂殖体(早期裂殖体)：体积较大，形状不规则或较规则，核 2 个以上，疟色素颗粒较多。④成熟裂殖体(晚期裂殖体)：体积较大，为不规则的圆形或椭圆形，核 12 个以上。疟色素集中成块。⑤配子体：体积较大，圆形或椭圆形。细胞质有时断裂成块或腐蚀(有不着色的缺损处)。核 1 个，坚实或疏松。疟色素颗粒较多，分布均匀。

(2) 恶性疟原虫环状体与配子体(吉姆萨染色示教标本)

1) 环状体(早期滋养体)：纤细，直径约为红细胞的 1/6，有 1~2 个核(核的早期分裂)，有时寄生于红细胞的边缘，核突出于红细胞外缘，胞质只有两条弧形的线，如飞鸟状。

2) 配子体：香蕉状，核及疟色素均集中于中央。有时，受疟原虫寄生的红细胞外缘看不清(彩图 90)。

(3) 三日疟原虫裂殖体(吉姆萨染色示教标本)：核 6~12 个，呈单瓣菊花状排列，疟色素聚集于中央。

(4) 子孢子(玻片染色示教标本)：细长梭状，内含一个紫红色的核。

(5) 卵囊(玻片染色示教标本)：蚊胃壁上圆形的小囊，成熟的还可见其内有成簇排列的子孢子。

(6) 按蚊：翅脉上有黑白鳞片组成的斑点。

2. **病原学检查**　血液中查见疟原虫为诊断依据。

3. **技术操作**

(1) 薄血膜染色法：此法的优点是疟原虫形态典型，容易鉴虫种；缺点是原虫数量较少，检查费时，容易漏检。

1) 原理：疟原虫寄生于红细胞内，采血制成薄血膜后染色镜检可查见原虫。

2) 薄血膜制作及吉氏染色方法：①耳垂皮肤消毒，采血；②推片：左手用拇指和示指握住玻片两端，右手取一干净推片握住两边，用推片的一端去刮取耳垂或手指血，迅速按在玻片中段面上，使推片和玻片呈 30° 角往前轻轻推去，推片角度与血膜的厚薄有关；③血膜的规格：血膜要求玻片两边留有余地，尾部末端要呈舌形；④血片干燥，甲醇固定；⑤吉姆萨染色：将吉姆萨原液(染色配制方法见规划教材)用 pH 6.8~7.2 的缓冲液作 15~20 倍稀释。在血膜上滴加稀释的吉姆萨染液，染色 20~30min(37℃条件下仅需 15min)，用自来水轻轻冲洗，干燥后镜检。

3) 注意事项：①取载玻片时，指面不要捏住玻片，以防皮脂腺分泌物污染玻片；②推片时速度须均匀，以防血膜上出现条状横纹；③涂片干燥过程中要防止蝇类舐食。

(2) 厚血膜染色法：此法取血量多于薄血膜法，而血膜面积较小，能达到浓集疟原虫的目的，故可提高检出率。但因此法红细胞被溶解，疟原虫虫体皱缩，虫体鉴定较困难，故一般应同时制作厚薄血膜。

(3) 红细胞沉降率棕黄色层定量检查法(QBC)方法：其原理是感染疟原虫的红细胞比正常红细胞轻，又比白细胞重，离心后分层，受染红细胞即集中于正常红细胞压比容的上面。操作方法如下：指尖采血置于装有 0.01% 丫啶橙、草酸钾、肝素、EDTA 和 1 个与白细胞比重相同的塑料浮子的特制毛细管中，再加塑料封帽于管的另一端，10 000×g 离心 5min。将 QBC 管水平放在有口的专用板上，滴香柏油，镜检；用落射荧光显微镜检查 1min。疟原虫胞核呈绿色光点，胞质为橘黄或红色，多集中于白细胞与正常红细胞交界处约 1mm 的区带中。白细胞的核虽亦呈绿色光点，但至少比疟原虫的核大 5 倍，可根据光点的大小和形状区别之。

【实验结果】

用彩色铅笔绘出观察到的各期疟原虫并注明各部名称和放大倍数。

【思考题】

1. 人是疟原虫的什么宿主？按蚊是什么宿主？间日疟原虫红细胞内期包括哪些阶段？

2. 根据间日疟原虫的生活史解释疟疾的潜伏期、周期性寒热发作、复发和再燃？

3. 在恶性疟患者的外周血液中能查到恶性疟原虫的哪个时期？为什么？

(二) 机会致病原虫

有些原虫在感染免疫功能正常的个体，宿主并不表现临床症状，暂时处于隐性感染状态。但当机体抵抗力下降或免疫功能不全时，例如艾滋病患者、长期接受免疫抑制剂治疗或晚期肿瘤病人，这些原虫的繁殖能力和致病力增强起来，患者出现明显的临床症状，甚至危及生命。这些原虫被称为机会致病原虫(Opportunistic protozoan)，如弓形虫、隐孢子虫等。

【实验目的】

(1) 掌握弓形虫滋养体形态和检查方法。

(2) 熟悉隐孢子虫卵囊形态和检查方法。

(3) 了解弓形虫、隐孢子虫的生活史与致病性。

【实验材料】

1. **标本** 弓形虫滋养体染色玻片标本、隐孢子虫卵囊染色玻片标本。

2. 其他　香柏油、显微镜、载玻片、盖玻片。

【内容与方法】

1. 刚地弓形虫(*Toxoplasma gondii*)

(1) 形态观察：滋养体形态(示教)，香蕉形或半月形，一端较尖，一端钝圆；长 4~7μm，吉姆萨染色可见一红色的核，位于虫体中央，核仁较大，细胞质呈淡蓝色(彩图 91)。

(2) 病原学检查：在各组织、细胞和体液中查到滋养体为确诊依据。

(3) 免疫诊断：常用的诊断方法有染色试验、IHA、ELISA 等。

(4) 技术操作

1) 患者体液直接涂片法：将体液离心沉淀，取沉渣涂片，作瑞特、吉姆萨染色。

2) 虫体分离法：取患者体液或病理材料做成悬液接种小鼠，一周后如为阴性应取小鼠内脏及脑组织盲传 1~2 代。

3) 染色试验：为弓形虫特有的经典的血清学方法。

2. 微小隐孢子虫(*Cryptosporidium parvum*)

(1) 形态观察：卵囊形态观察(示教)，圆形或椭圆形，直径 4~7μm，经金铵-酚染色结合改良抗酸染色后，可见内有 4 个月牙形子孢子，排列不规则，有时可见黑色残留体。

(2) 病原学检查：从患者粪便中或肠黏膜刮拭物中查找卵囊。

(3) 技术操作：金胺-酚改良抗酸染色法。

1) 试剂配制

A 液：金胺 0.1g，苯酚 5.0g，蒸馏水 100ml。

B 液：盐酸 3ml，95%乙醇 100ml。

C 液：高锰酸钾 0.5g，蒸馏水 100ml。

D 液：酸性复红 4.0g，95%乙醇 20ml，苯酚 8g，蒸馏水 100ml。

E 液：浓硫酸 20ml 缓缓加入 90ml 蒸馏水中，边加边摇。

F 液：孔雀绿 0.2g，溶于 100ml 蒸馏水中。

2) 染色方法：先将粪便在洁净的载玻片上涂成薄膜，自然干燥后用甲醇固定 5min。滴加 A 液于粪膜上，10~15min 后水洗；滴加 B 液 1min 后水洗；最后滴 C 液，1min 后水洗，待干。然后滴加 D 液于标本上，5~10min 后水洗；滴加 E 液 1~10min 后水洗；滴加 F 液 1min 后水洗，待干，置显微镜(油镜)下观察。

3) 结果观察：镜下可见隐孢子虫卵囊呈玫瑰红色，圆形或椭圆形，背景蓝绿色。

四、纤 毛 虫

结肠小袋纤毛虫

【实验目的】

熟悉结肠小袋纤毛虫的形态特点。

【实验方法】

1. 形态观察

(1) 滋养体(铁苏木素染色示教标本)：为人体寄生原虫中最大者，呈椭圆形，大小为(50~200μm)×(20~80μm)。体表有许多纤毛，体前端有一胞口，下连漏斗状的胞咽，后端可见胞肛。有核 2 个，大核肾形，小核球形并位于大核的凹陷部。

(2) 包囊：圆形或椭圆形，囊壁较厚，囊内细胞质呈颗粒状，有大核 1 个。

2. 病原检查 用粪便生理盐水直接涂片法查滋养体和包囊。此外，还可用纤维肠镜活组织检查滋养体。

【实验结果】

结肠小袋纤毛虫可寄生于哪些动物？人是如何感染的？对人有何危害？

(杨树国)

第三节 医学节肢动物

一、昆 虫

（一）蚊

蚊(Mosquito)属于双翅目(Diptera)、蚊科(Culicidae)，是最重要的一类医学昆虫类群，蚊分布很广，种类很多，迄今为止全世界已记录蚊虫共 3 亚科、38 属、3350 多种和亚种。我国已发现蚊类有 18 属 374 种(亚种)，与疾病有关的常见蚊类有按蚊、库蚊、伊蚊三个属，蚊的发育为完全变态，生活史包括卵、幼虫、蛹和成虫 4 个阶段。

【实验目的】

(1) 掌握医学昆虫的范畴及其与疾病的关系。

(2) 熟悉蚊虫生活史中各期的一般形态，三属蚊的幼虫和成蚊的形态特征，三属蚊的鉴别要点。

(3) 了解昆虫全变态的含义及生态。

【实验材料】

1. 标本 三属蚊卵玻片标本、成蚊针插标本、幼虫玻片标本、蚊蛹玻片标本、雌、雄蚊头部玻片标本。

2. 其他 显微镜。

【实验方法】

1. 形态观察

(1) 蚊卵(活标本及玻片标本)：分别用肉眼和低倍镜观察。

1) 按蚊卵：卵体形呈舟状，中部两侧有浮囊，分散，常排成图案状，产出后浮在水面。

2) 库蚊卵：卵呈圆锥形，一端较粗，无浮囊，棕黄色，卵产出后多个相聚成筏，直立浮在水面。

3) 伊蚊卵：卵呈纺锤形，无浮囊，色较深，卵产出后单个分散沉于水底。

(2) 蚊幼虫(活标本及玻片标本)：分别在盛水容器中观察或用低倍镜观察，活幼虫在水面下进行呼吸时，按蚊的幼虫与水面平行，库蚊与伊蚊的幼虫在水面下进行呼吸时，虫体与水面成角度，头下垂，呼吸器露出水面。蚊幼虫受惊时迅速下沉，运动活泼。

幼虫(玻片标本) 用低倍镜观察：

1) 按蚊幼虫：虫体分头、胸、腹三部分；腹部分 9 节，第 3~7 腹节背面两侧，每腹节各有 1 对发育完善的掌状毛；前 8 腹节背面中央有背板，第 8 腹节背面有呼吸孔 1 对，但无呼吸管。

2) 库蚊幼虫：虫体分节同按蚊，腹部背面无掌状毛及背板。第 8 腹节背面无呼吸孔，但在第 8 腹节后缘背面伸出一细长的呼吸管，管上有数对毛丛及两行梳齿。

3) 伊蚊幼虫：与库蚊幼虫相似，但呼吸管一般较粗短，呼吸管上只有 1 对毛丛。

(3) 蚊蛹(活标本玻片标本)：分别在盛水容器中观察和低倍镜下观察。

蚊蛹呈逗点状，膨大的部分是头胸部，弯曲狭小部分是腹部，胸部有 1 对喇叭状呼吸管，在水面下呼吸时，其开口露出水面。按蚊蛹形如逗点，呼吸管口阔，形似漏斗状，管口有裂隙。库蚊蛹形似按蚊蛹，但呼吸管细长，呈管状。伊蚊蛹形似按蚊蛹，但呼吸管短而宽，管口呈三角形或斜面，无裂隙。蛹受惊迅速下沉。

观察蚊蛹玻片标本时，注意观察蛹的一般形态结构及呼吸管的特征。

(4) 成蚊(针插标本)：肉眼观察(彩图 92)。成蚊分头、胸、腹三部分，头部似半球形，有复眼和触角各 1 对，触角分 15 节，各鞭节上都有轮毛，雌蚊的轮毛短而稀，雄蚊的轮毛长而密。有触须 1 对及喙一根，较粗长而不分节。胸部分前胸、中胸和后胸，其背面有翅膀 1 对，翅狭而长，有平衡棒 1 对。从胸部下方生长出足 3 对，细而长。鉴别要点为：喙长，翅脉上及翅后缘都有鳞片。腹部共分 11 节，第 2~7 节明显，第 8~11 节转变为外生殖器，前 7 节分别由一背板、一腹板和两块侧膜组成。背板与腹板之间有一气门。雌蚊尾端有尾须 1 对，雄蚊尾端是 1 对钳状的抱器。生殖系统的形态是鉴定蚊种的重要依据。三属成蚊形态鉴别如下：

1) 按蚊：蚊体通常呈灰褐色，雌蚊触须与喙等长，雄蚊触须长，末端膨大。翅上大多一致，具有黑白鳞片所组成的斑点。

2) 库蚊：蚊体常呈黄褐色，雌蚊触须短于喙，雄蚊触须长，但末端不膨大。翅上鳞片大多一致。

3) 伊蚊：蚊体常呈黑色，雌蚊触须短于喙，雄蚊触须与喙等长，但末端不膨大，翅上鳞片大多一致，大多蚊种在胸腹及足上有白纹饰，如白蚊伊蚊的中胸背板前部正中有一白色纵纹。

4) 蚊的翅脉：低倍镜或放大镜观察，翅狭长，分翅基、翅尖、前缘及后缘各部，翅上有从翅基向翅尖走向的翅脉，称纵脉。蚊的纵脉有前缘脉、亚前缘脉及第 1、2、3、4、5、6 等纵脉，其中第 2、4、5 纵脉各分两支，其余均为单支。

在翅脉和翅的后缘上均被有纵脉和鳞片，后缘上的鳞又称缘缨(fringe)。

(5) 雌、雄蚊头部(玻片标本)：仔细观察眼、触角、触须及喙的结构。喙是怎样构成的？各有何特征？如何区别雌、雄蚊？

2. 国内常见蚊种

(1) 中华按蚊：体中型，灰褐色。触须具有 4 个白环，顶端 2 个较宽，另 2 个较窄；翅前缘具 2 个白斑，尖端白斑大，后足 1~4 跗节具窄端白环。该蚊是疟疾和马来丝虫病的主要传播媒介。

(2) 嗜人按蚊：与中华按蚊相似，体中型，灰色，但触须较细，第 4 白环很窄或缺如；翅前缘基部一致暗色，尖端白斑小。该蚊是疟疾和马来丝虫病的重要传播媒介。

(3) 微小按蚊：体小，棕褐色。雌蚊触须具 3 个白环，末端 2 个白环等长并夹一约等长的黑环；翅前脉具有 4 个白斑。各足跗节一致暗色，是疟疾的主要传播媒介。

(4) 大劣按蚊：体中型，灰褐色。雌蚊触须具 4 个白环，顶端白环最宽。翅前缘脉有 6 个白斑，各足股节和胫节都有白斑，后足胫节和第 1 跗节关节处有一明显的宽白环。该蚊是传播疟疾的主要传播媒介。

(5) 淡色库蚊与致倦库蚊：其共同特征是，淡褐色，喙无白环；各足跗节无淡色环；腹部背面有基白带，但淡色库蚊基白带下缘平整，而致倦库蚊基白带的下缘呈弧状。这两种库蚊是班氏丝虫病的主要传播媒介。

(6) 三带喙库蚊：体小，棕褐色。喙中段有一宽阔白环，触须尖端为白色；各足跗节基部有一细窄的白环；腹节背面基部均有中间稍向下突出的淡黄色狭带。该蚊是流行性乙型脑炎的重要传播媒介。

(7) 白蚊伊蚊：体中等，黑色，有银白色斑纹。在中胸盾片上有一正中白色纵纹，自盾片前缘向后达盾片的 2/3 处。后跗节 1~4 节有基白环，末节全白。腹部背面 2~6 节有基白带。该蚊是登革热的重要媒介，还能传播乙型脑炎。见图：

3. 医学意义 蚊叮刺人吸血，被叮刺处有痒感，重者出现丘疹样荨麻疹，影响工作和睡眠。蚊还可传播疾病，生物性传播是蚊类主要传播方式，所传播的疾病有疟疾、丝虫病、流行性乙型脑炎、登革热、黄热病、其他病毒病。

【实验结果】

观察标本，填写三属蚊虫主要形态表 (表 6-2)。

表 6-2　三属蚊虫主要形态鉴别表

虫期	区别／属名	按蚊	库蚊	伊蚊
成虫	蚊体颜色			
	雄蚊触须			
	雌蚊触须			
	翅			
	停落时的姿态			
幼虫	呼吸管			
	掌状毛			
	静态			
蛹	呼吸管			

【思考题】

1. 蚊可传播哪些疾病？通过什么方式传播？
2. 三属蚊卵、幼虫和成蚊有何区别？
3. 何为生态？以蚊为例，说明生态包括哪些内容？

(二) 蝇

蝇(*Fly*)属于双翅目环裂亚目，种类繁多，全世界已知道 10 000 余种，我国记录有 1600 余种，经常出没于人畜居住场所的附近，与人的关系极为密切，是多种疾病的传播媒介。蝇的发育为完全变态，生活史包括卵、幼虫、蛹和成虫 4 个阶段。

【实验目的】

(1) 掌握成蝇的形态结构。

(2) 熟悉蝇生活史各期形态特征及重要的蝇种的分类特征。

(3) 了解蝇口器的结构特点、形态结构与致病的关系。

【实验材料】

1. **标本**　成蝇针插标本、蝇幼虫瓶装标本、蝇蛹瓶装标本、蝇卵玻片标本、蝇口器玻片标本。

2. **其他**　显微镜。

【实验方法】

1. **形态观察**

(1) 成虫(针插标本)：用放大镜或肉眼观察。体长 4~14mm，一类体呈暗灰、黑灰、黄褐、暗褐等色；另一类多呈蓝绿、青、紫等金属光泽。全身披有鬃毛。分头、胸、腹三部分。头部近半球形，两侧有复眼 1 对，头顶有 3 个排成三角形的单眼。颜面中央有 1 对触角，分 3 节，第三节最长，其基部前外侧有根触角芒。口器位于头前。胸部分前、中、后胸，中胸特别发达，中胸背板两侧有翅 1 对，后胸侧板的上方有平衡棒 1 对，有足 3 对。腹部圆筒状，末端尖圆，分 10 节。外观仅见 5 节，其余变为外生殖器。常见的 4 种蝇类的识别如下：

1) 饭蝇：中等大小，深灰色，无金属光泽。胸背部有 4 条纵行黑纹(彩图 93)。

2) 麻蝇：蝇体较大，体灰色，无金属光泽，胸背部有 3 条黑色纵纹，腹部背面有棋盘状相间的黑白斑。

3) 绿蝇：中等大小，有绿色的金属光泽，颊(复眼下方)部呈银白色。

4) 大头金蝇：体肥胖，头比胸宽，具有蓝绿色金属光泽，颊部呈橘黄色，复眼深红色。

(2) 虫卵(玻片标本)：低倍镜观察。蝇卵呈椭圆形或香蕉形，长约 1mm，乳白色，常堆积成卵块。

(3) 幼虫(瓶装标本)：肉眼观察。多呈乳白色，圆柱形，前尖后钝，后端呈切断状，无足、无眼，后端有色较深的后气门 1 对。

(4) 幼虫(玻片标本)：前端较尖，头一节尖小，有口钩 1 对，胸 3 节。第 1 节两侧有前气门 1 对，腹 10 节，第 8 节后侧有后气门一对，由气门环、气门裂和气门钮构成。第 10 节变为肛板，中间有肛孔。幼虫的口钩、前气门、后气门以及肛板的形状是幼虫分类的重要依据。

(5) 蛹(瓶装标本)：呈圆筒状，长 5~8mm，棕褐色或黑色，蛹壳即幼虫的外皮，故有分节的痕迹。

(6) 蝇口器(玻片标本)：非吸血蝇的口器为舐吸式，由基喙、中喙和口盘(含有唇瓣 1 对)组成，基喙上有触须 1 对。口器可伸缩折叠，以口盘直接舐吸食物。吸血蝇的口器为刺吸式，由下唇、上唇及舌构成。下唇末端唇瓣很小，具有齿，齿间有叶状割片。

蝇蛆的鉴定：从患者患部取出虫体，在 10%的氢氧化钠溶液中消化，除去附着的肌肉及其他组织，水洗后，加阿拉伯树脂胶透明封片，镜检并鉴定虫种。重点观察后气门，如后气门环是否完整，气门钮的发育程度和位置，气门内是 3 个气门裂还是许多细孔，气门裂的形状、排列和位置，整个后气门的形状以及 2 个后气门的距离等。

2. **医学意义**　包括成虫传播多种疾病和蝇幼虫引起的蝇蛆病。

(1) 机械性传播：是蝇类主要传病方式。可传播痢疾、霍乱、伤寒、副伤寒、脊髓灰质炎、肝炎、肠道原虫病、肠道蠕虫病、结核病、细菌性皮炎、雅司病、沙眼和结膜炎等。传播媒介是非吸血蝇类。

(2) 生物性传播：舌蝇(采采蝇)能传播人体锥虫病(睡眠病)，蝇类可作为眼结膜吸吮线虫的中间宿主。

(3) 蝇蛆病：蝇类幼虫寄生人体和动物的组织器官所引起的疾病，如眼蝇蛆病，皮肤蝇蛆病，泌尿生殖道蝇蛆病，创伤蝇蛆病，耳、鼻、咽和口腔蝇蛆病等。能引起蝇蛆病的蝇类有皮蝇、家蝇、绿蝇、厩腐蝇、麻蝇、丽蝇、胃蝇、大头金蝇、狂蝇等。

3. 病原诊断 蝇蛆病的诊断凭检获蝇幼虫即可确诊。

【实验结果】

如何鉴定蝇蛆？

【思考题】

1. 蝇的分类依据是什么？
2. 蝇类能传播哪些疾病？传播疾病的方式是什么？
3. 什么是生物性传播和机械性传播？
4. 试以蚊、蝇为例说明昆虫成虫形态和生活史一般特征。

(三) 白蛉

白蛉(*Sand flies*)属双翅目、长角亚目、白蛉科，种类繁多，我国已报道 40 余种(亚种)。白蛉的发育过程为完全变态，生活史包括卵、幼虫、蛹和成虫 4 个阶段。

【实验目的】

(1) 掌握白蛉成虫的形态特征。
(2) 熟悉白蛉与黑热病的关系。
(3) 了解白蛉的生态。

【实验材料】

1. 标本 白蛉成虫针插标本、白蛉卵玻片标本。

2. 其他 显微镜、放大镜。

【实验方法】

1. 形态观察

(1) 成虫(针插标本)：用放大镜或低倍镜观察。成虫体呈灰黄色或浅灰色，体长1.5~4.0mm，全身密被细毛。头部球形，复眼大而黑，无单眼，触角细长，分 6 节。有刺吸式口器，短粗，约与头等长，触须向下后方弯曲。胸背隆起呈驼背状，翅膀狭长，末端尖，被有细毛。足细长，腹部第 2~6 节背面的毛多为竖立。腹部后端，雌蛉有 1 对尾须；雄蛉形成复杂的外生殖器。

(2) 卵(玻片标本)：略呈长椭圆形，卵壳具横纹，长约 0.4mm，棕褐色。

2. 医学意义 白蛉除叮人吸血外，在我国可传播黑热病，主要的种类有：中华白蛉，是除新疆、甘肃西部及内蒙古额济纳旗以外地区黑热病的主要传播媒介；长管白蛉，是新疆南部老居民区黑热病的传播媒介；亚历山大白蛉是新疆地区黑热病的传播媒介；吴氏白蛉是新疆和内蒙古西部等荒漠地区黑热病的传播媒介。

3. **病原检查**　在栖息地捕获成虫标本进行鉴定。

【实验结果】

简述白蛉与人体寄生虫病的关系。

【思考题】

1. 黑热病的致病机制与主要临床表现。

2. 杜氏利什曼原虫在白蛉体内如何完成生长发育？

(四) 虱

虱(*Louse*)是鸟类和哺乳类动物的体外永久性寄生虫，寄生于人体的有人虱和耻阴虱。人虱又分两个亚种，即人体虱和人头虱，虱的发育为不完全变态，生活史包括卵、若虫和成虫3个阶段。人虱可传播多种疾病，耻阴虱感染已被WHO列为性病之一。

【实验目的】

(1) 掌握人虱和耻阴虱成虫的形态特征。

(2) 熟悉虱虫卵的形态特征。

(3) 了解虱与疾病的关系。

【实验材料】

1. **标本**　人虱成虫玻片标本、耻阴虱成虫玻片标本、虱卵玻片标本。

2. **其他**　显微镜、放大镜。

【实验方法】

1. **形态观察**

(1) 成虫(玻片标本)：用放大镜或低倍镜观察。

1) 人虱：背腹扁平，体狭长，灰白色。雌虫体长2.5~4.2mm，雄虫体长2.0~3.5mm。头部略呈菱形，有刺吸式口器，触角1对，分5节约与头相等。触角后有眼1对。胸部3节融合，中胸背面两侧有气门1对。无翅，足3对，跗节末端有爪，爪与胫突合拢形成抓握器。腹部分节明显，外观可分8节，第3~8节片上均有气门，雄虱腹部末端圆钝，有交合刺伸出。雌虱腹部末端有两片尾叶。人体虱和人头虱形态区别甚微，仅在于人头虱体略小、体色稍深、触角较粗短。

2) 耻阴虱：虫体灰白色，体形宽短似蟹，雌虱体长1.5~2mm，宽为1.5mm，雄性稍小，头短，触角1对，分5节，两性相同。眼位于触角后突上。胸部宽而短，气门6对。足3对，前足及爪均细小，中后足胫节和爪明显粗壮，胸和腹部背面有棘状刚毛，腹部第5~8节侧喙锥形突起，上有刚毛，第8节侧突较长。

(2) 卵(玻片标本)：略呈卵圆形，白色而稍透明，大小为0.3mm×0.8mm，一端有一小盖，盖上有一些气室及小孔，卵内有一胚胎，常黏附于毛发或衣服纤维上。

2. **医学意义**　虱叮咬吸人血引起皮肤瘙痒和丘疹，搔破后可继发感染。耻阴虱能否传播疾病还不清楚。人虱传播的疾病有流行性斑疹伤寒、虱媒回归热、战壕热等。

3. **病原检查**　在寄生部位检查到虱或虫卵即可确诊。应从患者有丘疹和瘙痒处附近的内衣纤维、头发、眉毛或阴毛上收集标本，鉴定虫种。

【实验结果】

观察标本并比较人虱及耻阴虱成虫的形态特征。

【思考题】

1. 什么是完全变态和不完全变态?
2. 昆虫纲、蛛形纲的节肢动物在形态上各自有哪些形态特征?

(五) 蚤

蚤(*Flea*)是哺乳动物和鸟类的体外寄生虫,种类虽多,全世界已知约 2500 余种(亚种),我国已知有 640 种(亚种),仅少数与传播人兽共患病有关。蚤发育为完全变态,生活史包括卵、幼虫、蛹和成虫 4 个阶段。

【实验目的】

(1) 掌握蚤成虫的一般形态特征。
(2) 熟悉蚤的医学意义。
(3) 了解蚤的生态。

【实验材料】

1. **标本** 蚤成虫玻片标本、若虫玻片标本、卵玻片标本。
2. **其他** 放大镜、显微镜。

【内容】

1. **形态观察** 成虫和虫卵都为示教标本。

(1) 成虫(玻片标本):在低倍镜下观察,虫体小,两侧扁平,呈棕黄或深褐色。体表有许多鬃毛及刺,体分头、胸、腹三部分。头部略似三角形,头部中央有触角窝,眼 1 对,位于触角窝的前方。触角 1 对,分 3 节,位于触角窝内。口器为刺吸式,位于头的前下方。胸部分 3 节,无翅,足 3 对,长而发达,以基节最为宽大,适于跳跃,末端有爪 1 对。腹部由 10 节组成,前 7 节为正常腹节,雄蚤 8、9 腹节和雌蚤第 7~9 节变形为外生殖器,第 10 腹节为肛节。

(2) 虫卵(玻片标本):呈卵圆形,长 0.4~2.0mm,产出时为白色或暗黄色,表面光滑。

(3) 若虫(玻片标本):外形与成虫相似,体较小,尤以腹部较短,生殖器官未发育成熟。

2. **医学意义** ①骚扰吸血:叮咬后,局部皮肤出现红斑以至丘疹,重者出现丘疹样荨麻疹;②寄生:潜蚤的雌蚤寄生于人体皮下,引起潜蚤病;③传播疾病:生物性传播方式传播鼠疫、斑疹伤寒、野兔热和犬复孔绦虫、缩小膜壳绦虫病和微小膜壳绦虫病。

3. **病原检查** 蚤属变温性节肢动物,宿主为温血的脊椎动物,成虫必须到宿主身上吸血,故应在各种环境中采集到蚤,再制作标本鉴定虫种。

【实验结果】

注意观察成蚤的形态特点。

【思考题】

1. 蚤传播疾病的方式是什么?
2. 蚤可传播哪些疾病?
3. 何为变态发育?

(六) 臭虫

臭虫(*Bed-bugs*)吸食哺乳动物及鸟类的血,吸食人血的臭虫有温带臭虫和热带臭虫,常在人居室内栖息繁殖。臭虫发育为不完全变态，生活史包括卵、若虫、成虫 3 个阶段。

【实验目的】

(1) 掌握吸人血两种臭虫成虫的形态要点。

(2) 熟悉臭虫卵的形态特征。

(3) 了解臭虫的医学意义。

【实验材料】

1. 标本 臭虫成虫玻片标本、卵玻片标本、若虫玻片标本。

2. 其他 放大镜、显微镜。

【实验方法】

1. 形态观察

(1) 成虫(玻片标本)：用低倍镜或放大镜观察。虫体椭圆形，背腹扁平，长 4~5mm，宽 3mm，红褐色，全身披有细毛，分为头、胸、腹三部，头呈短三角形，无颈，头两侧有突出的复眼 1 对，呈黑色。复眼的前内方有触角 1 对，分 5 节。头前端有刺吸式的口器，为刺破皮肤的器官。胸部分前、中、后胸，前胸最大，中胸小，其背板呈倒三角形，后胸背板被 1 对翅基覆盖。有足 3 对，足跗节分 3 节，末端有爪 1 对。腹部宽阔，外观可见 8 节。雌虫腹部后端钝圆，末端有生殖孔。雄虫腹部后端窄而尖，端部有一镰刀形的阴茎。

(2) 卵(玻片标本)：温带臭虫卵呈卵圆形，长 5.6mm，热带臭虫卵长 7.0mm，前端有盖，黄白色。

(3) 若虫(玻片标本)：外形似成虫，但甚小，乳白色。

2. 医学意义 臭虫夜晚吸血骚扰，使人夜不能眠，叮咬人吸血时使局部皮肤出现红肿、痛、痒。可传播疾病有回归热、麻风、鼠疫、脊髓灰质炎、结核病、锥虫病、东方疖、黑热病等。

3. 病原检查 在人居住的环境中，如床、木器、墙壁、杂物，凡能作为臭虫隐匿和滋生的缝隙等处采集标本，以鉴定虫种。

【实验结果】

仔细观察臭虫成虫的形态特征。

【思考题】

1. 能致病的臭虫有几种？

2. 臭虫可能传播哪些疾病？

3. 何为自然疫源性疾病？

(七) 蜚蠊

蜚蠊(*Cockroach*)俗称蟑螂，种类多，常栖息生活在温湿、食物丰富的室内，白天隐藏，夜间活动。杂食性，耐饥力较强，可传播多种疾病。蟑螂发育为不完全变态，生活史包括卵、若虫和成虫 3 个阶段。

【实验目的】

(1) 掌握蟑螂的形态特征。

(2) 熟悉蟑螂的生活习性。

(3) 了解蟑螂传播的疾病。

【实验材料】

1. **标本**　蟑螂成虫针插标本、卵荚瓶装标本、若虫瓶装标本。
2. **其他**　放大镜、显微镜。

【实验方法】

1. **形态观察**

(1) 成虫(针插标本)：肉眼观察。成虫呈椭圆形，体长者可达 90mm，小的仅 2mm，室内常见者为 10~35mm。体呈褐色、油亮，头小，且向下倾斜。复眼 1 对，呈肾形。触角 1 对，细长，口器为咀嚼式。胸部有翅 2 对，足 3 对，发达。腹部扁宽，末端有尾须 1 对。

(2) 卵荚(瓶装标本)：褐色，长约 1cm，呈钱包状，内含卵 10~56 粒，成对垂直排列，储于其内。

(3) 若虫(瓶装标本)：若虫刚从卵荚中爬出时，体呈白色、无翅，发育缓慢，有较强的耐饥饿能力。

2. **医学意义**　蟑螂可携带 30 多种病原体，通过机械性传播多种疾病，是一种重要的潜在媒介，还可以作为蠕虫(美丽筒线虫、东方筒线虫、念珠棘头虫、缩小膜壳绦虫等 10 多种蠕虫)的中间宿主。

3. **病原检查**　在居室内检查到成虫、若虫、卵荚即可确诊。将成虫制作标本，鉴定虫种。

【实验结果】

观察成虫的形态特征。

【思考题】

蟑螂传播疾病的方式是什么？

(八) 毒隐翅虫

毒隐翅虫(*Paederus*)分布广泛，属于鞘翅目、隐翅虫科、毒隐虫亚科、毒隐翅虫属，我国主要有 19 种，可引起皮炎，常见的有褐足隐翅虫、圆胸隐翅虫和黑足隐翅虫等。毒隐翅虫发育为完全变态，生活史包括卵、幼虫、蛹和成虫 4 个阶段。

【实验目的】

(1) 掌握毒隐翅虫成虫的形态特征。

(2) 熟悉毒隐翅虫的致病机制和表现。

(3) 了解毒隐翅虫的防治。

【实验材料】

标本　毒隐翅虫成虫针插标本。

【实验方法】

1. **形态观察**　成虫(褐足毒隐翅虫，针插标本)肉眼观察。体红褐色，有光泽，长 6.5~7.0mm，头部黑大，复眼褐色，触角丝状，11 节，除基部 3、4 节外，其余各节黑褐色。前胸发达，背板长圆形，后部略窄。前翅特化为鞘翅，长方形，黑色，带有青蓝色金属光泽，后翅膜质，静止时叠置鞘翅下。足黑褐色，末端有尾须 1 对。

2. **医学意义**　毒隐翅虫的血液和淋巴液中含有剧烈的接触性毒素，叫毒隐翅虫素，为非蛋白质物质，当虫体被压破或被击碎时，与皮肤接触引起毒隐翅虫皮炎或线状皮炎，受损部位有灼热感、痒感及辣痛，皮肤出现红斑、水肿，随后发生密集小丘疹，继之出现水疱、脓疱等，皮疹为线状多见，其余依次为斑片状、混合状和点状等，好发于头面部，其次为颈部、上肢和躯干。病程一般为 7~8 天。

3. 病原检查 在居室内检查到成虫即可确诊。将成虫制作标本，鉴定虫种。

【实验结果】

观察成虫的形态特征。

【思考题】

毒隐翅虫的致病机制和主要临床表现?

二、蜱 螨

(一) 蜱

蜱(*Ixodidea*)的种类繁多，是许多脊椎动物体表的暂时性寄生虫，且为一些人兽共患病的储存宿主和传播媒介，分为硬蜱和软蜱。蜱发育为不完全变态，生活史包括卵、幼虫、若虫和成虫 4 个阶段。

【实验目的】

(1) 掌握蜱的一般形态结构，识别硬蜱与软蜱成虫。

(2) 熟悉蜱的医学意义及传播特点。

(3) 了解硬蜱颚体的构造及其吸血习性。

【实验材料】

1. 标本 硬蜱成虫形态玻片标本及浸制标本、软蜱玻片标本。

2. 其他 解剖镜。

【实验方法】

1. 硬蜱(hard tick)

(1) 形态观察：成虫形态(玻片标本及浸制标本)，用解剖镜观察。

1) 颚体：也称假头，位于躯体前端，由颚基、螯肢、口下板和须肢组成。螯肢 1 对，由颚基背部中央伸出，有锯齿状构造，是重要的切割器。口下板 1 块，位于螯肢腹面，有成行纵列倒齿，为吸血时重要的穿刺与附着器官。须肢 1 对，位于螯肢两侧，起固定和支持作用。

2) 躯体：呈袋状，位于鄂体后方，椭圆形。前面有背板一块，雄蜱背板几乎覆盖整个前面，雌蜱仅占躯体的前半部。腹面有足 4 对，第 1 对足跗节亚末端有一杯状哈氏器。气门 1 对，位于足Ⅳ基节后外侧的气门板上。

(2) 医学意义：主要是传播疾病。

1) 直接危害：硬蜱叮咬人吸血可致局部充血水肿和炎症，还可引起继发感染。有的分泌神经毒素，引起"蜱瘫痪"。

2) 传播疾病：硬蜱可传播森林脑炎、Q 热、野兔热、蜱媒出血热、蜱媒斑疹热、鼠疫、莱姆病等疾病，一般以经增殖式和经卵传递的方式传播。

2. 软蜱(soft tick)

(1) 形态观察：成虫形态(玻片标本)，用解剖镜观察。虫体土黄色，椭圆形。假头居虫体腹面前部，从背面见不到，颚基小，口下板齿小。躯体背面无背板，表面具颗粒状小疣或具皱纹或盘状凹陷。

(2) 医学意义：除叮咬造成局部皮肤损害外，还可传播蜱媒回归热。

【实验结果】

简述硬蜱和软蜱的主要不同的形态特征。

【思考题】

　　1. 蜱能传播哪些疾病？是通过什么方式传播的？

　　2. 如何防治蜱对人体造成的危害？

（二）螨

螨(Miter)属于蛛形纲中的一类小型节肢动物，其结构与蜱相似。

【实验目的】

　　(1) 掌握蠕形螨、疥螨的形态特征及其病原检查方法。

　　(2) 熟悉尘螨和粉螨的主要形态特征。

　　(3) 了解尘螨的免疫诊断方法；螨的医学意义。

【实验材料】

　　1. 标本　疥螨成虫玻片标本、疥螨卵玻片示教标本、蠕形螨玻片标本、屋尘螨玻片标本、粉螨玻片标本。

　　2. 其他　显微镜。

【实验方法】

　　1. 疥螨(Itch mite)　疥螨是一种永久性体外寄生虫，寄生于人和哺乳动物的皮肤表皮层内，引起疥疮。寄生于人体的疥螨称人疥螨。

　　(1) 形态观察

　　1) 成虫(玻片标本)：在低倍镜下观察，虫体细小，形如龟，乳白色或淡黄色。颚体很小，螯肢呈钳状，躯体前面有横形的波状横纹和成列的鳞片状皮棘，后半部有几对杆状刚毛和长鬃。腹面有足4对，短、圆锥形，前2对在躯体前方，末端有带柄的吸盘；后2对，雌螨足末端各具一根长鬃，雄螨的第4对足末端有带柄的吸盘(彩图94)。

　　2) 虫卵(玻片示教标本)：低倍镜下可见虫卵呈长椭圆形，淡黄色，壳很薄，大小为 $80\mu m \times 180\mu m$。

　　(2) 致病作用：疥螨可在表皮内挖掘隧道，对皮肤产生机械性刺激和损伤以及由疥螨排泄物和分泌物以及死亡虫体的分解产物所引起的超敏反应。

　　(3) 病原检查：皮肤患部查疥螨虫体或虫卵。

　　(4) 技术操作

　　1) 针挑法：用消毒注射针头，沿隧道从外向内挑破皮肤，至隧道末端即白色点挑出虫体置载玻片上，加甘油或乳酸1滴，加盖玻片镜检。或用手术刀片刮取病变部位皮屑镜检。

　　2) 刮片法：用消毒的手术刀蘸少许消毒矿物油，滴在炎性丘疹皮面。平刮数下至油滴内有小血点为度，取丘疹顶部的角层部分，如此连刮6~7个丘疹后，移至载玻片上的油滴内涂片镜检。刮检的丘疹应是新出的未经搔抓的无结痂的炎性丘疹。

　　2. 蠕形螨(Follicle mite)　蠕形螨俗称毛囊虫，是一类永久性寄生螨，寄生于人和哺乳动物的毛囊和皮脂腺内。寄生于人体的有毛囊蠕形螨和皮脂蠕形螨两种。

　　(1) 成虫形态(玻片标本)：镜下观察。虫体细长，蠕虫状，乳白色，半透明。成虫长0.1~0.4mm，虫体分颚体、足体和末体三部分。颚体宽短呈梯形，螯肢1对，针状。足体腹面有足 4 对，粗短呈套筒状。末体细长，体表有明显的环状横纹，末端钝圆。毛囊蠕形螨较长，末端较钝圆；皮脂蠕形螨较粗短，末端略尖，呈锥状(彩图 95)。

(2) 致病作用：蠕形螨为条件致病螨，其致病性表现在机械性损伤皮肤组织，引起炎症；也可引起皮脂腺阻塞，使皮脂腺分泌受阻，可引起酒渣鼻、毛囊炎、痤疮、脂溢性皮炎和睑缘炎等皮肤病。

(3) 病原检查：从皮脂分泌物中查获蠕形螨可确诊。

(4) 技术操作(自己操作)。

1) 透明胶纸法：于睡前洗脸后将 2cm×2.5cm 透明胶纸黏于皮损患处或鼻尖、鼻翼、鼻唇沟处，次晨取下镜检。

2) 挤压刮拭涂片法：检查者用左手拇指、示指挤压被检查者鼻翼两侧皮肤(也可挤面部其他部位)，然后用刮片加压刮取毛囊及皮脂腺分泌物，针挑至载玻片上，加一滴 70%甘油水溶液后，盖上盖玻片，镜检。

3. **尘螨**(*Dust mite*)　尘螨存在于人的居住和工作环境的尘埃中，是一种强烈的过敏原。与人类关系密切的有屋尘螨、粉尘螨、埋内宇尘螨。

(1) 形态观察：在显微镜下观察示教标本。

屋尘螨(玻片标本)：白色，卵圆形。颚体位于躯体前端，螯肢钳状。躯体表面有指纹状的细密或粗皱的皮纹，躯体背面前端有狭长盾板。雌虫后背中央有皮纹纵行，雄虫有后盾板，长大于宽。肩部有 1 对长鬃，后端有 2 对长鬃。足 4 对，跗节末端具钟形吸盘。

(2) 致病作用：主要表现为外源性变态反应性疾病。常见临床类型有过敏性哮喘、过敏性鼻炎、过敏性皮炎。

(3) 免疫诊断：常用的免疫诊断方法有皮内试验、皮肤挑刺试验、鼻腔激发试验、酶联免疫吸附试验等。皮内试验一般用尘螨浸液 1:5000~1:10 000 前臂屈侧皮内注入 0.03ml，15~20min 后记录反应结果，包括丘疹大小、红晕范围和伪足有无。凡皮丘超过原来大小的 50%即为阳性。

4. **粉螨**(*Acaridae*)　粉螨为室内常见螨类。人与之接触、吸入或误吞入而致病。

(1) 成虫形态(玻片标本)：自学标本。镜下可见虫体长 0.12~0.5mm，体表常有大量的长毛，角皮薄，半透明。螯肢钳状，前后体之间有一凹陷。足 4 对，跗节末端有一爪。

(2) 致病作用：侵袭皮肤，引起螨性皮炎；进入呼吸系统引起肺螨症；随食物进入肠腔，引起肠螨症；侵入泌尿系统引起尿螨症。

(3) 病原检查：在粪便、痰液和尿中查到粉螨是确诊肠螨症、肺螨症及尿螨症的依据。对粪便可用直接涂片法或浓集法，痰液可用 10%NaOH 消化后离心沉淀查沉渣，尿液可用离心沉淀法检查粉螨。

【实验结果】

试述人疥螨成虫的特点及诊断方法。

【思考题】

1. 检查疥螨和蠕形螨的方法各有哪些?
2. 如何确定尘螨所致的过敏性疾病?
3. 如何诊断肺螨症和肠螨症?

(杨树国)

第七章　综合性实验

一、蛔虫生活史过程的验证

【实验目的】

观察蛔虫生活史过程，提高实验观察、动手能力。

【实验方法】

(1) 取雌虫一条置蜡盘内，两端拉直，用大头针固定(有生殖孔的一面贴向蜡盘)。自虫体前 1/3 起至末端将体壁剪开，用大头针固定切口两边。倾入少量清水并用解剖针轻轻将生殖器官松开。剪下连接阴道 1.5cm 的子宫下段，置载玻片上撕碎，取少许碎组织加适量生理盐水做成涂片，镜检确定含有受精卵后取用。

(2) 将充分撕碎的子宫组织放入青霉素瓶内，滴加 2%福尔马林液约 2ml，置室温或 27℃左右温箱内培养 3 周，每周取少许培养物检查虫卵的发育情况。

(3) 待虫卵发育成熟后，用吸管吸去福尔马林液，滴加适量生理盐水做成虫卵混悬液。用吸管吸取 0.5ml，经食管灌喂小白鼠。

(4) 感染蛔虫卵 1 周后，解剖小白鼠，取出肺脏置培养皿内，加入少量生理盐水洗去血迹，观察脏器表面有无出血点。然后将组织撕碎做成压片，用双目镜或低倍镜检查蛔虫幼虫。

【思考题】

蛔虫生活史与肺部损害的关系？

二、巴门钩蚴分离法

【实验目的】

观察钩蚴的发育过程，提高实验观察、动手能力。

【实验原理】

钩蚴有向温性，在两个不同的温度中，向温度较高的方向爬动。

【实验方法】

将被检泥土置于垫有三层纱布的铜筛内，把铜筛放在漏斗中。漏斗下方连接胶管，拧紧止水夹。加温水(约 40℃)至漏斗内，使水平面接触铜筛底层泥土。20min 后开放止水夹，将漏斗底层液体收集在离心管，离心 1~2min，或静置 10~20min，倾去上清液，吸取沉渣滴在玻片上，置双目解剖镜下检查钩蚴。

三、钩蚴培养法

【实验目的】

用于钩虫病的诊断，观察活钩蚴。

【实验方法】

取干净的中试管一支，加入少许冷开水，剪一"T"字形滤纸，其宽度比试管的直径略小，长度相当于从试管口至水面接触的距离。取粪便 0.2~0.4g，均匀地涂在滤纸的中段，置 25~30℃培养。培养过程中，每天要补充试管内蒸发损失的水分。3 天后用放大镜检查管底水中有无幼虫，如果阴性继续培养至第 5 天。

观察时注意：幼虫虫体透明，在水中可作蛇形运动，检查时需仔细观察。

四、旋毛虫病动物模型的建立

【实验目的】

用于保种、观察活肌蚴和获取虫体作抗原。

【实验方法】

1. **喂食法** 将含旋毛虫幼虫的肌肉剪成米粒大小，取一小块肌肉置玻片上镜检囊包数，以含有 100~200 个幼虫囊包的肌肉经口喂健康小鼠(喂前饥饿 24h)。

2. **腹腔注入法** 用绞肉机将含有旋毛虫幼虫的肌肉绞碎，置于含有 1%胃蛋白酶的三角烧瓶内，一般每 1g 肌肉加入 1%胃蛋白酶 60ml，置 37~40℃温箱中，经 10~18h(在消化过程中经常摇动)，待完全消化后，将上层液小心倒掉，然后加入 37~40℃的温水于沉淀物中反复清洗或经离心沉淀收集幼虫。将收集的幼虫置于生理盐水中洗涤 2~3 次，即可用 1ml 注射器和 8 号针头吸取 100~200 条幼虫，注射于小白鼠或大白鼠的腹腔内。自感染第 5 周后，可在动物肌肉中找到旋毛虫幼虫囊包。幼虫在动物体内可生存 3 个月或半年以上。如需长期保种，可将动物处死，按上述方法转种新鼠。若需收集旋毛虫成虫，可在感染后第 3、4 天处死动物，取出小肠用剪刀剖开，收集成虫。

【思考题】

旋毛虫病动物模型的意义？

五、马来丝虫幼虫在中间宿主体的发育

【实验目的】

观察马来丝虫幼虫在中间宿主体内发育过程。

【实验方法】

(1) 从实验室建立的保虫宿主——长爪沙鼠的腹腔内穿刺吸出含有微丝蚴的腹腔液。

(2) 取抗凝血(人或动物血)5~10ml，离心后去血浆，用生理盐水洗涤红细胞 2~3 次。

(3) 将含有微丝蚴的腹腔液加入 5~10ml 红细胞生理盐水混悬液中，用玻棒轻轻搅匀。

(4) 用完整的胎盘膜一块做成囊袋，吸取红细胞与微丝蚴混合液置胎盘膜囊袋中，牢固结扎袋口。

(5) 将囊袋置于饲有雌性中华按蚊的蚊笼内，在 25~30℃条件下，让雌蚊吸食。

(6) 大多数雌蚊吸饱后，取出囊袋，改用 10%葡萄糖湿棉球，继续饲养。

(7) 4~6h 后，取部分饱食后的雌蚊麻醉致死，解剖，取出蚊胃并挑破胃壁挤出血液，加一滴生理盐水稀释，找微丝蚴，观察微丝蚴的脱鞘情况。

(8) 于第 3 天，取部分蚊解剖胸肌，查找粗短的形似腊肠的幼虫。

(9) 2~3 周后取出余下的蚊解剖，在喙和体腔内找虫体细长、运动活泼的感染期幼虫。

【思考题】

影响培养的关键因素有哪些?

六、线虫标本的制作

【实验目的】

学习线虫标本制作方法,提高动手能力。

【实验方法】

1. **线虫成虫的固定和保存**

(1) 虫体用生理盐水洗涤后放入固定液内,通常钩虫、鞭虫等用 5%甘油乙醇(70%乙醇 95ml,甘油 5ml)固定,甘油乙醇加温后才投入虫体,可令其体态伸直,效果更好,蛔虫虫体较大,用 5%福尔马林液固定。

(2) 上述固定液又可作保存液。此外,亦可保存在 70%乙醇中。

2. **虫卵玻片标本的制作**

(1) 虫卵的固定:将收集的虫卵洗涤干净后,根据虫卵的种类选择固定液和固定方法。含有幼虫的虫卵可直接倾入固定液内浸泡,24h 后更换固定液,即可保存。含细胞的虫卵则先将固定液煮沸、然后倾入虫卵,浸泡 24h 后更换固定液保存。

常用固定液:5%福尔马林、5%甘油乙醇。

(2) 虫卵玻片标本制作:吸取一滴已经固定的虫卵混悬液,置大盖玻片中央,四周放上数粒碎玻璃,盖上小盖玻片,轻压无液体溢出,然后在载玻片上滴加拿大树胶 2~3 滴,把盖玻片封于其上。平放自然干燥。此法制出的标本可保存较长时间。

(郭鄂平)

七、肺吸虫囊蚴分离法

【实验目的】

可用于感染动物获得成虫;可获得后尾蚴作免疫学试验。

【实验方法】

将肺吸虫第二中间宿主(蟹)洗净,捣烂,过滤,加水沉淀 5min,倒去上液。反复数次至上液清,倒去上清液。将沉淀倒入平皿中,静置 1min。先在黑色背景中用肉眼检查,如发现圆形针尖大小的小白色颗粒,即为囊蚴。囊蚴在流动的沉渣中移动一般较快,故应将平皿稍作左右晃动,然后置解剖镜下镜检,用小吸管逐个将囊蚴吸出置另一干净的平皿内,用生理盐水洗涤 3~5 次后,置冰箱保存(1 周内)备用。

八、卫氏并殖吸虫病动物模型的建立

【实验目的】

获得成虫制作免疫诊断抗原;鉴定虫种。

【实验方法】

常用动物是犬和猫。感染前要做寄生虫病原检查,阴性者方可使用。应将大小形态相同的囊蚴感染同一动物。感染量和感染方法可根据试验需要和囊蚴数而定，若仅有数个囊蚴，并以定种为目的，可作腹腔注射法或腹壁接种法感染。如为获得虫体，一般一只 5kg 重的狗可感染 100 个囊蚴，可用喂饲法感染。

1. **喂饲法** 将分离出的囊蚴，作计数后滴加于食物中(如肉片、鱼、馒头等)喂饲，囊蚴随食物进入消化道。或者用吸管吸取囊蚴直接滴于动物口中，再吸少量水冲洗口腔。

2. **腹腔注射法** 固定动物体位后，腹部去毛，消毒，用注射器吸取囊蚴，接上输血针头，注入腹腔。注入后再吸取少量生理盐水冲洗针筒和针头，以免囊蚴黏附在注射器壁上。

3. **腹壁内接种法** 固定动物，腹部去毛，消毒。在腹正中线偏侧处切开腹壁 1~2cm 小口，分离肌层。吸取囊蚴或后尾蚴从切口滴入，缝合皮肤即可。

九、解剖卫氏并殖吸虫病试验动物

【实验目的】
了解肺吸虫成虫寄生部位和宿主内脏组织的病理变化。
【实验方法】
将卫氏并殖吸虫病犬或大鼠致死，剖开胸腔、腹腔，暴露内脏器官，特别是肺脏、肝脏。可见肺脏、肝脏有许多结节，挑破结节，取出虫体，放于盛有生理盐水的平皿中观察。肉眼观察病变后，再剪取少量囊内组织，置两载玻片间，挤压后在显微镜下观察虫卵及病变组织，检查肝脏用同样的方法。

十、卫氏并殖吸虫病的免疫学诊断

【实验目的】
掌握肺吸虫皮内试验操作方法及诊断标准，熟悉卫氏并殖吸虫病常用的免疫学诊断方法。
【实验方法】
(1) 肺吸虫抗原皮内试验。
(2) 对流免疫电泳(氨基黑 B10 染色阳性玻片)。
(3) 间接红细胞凝集试验(凝集阳性反应)。
(4) 后尾蚴膜反应。
(5) 酶联免疫吸附试验。
【自学】
肺吸虫抗原皮内试验

1. **试验原理** 用肺吸虫成虫制备可溶性抗原，稀释至适当浓度注射到受试者皮内，当抗原与相应的亲细胞抗体结合后，导致肥大细胞和嗜碱性粒细胞脱颗粒，释放出生物活性介质，使其注射局部皮肤产生红肿或红晕。受试者的试验为阳性，说明已感染肺吸虫的可能性很大，对临床诊断具有重要的参考价值。

2. **抗原制备** 在无菌条件下从动物体内获得新鲜虫体，并制备出可溶性抗原(方法：先将虫体反复用无菌生理盐水洗涤 3 次，以含 1/万柳硫汞的生理盐水与虫体体积按 5：1 混合，然后在冰浴下匀浆 15min，低温离心 10 000r/min 30min，取上清液经无菌滤菌器过滤，分装保存于-30℃或-70℃。使用时的抗原工作浓度 1：2000~1：10 000。

3. 操作方法 抗原用含柳硫汞的生理盐水稀释。用无菌皮试注射器吸取 0.1ml 在已消毒好的手前臂内侧处作皮内注射，使皮丘直径为 4~8mm 即可。与此同时应在距离抗原皮丘 10cm 处用不含抗原的稀释液作对照注射，其量与抗原液相同。注射后 15min，观察皮丘结果，若仅见抗原皮丘出现红肿，直径 > 1.3cm，可记录为阳性，根据红肿反映程度可做阳性或强阳性记录结果。

(1) 结果评价：使用粗的或未纯化的抗原作皮试，往往可出现一定程度的假阳性反应，其中与血吸虫有明显的交叉反应，故对其诊断应结合流行病学和感染史以及临床资料。另外，在肺吸虫病患者治疗后较长一段时间内皮内试验不会转为阴性，所以无疗效考核价值。

(2) 注意事项：①抗原浓度要适中，过大过小都会影响反应结果；②抗原制备和皮内注射一定要按无菌操作进行，以免出现不良后果；③如对照部位同时出现阳性反应，意味试验失败；④对反应不明显的阳性结果，应结合感染史和临床表现再作结论。

【作业】

写皮内试验结果报告。

十一、肺吸虫流行病学的生物宿主现场调查

【实验目的】

(1) 熟悉斯氏肺吸虫流行的现场情况，流行因素和防治原则。

(2) 了解斯氏肺吸虫中间宿主的滋生情况。

【现场调查】

(1) 在教师带领下到现场调查。

(2) 教师现场讲解肺吸虫的流行环节。

(3) 在教师指导下，观察中间宿主生存的生态环境，采集拟钉螺及捕捉活溪蟹。

【作业】

(1) 写出现场调查报告。

(2) 检查溪蟹的感染情况。

【思考题】

怎样理解一些山区森林地带卫氏并殖吸虫病是自然疫源性疾病？肺吸虫病的流行区有何特点？

十二、血吸虫病动物模型的建立

【实验目的】

加深对血吸虫感染、寄生、致病的理解；获取成虫和虫卵以制备诊断抗原。

【实验方法】

动物以 2kg 左右的家兔为宜。感染前，需备好阳性钉螺，置于装有冷开水的三角烧瓶内，在适温条件下放出尾蚴。感染时，将家兔固定，剪去腹部的体毛，擦湿皮肤，将尾蚴滴于盖玻片上，在解剖镜下计数，然后，将黏有尾蚴的盖玻片覆盖在家兔的无毛皮肤上，尾蚴总数在 1000 条左右即可。待感染 15min 后，弃去皮肤上的盖玻片，擦干腹部，感染即告完毕。将动物喂养 45 天后剖杀，此时可见肝表面有大量密集的虫卵结节，肠系膜血

管中可见成虫。如需成虫和虫卵，应采用从胸主动脉灌注冲虫法，收取成虫；取下兔肝，研破肝组织，分离虫卵。

十三、快速酶联免疫吸附试验

【实验目的】
　　熟悉酶联免疫吸附试验的原理和基本操作过程。
【实验原理】
　　此法是根据常规酶联免疫吸附试验的原理，经抗原包被技术改进后，发展成为一种新的抗体检测法。现已研制成较完善和规范化的血吸虫病酶免疫诊断试剂盒，使用时无须另配试剂和特殊条件，从操作到结果观察只需 15min 左右便可完成。
【实验材料】
　　SEA 包被的微孔反应条；阴、阳性参考对照血清；1 号液(辣根过氧化物酶标 SPA)；2 号液(洗涤液)；3 号液(底物)；4 号液(显色剂)；5 号液(血清稀释液)；6 号液(终止液)；血清稀释板。
【实验方法】
　　首先稀释血清样本(8 滴蒸馏水 + 1 滴血清 + 1 滴 5 号液)，继而将对应检测样本与微孔做好标记或编号(一般第 1、2 孔作阴、阳性对照安排)，然后，按如下进行：
　　(1) 加样：每孔加 1 滴已稀释的血清。在 15~30℃室温下放置 3~5min；
　　(2) 洗涤：每孔加 2 号液 1 滴，随即抛去，用自来水冲洗 5 次，甩干。
　　(3) 加酶标物：每孔加 1 号液 1 滴，同上室温放置 3~5min 后，按(2)洗涤。
　　(4) 显色：每孔加 3 号液和 4 号液各 1 滴，室温放置 2~5min。
　　(5) 终止反应：每孔加 6 号液 1 滴，1min 后观察结果。
　　(6) 结果判断：在白色背景下观察蓝色的深浅。蓝色接近阳性对照判为阳性。
【注意事项】
　　(1) 试剂必须保存在 2~8℃，用后及时放回冰箱，使用前轻轻摇匀；
　　(2) 严格按检测程序操作；
　　(3) 所有试剂在加入孔中时，都应避免黏在孔壁上；
　　(4) 用自来水冲洗时，水流不要太猛，每次应抛净拍干；
　　(5) 室温低于 15℃时，各步反应时间要适当延长，使其结果以阳性对照孔出现明显蓝色而阴性对照孔基本无色为准。

十四、日本血吸虫虫卵沉淀、孵化法

【实验目的】
　　掌握沉淀、孵化的原理，操作方法及注意事项。
【实验原理】
　　日本血吸虫卵比重大于清水，粪便经稀释过筛后虫卵于清水中自行下沉，吸取沉淀物易于检出虫卵。虫卵内的毛蚴在适宜条件下能很快孵出，根据毛蚴有向清性，在水面下作直线游动的特性，用肉眼观察，可做出诊断。

【实验方法】

　　取受检粪便约 30g，置小铁筛中，将筛内粪便浸没在盛有清水的量筒中，用玻璃棒搅拌，将虫卵自粪便内释出滤过筛孔沉于水底，弃去筛内剩余残渣，冲洗铁筛。再加清水直至量筒将满，静置 25min，轻轻倒去上液，重新加满清水沉淀。以后每隔 15min 换水，直至上液清晰为止。最后倾去上液，留下沉渣，吸取 2~3 滴沉渣，制成涂片，镜下查找虫卵。如未找到虫卵，则将全部沉淀倒入三角烧瓶内，加清水置瓶颈部，置适温下进行孵化，经 2~12h 毛蚴即能孵出，将孵化的三角烧瓶移至窗口或日光灯前，用肉眼或放大镜观察瓶颈部，如见水面下有白色点状物作直线来往游动，即为毛蚴。也可用吸管将毛蚴吸出，置载玻片上，在显微镜下观察(图 7-1)。

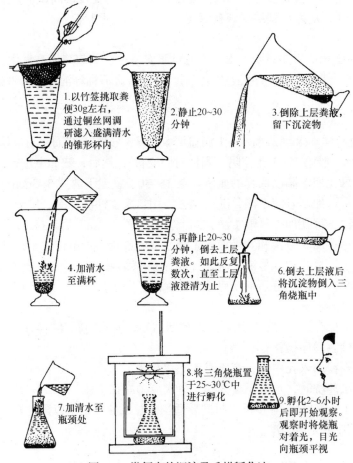

图 7-1　粪便自然沉淀及毛蚴孵化法

【注意事项】

　　(1) 孵化用水必须清洁、无药、无浮游生物，城市可用去氯自来水，农村可将水用明矾澄清后再用。

　　(2) 每次换水需轻轻倾倒，避免沉淀物震荡浮起虫卵随倒水丢失。

　　(3) 气温高时，毛蚴常在换水沉淀过程中孵化，为防止毛蚴随换水时倒掉，在夏季可用 1%盐水代替清水，但最后 1~2 次沉淀换用一次清水。

　　(4) 因毛蚴孵出时间快慢不一，一般每隔 4~6h(24h 内)观察一次，阴性时过 24h 左右再观察一次。

(5) 沉淀、孵化用的粪便应尽量选择有血和黏液的新鲜粪便。

(朱名胜)

十五、肠道寄生虫病原学检查

【目的和要求】

掌握常用粪便检查方法。

【实验方法】

1. 粪便直接涂片法(示教) 在玻片上滴生理盐水 1 滴,用竹签挑取米粒大小粪便均匀涂片,盖上盖玻片,置低倍镜下检查。

注意事项:①粪便量要适中。粪便过多,则涂片太厚不利于观察;粪便太少,则涂片薄影响检出率。制好的涂片以透过水膜能隐约看到课本的字体为适宜;②粪便中含有各种植物细胞、酵母菌、花粉、植物纤维和未完全消化的食物残渣等,容易与虫卵混淆,必须注意鉴别;③制好的涂片不能干燥,否则不易辨认虫卵。

2. 饱和盐水浮聚法(示教) 取约黄豆大小粪便置小玻璃瓶内,先加入少许饱和盐水,将粪便搅成糊状,再加饱和盐水至满,盖上载玻片使液面与玻片接触,如有粪渣或气泡必须除去。静置 20min 后,小心翻转取下玻片,擦干玻片下面的水分,置镜下检查。

3. 清水沉淀法(示教)

(1) 取粪便约 5~10g 置小烧杯内,加水少许,用玻璃棒搅成糊状,并加水稀释;

(2) 倒入铜筛(或塑料纱网)内过滤,滤去粪渣,并把滤液倾入大试管内,加水至将满;

(3) 静置 10~15min;

(4) 倾去上层液的 4/5,留粪渣,加水,静置 5~10min,如此换水数次,直到上清液澄清为止,最后倾去上层液体,吸取沉渣镜下检查。

【思考题】

粪检可查到哪些蠕虫卵和原虫?

(郭鄂平 杨树国)

十六、鼠疟模型的建立

【实验目的】

(1) 掌握疟原虫小鼠的采血、涂片方法。

(2) 熟悉小鼠接种疟原虫的步骤和方法。

【实验方法】

1. 材料和动物 小白鼠、肝素、生理盐水、结核菌素注射器、注射针头、离心管、消毒乙醇、碘酒、剪刀、载玻片、吉姆萨染液、镊子等。

2. 准备工作

(1) 疟原虫种源鼠原虫率检查,原虫率>10%时可转种;

(2) 以摘眼球法取种鼠血于肝素生理盐水(含 5~10U/ml)或 3.5%枸橼酸钠溶液中，供接种用；

(3) 消毒结核菌素注射器及注射针头。

3. **疟原虫接种**　抽取抗凝的种鼠稀释血 0.5ml,腹腔注射健康小白鼠,每只注射 0.2ml。5~7 天后血液内即可查到疟原虫。

(李　健)

十七、阴道毛滴虫人工培养

【实验目的】
(1) 掌握阴道毛滴虫人工培养基本原理及步骤。
(2) 熟悉肝浸汤培养基的制作过程。

【实验方法】
1. **材料和动物**　兔肝、蛋白胨、葡萄糖、小牛血清、青霉素、蒸馏水、滤纸、天平、剪刀、镊子、棉签等。

2. **15%肝浸液的制备**　取兔肝 15g 洗净剪碎，浸入 100ml 蒸馏水中，置冰箱过夜，次日煮沸半小时，4 层纱布过滤，补充蒸馏水至 100ml，即成 15%肝浸液。

3. **肝浸汤培养基的制备**　100ml 肝浸液中加入蛋白胨 2g、葡萄糖 0.5g，混合加热溶解，滤纸过滤，调整 pH 值至 5.5~6.0，5ml 分装试管，灭菌，冷却后置 37℃过夜，确定无菌后，置冰箱备用。

4. **培养方法**　无菌棉签取阴道后穹隆分泌物，无菌接种于上述培养基试管，加入青霉素 5~10U/2ml 培养基，置 37℃温箱培养 24~48h，涂片镜检阴道毛滴虫滋养体。

(杨树国)

第八章　科研创新性实验

一、日本血吸虫病小鼠动物模型建立及观察

【实验目的】

(1) 建立日本血吸虫病小鼠的动物模型。

(2) 观察日本血吸虫各发育阶段形态、成虫寄生部位、小鼠肝脏病理变化等。

(3) 掌握日本血吸虫成虫和虫卵收集和计数方法。

【实验材料】

血吸虫尾蚴：取阳性钉螺，20~30只，放入100ml三角烧瓶内，加去氯自来水后将烧瓶置于有光照的25℃温箱内3~8h，待血吸虫尾蚴逸出水面时备用。

实验动物：昆明系小白鼠，雌性，6~8周，体重25g左右。

【实验方法】

(1) 取洁净盖玻片(18×18 mm)，用去氯水反复冲洗，晾干备用。

(2) 用接种环在解剖镜下挑取40±5条尾蚴，放置于处理好的盖玻片上。

(3) 小白鼠用自制鼠板腹部朝上固定，剪刀剪去腹毛，约20mm×20mm大小面积，露出腹部。将含有尾蚴的盖玻片复置于已去毛小白鼠的腹壁，使其与皮肤充分接触，保持潮湿，定时取下盖玻片，将小白鼠放入笼内喂养。

(4) 45天后小鼠拉颈处死，解剖小鼠，取出肝脏和肠组织。将肝脏加入预先准备的5%的KOH中，37℃过夜消化，离心取沉淀观察虫卵形态并计数。用手术镊子撕裂肠系膜，取出成虫置于PBS中，观察雌雄成虫形态并计数。

【实验结果】

观察日本血吸虫尾蚴、虫卵、雌雄成虫形态及成虫寄生部位，小鼠肝脏病理变化等。

二、恶性疟原虫红细胞内期体外培养方法建立及观察

【实验目的】

(1) 建立恶性疟原虫红细胞内期体外培养方法。

(2) 掌握厚薄血膜制作方法及吉姆萨染色法。

(3) 观察红细胞内期恶性疟原虫各期形态。

【实验材料】

(1) 恶性疟原虫虫株：恶性疟原虫3D7虫株保存于液氮罐。

(2) 实验试剂与耗材：RPMI 1640 培养基(25 mg/mLHEPES，2 mg/mL 碳酸氢钠，50mg/mL庆大霉素和0.5%AlbumaxII)自行配制，耗材(6孔细胞培养板、洗头等)购自公司。

【实验方法】

(1) 从液氮罐中取出恶性疟原虫3D7株，室温复苏备用。

(2) 采集新鲜O型血5ml，离心去除血清，用10ml RPMI 1640不完全培养基清洗三次，

将红细胞压积调整至 5%。

(3) 将制备好的红细胞与复苏的感染疟原虫的红细胞按 6∶1 混合，加入到 6 孔细胞培养板中，37℃，5% CO_2 培养。

(4) 每 8~12h 换液一次，培养至滋养体期。取出培养板，离心去除上清，调整红细胞压积至 50%，分别吸取 5 μl 和 2 μl 在载玻片上制作厚薄血膜，甲醇固定薄血膜。

(5) 载玻片放入预先制备的吉姆萨染液中，染色 15~30 min，自来水流水清洗脱色，晾干或烘干后显微镜下观察虫期。

【实验结果】

观察红细胞内期恶性疟原虫裂殖子、滋养体、裂殖体、配子体等形态。

(李　健)

第九章 病例分析

第一节 医学微生物学实验

病例一

患者，女，48岁，农民。

主诉：左手指割伤5天，发热、头痛2天。

病史：患者于5天前手指被镰刀划破，除稍加包扎外未作任何处置。包扎伤口处因洗菜等多次被水弄湿，次日手指肿痛，开始服用索米痛片(去痛片)及磺胺等。近两天自觉发热、头痛、全身不适而求医。

体检：血压140/87mmHg，心率100次/分，呼吸20次/分，体温37.8℃。左手示指伤口红肿，有少许黏稠黄白色分泌物，左腋窝淋巴结可触及，双肾区有叩痛，余均正常。

实验室检查：白细胞总数$12×10^9$/L(12 000/mm^3)，中性粒细胞0.8。

请回答下列问题：

1. 根据上述病史、体检及化验结果，你认为该患者患的是什么病？

2. 你认为还应当进行哪些检验以便确诊？

病例二

患者，男，18岁，中学生。

主诉：发热、胸痛、阵咳2天。

病史：患者参加新年晚会，因感到困倦而和衣睡在暖气包房，睡至半夜因暖气不供给而被冻醒，回家后感到鼻塞、不适。次日下午自觉发热、头痛、四肢关节酸痛、咽痒咳嗽，有少量痰，开始为白色泡沫样痰，逐渐发现带有血丝，咳嗽时有胸痛，而且头痛加重。

体检：急性热性病容，咽红，双肺听诊呼吸音减弱，偶闻及喘鸣音，胸部有压痛、体温29.4℃。白细胞总数$12×10^9$/L(12 000/mm^3)，中性粒细胞0.71，淋巴细胞0.28，嗜酸粒细胞0.01，胸透示双肺纹理增强。

请回答下列问题：

1. 根据上述描述，你认为该患者可能得了什么病，病原是什么？

2. 下一步该做哪些检查以便确诊。

病例三

患者，男，20岁，大学生。

主诉：发热、全身疼痛不适1周。

病史：2周前，患者和几位同学出去野炊，回来后1周开始出现头痛、低热，口服自备的抗感冒药无效。现出现全身疼痛不适，持续发热。

体检：血压150/90mmHg，心率54次/分，呼吸19次/分，体温38.3℃。胸部皮肤可见玫瑰疹，肝脾轻度肿大。

实验室检查：白细胞总数$3.5×10^9$/L(3500/mm^3)，嗜酸粒细胞0.001。

请回答下列问题：

1. 根据上述病史及体检和化验结果，初步给该患者下一个诊断。

2. 下一步应该做哪些检查? 如要检测出病原, 取什么标本检出率最高?

病例四

患者, 女, 56 岁, 教师。

主诉: 头痛 3 个月余, 近 1 周加重伴频吐。

病史: 患者于 2 天前因"重感冒"住院, 表现以头痛为主, 开始在左额部, 逐渐扩散至全脑, 阵发性加重。伴有规律性低热, 无盗汗。曾用抗结核治疗 1 周无效。近 1 周患者恶心, 多次出现喷射性呕吐, 曾有 4 次短暂意识不清, 但数秒后又恢复正常。

体检: 神情消瘦、痛苦病容, 体温 38℃, 颈强, 低头有痛苦感、脉搏 86 次/分。心、肺无阳性体征, 腹软、肝脾未触及, 肝区有叩痛。OT 试验(＋)、白细胞计数 $14.2×10^9$/L ($14\,200$/mm^3)、中性粒细胞 0.78、淋巴细胞 0.22, 颅内压 350~400mmHg。脑脊液混浊, 蛋白(＋＋)、糖 4mg/dl、氯 87mmol/L。

请回答下列问题:

1. 引起脑膜炎的常见病原有哪些?

2. 怎样采集脑脊液标本?

3. 根据病史及体检结果, 你认为该患者可能是什么病原引起的感染? 怎样检出?

病例五

患者, 男, 28 岁, 职业为养鸽子。

主诉: 术后 1 年, 伤口未愈, 4 天前伤口破溃流脓。

病史: 10 年前肺部诊断为肺结核, 后治愈。1 年前发现右胸部有一包块逐渐增大, 于院外手术切除(未作微生物检查)后伤口经久未愈, 并出现破溃流脓。

体检: X 线胸片显示右第 2 肋腋段见不规则小片状透光区, 第 3 肋腋段处可见少量致密的碎片影, 在肺中上叶见斑片状增高密度影。病理学找癌细胞阴性。血常规: 白细胞 $19.8×10^9$/L, 淋巴细胞 0.129, 中性粒细胞 0.849, 嗜碱性粒细胞 0.024。

请回答下列问题:

1. 请你从微生物角度对现有资料进行疾病诊断。

2. 请制订详细的微生物学实验室检验方案。

病例六

患者, 男, 7 岁, 学生。

主诉: 头痛、头晕 10 天。

病史: 4 年前出现无明显诱因阵发性头痛、头晕等症状。10 天前因受凉后头疼症状加剧来院就诊。CT 显示: ①第三脑室肿瘤; ②梗阻性脑积水。实验室检查: 血常规: 白细胞 $10.49×10^9$/L, 淋巴细胞 0.21, 中性粒细胞 0.79; 脑脊液细菌培养阴性。2 天前行第三脑室肿瘤切除术, 术后患者持续发热 38.0~40.0℃。血常规: 白细胞 $22.13×10^9$/L, 淋巴细胞 0.09, 中性粒细胞 0.91。

请你对患者病因作出初步诊断, 并提出微生物学诊断依据。

病例七

患者, 女, 18 岁, 学生。

主诉: 1 天前突然头痛、畏寒、发热。

病史: 3 天前, 放学后回家因没带雨伞而淋湿衣服, 回家后预防性喝了一点感冒药。1 天前突然出现头痛、发热、全身酸痛、乏力、食欲减退而就诊。

体检: 面色潮红、眼结膜外眦充血, 咽部充血。体温 39.5℃, 白细胞数 3.5×

10^9/L(3500/mm³)。医生结合当时正是感冒流行期而怀疑其为流感。

请回答下列问题：

1. 如果采集其急性期鼻咽分泌物，接种鸡胚分离病毒，为了获得较高的检出率，接种鸡胚的部位最好是(   )

A. 绒毛尿囊膜   B. 卵黄囊   C. 尿囊腔
D. 羊膜腔   E. 鸡胚胎

2. 如经上述培养后收集病毒检测确定为流感病毒后，拟进一步鉴定流感病毒的型、亚型和毒株，应用的试验方法是(   )

A. 间接凝集试验   B. 血吸试验   C. 血吸抑制试验
D. 红细胞凝集试验   E. 血凝抑制试验

3. 为什么流感病毒易引起流行？

4. 流感流行期我们应怎样预防该疾病的发生？

病例八

患者，男，65岁，退休工人。

主诉：乏力、肝区不适3天。

病史：无HBV感染史，4个月前因膝关节手术输新鲜全血1500ml，3天前感到乏力、肝区不适而就诊。

体检：巩膜无黄染，肝右肋缘下3cm，脾未扪及。T-Bil(间接胆红素)正常，ALT(谷丙转氨酶)688U/L、AST(谷草转氨酶)343U/L，HBsAg(＋)、HBeAg(＋)、抗-HBc IgM(＋)。

请回答下列问题：

1. 给该患者下一个初步诊断。

2. 人感染乙肝病毒后，很难在血清中查出的抗原是(   )

A. HBsAg   B. HBcAg   C. HBeAg
D. PreS1   E. PreS2

3. 怀疑乙肝病毒感染，通常要查"两对半"，两对半指的是什么？简述其结果的临床意义。

病例九

患者，男，35岁，建筑工人。

主诉：头痛、发热、全身不适。

病史：1987年派遣北非工作，在一次建筑事故中受伤，接受输血等治疗后回国。1991年4月出现异常行为和精神障碍，继而出现体重迅速下降(3个月下降15%)，反复发热和腹泻。11月合并肺炎而住院。

体检：全身表浅淋巴结均可触及，两上肢强直，两下肢麻痹，双肺可闻湿啰音，心率速，心音低钝，肝、脾未及，精神呆滞，对周围反应性极差。白细胞7.1×10^9/L(淋巴细胞0.03)，CD4$^+$T/CD8$^+$T = 0.04。

请回答下列问题：

1. 根据上面描述，你怀疑该患者可能得了什么疾病？

2. 下一步应该做哪些检查以便确诊？

3. 该疾病的筛查试验与确证试验方法是什么？

4. 该疾病的传播途径及发病机制是什么？怎样进行预防？

(金志雄)

第二节 人体寄生虫学

病例一

患者，女，42 岁，山东省即墨县人，于 1998 年 5 月 25 日入院，患者 1 个月前触及下腹部有一活动性肿块，无压痛。在当地医院诊断为卵巢囊肿而转入本院。患者近 20 年来经常上腹部疼痛，呈阵发性绞痛，发作时常伴有恶心、呕吐，无吐蛔虫史，未服过驱虫药。

体检：慢性病容，下腹部可触及一大小为 7cm×3cm 包块，质地较硬，边缘不清，表面结节状，压之不痛，可随体位移动。血液白细胞分类计数，嗜酸粒细胞 0.4；粪便常规检查未发现寄生虫卵。其他检查均无异常发现。

入院时诊断：下腹部包块待查。

在入院第 5 天下午行剖腹探查手术，术中发现大网膜反折处有一 7cm×3cm×3cm 大小肿块，肝左叶有一 4cm×3cm 肿块。左侧卵巢肿大，约 3cm×3cm×2cm，呈结节状，质地较硬，此外，大网膜、肠系膜、腹膜层有大量散在性、米粒大小的灰白色结节。切除大网膜肿块与部分灰白色结节送病理活检。

术后诊断：卵巢癌广泛转移。

术后按常规治疗十余日，伤口愈合，病情好转出院。

病理检查：肿块切面呈灰白色，质地较硬，中心有淡黄色坏死物。镜下观察呈假结核性肉芽肿，内有大量受精蛔虫卵，呈圆形或椭圆形，大小约 55μm×40μm。虫卵分布不规则，虫卵周围尚有不等量上皮样细胞、嗜酸粒细胞、淋巴样细胞围绕，形成假结核结节。

病理诊断：蛔虫卵性肉芽肿。

请回答下列问题：

1. 患者诊断为腹腔肿瘤型蛔虫卵性肉芽肿的依据是（   ）(单选题)

A. 下腹部可触及 7cm×3cm 大小包块

B. 嗜酸粒细胞升高(0.4)

C. 镜检呈假结核性肉芽肿，内有大量受精蛔虫卵

D. 患者近 20 年来，经常上腹部疼痛，常伴有恶心呕吐

E. 大网膜、肠系膜、腹膜有大量散在性、米粒样的灰白色结节

2. 此患者腹腔蛔虫卵性肉芽的病理反应是（   ）(单选题)

A. 腹腔内形成较大肿块，表面结节状

B. 大网膜、肠系膜、腹膜层有大量散在性米粒样灰白色结节

C. 肿块切面呈灰白色，质地较硬，中心有淡黄色坏死物

D. 呈假结核性肉芽肿，间有大量受精蛔虫卵

E. 虫卵周围有不等量上皮样细胞、嗜酸粒细胞、淋巴样细胞

3. 可能与此患者形成腹腔肿瘤型蛔虫卵性肉芽肿有关的因素是（   ）(多选题)

A. 肠穿孔   B. 成虫钻入腹腔

C. 雌虫在腹腔存活并大量产卵   D. 虫体分泌物、虫体崩解产物及虫卵刺激

E. 蛔虫成虫扭结成团，形成包块

4. 患者无吐蛔虫史，未服过驱虫药，本次入院粪便常规未发现寄生虫卵，原因是（   ）(多选题)

A. 病程较长，原肠腔内寄生虫已自然死亡

B. 入院时，无蛔虫感染

C. 入院时，可能肠腔内仅有雄蛔虫寄生

D. 蛔虫钻入胆总管

E. 蛔虫钻入阑尾

病例二

患者，男，30岁，因腹痛、头晕、乏力、柏油便2次，于1993年3月15日入院。

体检：体温36.5℃，血压109.5/69.7mmHg，神志清，贫血貌，两肺呼吸音清。心率90次/分，律齐，无杂音。

实验室检查：WBC 4.2×10^9/L，Hb 75g/L，粪便镜检钩虫卵(++)/高倍视野。

胃镜检查：胃黏膜苍白，未发现溃疡及肿物，十二指肠球部有散在芝麻大小出血点，小弯侧有1条钩虫，咬附肠黏膜，咬附点出血少。虫体半透明，呈淡红色，长10mm，宽3mm。经显微镜下鉴定为雄性十二指肠钩口线虫成虫。经服左旋咪唑片150mg，睡前顿服，3天为一疗程。间隔15天，再服一疗程，并补铁剂、维生素、加强营养等支持疗法，35天后，自觉症状消失，Hb 120g/L，粪检阴性，治愈出院。

请回答下列问题：

1. 患者确诊为十二指肠钩虫病的依据是(   )(单选题)

A. 大便镜检钩虫卵(+)/高倍视野

B. 胃镜发现有一条小虫子咬附肠黏膜

C. 显微镜下鉴定为雄性十二指肠钩口线虫成虫

D. 腹痛、柏油便

E. 胃镜发现十二指肠球部有多处散在芝麻大小出血点

2. 诊断为钩虫病的根据为(   )(多选题)

A. 大便镜检钩虫卵(+)   B. 胃镜检查发现胃小弯侧有钩虫1条

C. 显微镜检查鉴定为十二指肠钩口线虫成虫 D. 患者贫血貌、柏油便

E. 十二指肠球部有多处散在出血点

3. 患者出现柏油便的原因及机制为(   )(多选题)

A. 胃镜检查发现钩虫咬附肠黏膜，造成损伤出血

B. 胃镜检查发现十二指肠球部有多处散在出血点，陈旧伤口渗血

C. 肠黏膜有较多血管损伤，出血量大，呈柏油便

D. 钩虫前端有头腺，可分泌抗凝素，使钩虫造成的新、旧伤口不易凝血

E. 血小板减少

4. 钩虫病患者正确的治疗措施应为(   )(多选题)

A. 及时服用驱虫药   B. 必要时输血

C. 补充铁剂、维生素   D. 加强营养

E. 避免赤脚下地、少食辛辣食物。

病例三

患儿，男，6岁8个月，家住城镇，据其父讲患儿半年来常用手指挠肛门，夜间睡眠常有夜惊和磨牙，大便时常有白线状小虫排出，会蠕动。

查体：患儿消瘦，痛苦病容，肛周皮肤有红肿和陈旧性抓痕。用透明胶纸法粘贴肛周

数次后，镜检查见许多蠕形住肠线虫卵。

治疗：阿苯达唑 20mg 口服，1h 后用硫酸镁 20g 和白糖水同服，5h 后小儿排便入痰盂内，水洗收集虫体，共计 2642 条，其中雌蛲虫 2379 条，雄蛲虫为 263 条，雌雄虫之比为 9：1。

请回答下列问题：

1. 患儿患什么病(　　)(单选题)

A. 蛲虫病
B. 美洲钩虫病
C. 十二指肠钩虫病
D. 旋毛形线虫病
E. 牛带绦虫病

2. 确诊的病原学检查依据为(　　)(多选题)

A. 多次肛门检查，均发现蛲卵
B. 服驱虫药后，排出大量雌、雄蛲虫
C. 大便时常排出蛲虫
D. 肛周皮肤有抓痕
E. 夜间睡眠常有夜惊和磨牙

3. 蛲虫病患儿的症状及体征为(　　)(多选题)

A. 患儿半年来常用手指挠肛门
B. 常发生夜惊和磨牙
C. 消瘦、慢性痛苦病容
D. 肛周皮肤有新、旧抓痕
E. 粪便中常有蛲虫排出

4. 患儿严重感染的因素有(　　)(多选题)

A. 患儿有蠕形住肠线虫感染
B. 肛周有大量虫卵
C. 常用手指挠肛门，可能通过"肛门—手—口"途径反复自体感染
D. 个人卫生习惯差
E. 爱吃生菜、喝生水

病例四

患者，女，27 岁，苗族，贵州省松桃县人。因畏寒、低热 1 个月，排米汤样尿 3 天，于 1993 年 12 月 18 日入院。患者反复间歇发热数年，血检微丝蚴阳性(++++)，双下肢丝虫性淋巴水肿，尿液浑浊度(+++)。患者入院后，于 19 日排乳糜尿 3400ml，至 20 日又排乳糜尿 1500ml。患者随即出现疲乏、精神委靡、恶心、呕吐 2 次，面色苍白、四肢发冷，体温不升(35℃)；脉搏由 70 次/分，增至 112 次/分，甚至扣不清，血压 60/37.5mmHg，双下肢时有抽搐。

经给予 9h 的抗休克处理，休克基本纠正，乳糜尿量减少，每日尿量保持在 800~1000ml，患者自动要求出院。

请回答下列问题：

1. 本患者诊断为丝虫病的主要依据为(　　)(单选题)

A. 长期反复间歇发热
B. 排米汤样尿，尿液浑浊度(+++)
C. 血检微丝蚴阳性(++++)
D. 双下肢水肿
E. 消瘦、精神委靡

2. 本患者排乳糜尿，是由于哪部分淋巴管道阻塞(　　)(多选题)

A. 下肢浅部淋巴系统
B. 下肢深部淋巴系统
C. 主动脉前淋巴干
D. 肠淋巴干
E. 腰淋巴干

3. 患者本次住院主要是因为大量乳糜尿并发休克，患者可能是由哪种丝虫寄生所致
(　　)(单选题)

A. 班氏丝虫   B. 马来丝虫

C. 盘尾丝虫   D. 帝汉丝虫

E. 罗阿丝虫

4. 乳糜尿的性状主要有(　　)(多选题)

A. 内含大量蛋白质   B. 内含大量脂肪

C. 内含大量 WBC   D. 体外放置易凝结

E. 沉淀物中有时可查见微丝蚴

病例五

1989 年 10 月 1~19 日，大连市一交电综合批发部发生一起因食狗肉引起的旋毛虫病暴发。

感染途径：于 9 月 26 日，大连市某交电批发部 7 人，从大连庄河县买狗一只，在一个体饭店加工。其中 5 人食生拌狗肉片，1 人食炒狗肉片，1 人食煮狗肉。5 天后，首发病例出现，诊断为感冒，治疗无效，症状逐渐加重；相继又有 4 人发病，于 10 月 19 日以食物中毒全部住进中国人民解放军 210 医院治疗。发病 5 人均为食生拌狗肉者，食熟狗肉的 2 人均未发病。

临床发现：入院早期，5 例患者均有发热、恶心、腹痛、厌食、乏力。4 人有腹泻，1 人呕吐，1 人便秘。继之，4 人有发热 38~39℃；5 人均有全身肌痛，其中腓肠肌痛显著，眼睑及面部水肿，咳嗽；4 人出现过敏性皮疹；血嗜酸粒细胞分别为 0.24×10^9/L、0.44×10^9/L、0.50×10^9/L、2.20×10^9/L、2.20×10^9/L。

血清学检查：于就诊后 12~28 天，采患者血清作 ELISA，查旋毛虫抗体，5 例入院者均阳性，P/n 分别为 3.5、2.5、3.0、3.0 和 2.3。2 例食熟狗肉者均为阴性，P/n 分别为 1.5、1.0。

病原学检查：在 1 例患者的肌肉组织内查见旋毛虫囊包。

请回答下列问题：

l. 本次集体暴发的是什么病(　　) (单选题)

A. 流行性感冒   B. 急性菌痢   C. 食物中毒

D. 旋毛虫病   E. 嗜酸粒细胞增高症

2. 此病的感染方式为(　　)(单选题)

A. 经口   B. 经皮肤   C. 经输血

D. 经传播媒介叮咬   E. 经间接接触

3. 引起此次疾病暴发的传染源是(　　)(单选题)

A. 狗   B. 牛   C. 猪

D. 猫   E. 人

4. 诊断依据是(　　)(多选题)

A. 食生拌狗肉片   B. 食炒狗肉片   C. 食煮狗肉

D. 旋毛虫抗体阳性   E. 患者肌肉中检出旋毛虫囊包

5. 首选治疗药物是(　　)(单选题)

A. Mebendazole   B. Albendazole   C. Levamisole

D. Pyrantel pamoate   E. Metronidazole

病例六

患者，男，45 岁，广东籍，商人。2000 年 3 月出现右上腹隐痛，厌油，食欲下降，

对症处理无效。10月初出现皮肤黄染、消瘦。于10月12日入院。有生食鱼肉史(喜食"鱼生")。

体检：一般情况可，皮肤、巩膜黄染，肝脾肋下未触及，无叩痛。

实验室检查：总胆红素127μmol/L，ALT 1048U/L，嗜酸粒细胞18%。B超检查示：肝脏大小、形态正常，光点分布均匀，肝右前叶肝胆管内有多处大小不等的强回声，血管走行清晰，门静脉内径正常，胆总管9mm。后做十二指肠液引流，发现5条葵花子样虫体，淡红色，大小为(10~25mm)×(3~5mm)。将引流液离心，取沉渣镜检，发现大量芝麻样虫卵，黄褐色，大小约为(30~35μm)×(12~20μm)，壳厚，上端有卵盖，下端有小突，内含一毛蚴。

请回答以下问题：

1. 该病例的诊断为(　　)(单选题)
A. *Clonorchis sinensis*　　　　　　B. *Fasciolopsis buski*
C. *Paragonimus westermani*　　　　D. *Schistosoma japonicum*
E. *Pagumogonimus skrjabini*

2. 诊断依据为(　　)(多选题)
A. 有经常生食鱼肉的病史　　　　　B. 十二指肠液引流发现成虫、虫卵
C. 实验室检查依据　　　　　　　　D. 黄疸性肝炎症状
E. 有腹痛、腹泻

3. 询问病史时，应注意了解以下哪个问题(　　)(单选题)
A. 喝生水史　　　　　　　　　　　B. 食生鱼史
C. 生食茭白、菱角史　　　　　　　D. 食生肉史
E. 生食溪蟹史

4. 诊断本病时，可选择哪些病原学检查方法(　　)(多选题)
A. 生理盐水直接涂片法　　　　　　B. 十二指肠引流
C. 肝穿刺　　　　　　　　　　　　D. 查血
E. 查痰

5. 首选治疗药物为(　　)(单选题)
A. 吡喹酮　　　　　　　　　　　　B. 阿苯咪唑
C. 甲苯达唑　　　　　　　　　　　D. 甲硝唑
E. 阿的平

病例七

患者，男，46岁，浙江人。近1个月来发热，咳嗽，咳痰，痰中带血，伴胸痛、乏力、皮疹、消瘦，曾在当地医院对症治疗无效。因发现右上腹部肿块，前来就诊。询问病史，有食"醉蟹"史。

体格检查：一般情况可，心肺无异常，无肝脾肿大。右上腹部肿块，大小约为2.5cm×3cm，质中等硬度，无压痛，时有移行。

实验室检查：WBC>10×10^9/L，嗜酸粒细胞直接计数高达2.84×10^9/L。痰抗酸杆菌(−)。X线胸片：肺纹理增粗，有小囊样及隧道样改变。肺吸虫皮内试验阳性(1∶8000)。右上腹部肿块活检，为嗜酸性肉芽肿，痰、粪均检出肺吸虫卵，诊断为卫氏并殖吸虫病，采用吡喹酮(总剂量150mg/kg)治疗，痊愈出院。

请回答以下问题：

1. 本病例的诊断为卫氏并殖吸虫病的依据为( )(多选题)

A. 食醉蟹史

B. 肺吸虫皮内试验阳性、X 线胸片阳性

C. 血嗜酸粒细胞增高

D. 痰、粪检查均见肺吸虫卵

E. 有发热、咳嗽、咳痰

2. 卫氏并殖吸虫病的感染方式为( )(单选题)

A. 进食生的、未熟的蟹或醉蟹

B. 进食生的、未熟的鱼肉

C. 进食生的、新鲜的水生植物

D. 进食生的、未熟的猪肉

E. 进食生的、未熟的蛇肉

3. 卫氏并殖吸虫病的预防方法有( )(多选题)

A. 不食生的、未熟的蟹或醉蟹

B. 加强卫生宣传

C. 积极治疗患者

D. 消灭保虫宿主

E. 不接触疫水

病例八

患者，男，21 岁，某部队战士。1998 年 8 月，参加湖北抗洪抢险工作时，下肢经常出现红色小丘疹，有痒感，但任务紧急，未及时诊治。9 月份后常出现腹痛、腹泻，粪便时有黏液、脓血，伴发热、食欲减退而来就诊。

体格检查：一般情况尚可，心肺无异常，肝肋下一横指，有轻压痛。

实验室检查：WBC > 10×10^9/L，嗜酸粒细胞 0.08。粪便查见侧面有小棘的虫卵。

请回答以下问题：

1. 该病例应诊断为( )(单选题)

A. 急性血吸虫病

B. 慢性血吸虫病

C. 急性布氏姜片吸虫病

D. 尾蚴性皮炎

E. 急性阿米巴痢疾

2. 下列哪项与血吸虫病有关( )(多选题)

A. 有疫水接触史

B. 出现过皮炎，有痒感

C. 粪检发现侧面有小棘的虫卵

D. 生食鱼肉

E. 肝脏肿大

3. 吸虫病的防治方法有( )(多选题)

A. 积极治疗患者

B. 减少疫水接触及加强个人防护

C. 消灭钉螺

D. 管好粪便及水源

E. 不食生肉

病例九

患者，男，25 岁，湖北省公安县人，因拉痢 3 年，全身水肿 3 个月入院治疗。

患者因生活与生产需要，经常与疫水接触，3 年来经常拉痢，时好时犯，并有里急后重现象，特别是近 3 个月来病情加重，食欲缺乏，腹部饱胀，全身水肿，身体逐渐衰弱，甚至行走困难。

体检：体温 37.8℃，脉搏 104 次/分，呼吸 76 次/分，体重 35kg，面色苍白，全身水肿，腹部膨隆，有移动性浊音，腹壁静脉曲张，肝脾均可触及，肺部未见异常，心尖区有收缩期杂音。

化验：Hb 65g/L，RBC 126×10^{10}/L，WBC 6.9×10^9/L，中性粒细胞 0.70，嗜酸粒细胞

0.07，淋巴细胞 0.16，单核细胞 0.07，尿无异常，毛蚴孵育法阳性。

请回答下列问题：

1. 上述哪些病史、体征和化验结果有助于血吸虫病的诊断(　　)(多选题)

A. 与疫水接触
B. 有痢疾样粪便

C. 肝脾均可触及
D. 腹部膨隆，有移动性浊音

E. 毛蚴孵育法阳性

2. 痢疾样粪便产生机制(　　)(单选题)

A. 虫卵沉积在肠壁，毛蚴分泌物渗入组织，引起炎症和变态反应，导致组织坏死，坏死组织破溃到肠腔，随粪便排出

B. 成虫咬附在肠黏膜上，破坏肠黏膜

C. 童虫钻肠壁造成组织破坏

D. 虫卵沉积在肠壁，引起纤维组织增生和肠息肉

E. 成虫寄生引起烧瓶样溃疡，坏死组织破溃到肠腔，随粪便排出

3. 晚期血吸虫病肝脏病变(　　)(单选题)

A. 胆汁型肝硬化
B. 肝胆管阻塞

C. 干线型肝硬化
D. 巨噬细胞大量增加，引起肝大

E. 成虫寄生对肝组织造成机械性压迫，引起肝细胞萎缩

4. 晚期血吸虫病的主要临床症状有(　　)(多选题)

A. 腹水
B. 肝脾肿大

C. 食管及胃底静脉曲张
D. 荨麻疹

E. 拉痢

病例十

患者，男，32 岁，江苏人。因发热，腹痛，排脓血便 1 个月余就诊。患者 3 个月前乘船到湖南农村，由于天气炎热多次在河里洗澡，当时手脚及身体皮肤有米粒大小的红色丘疹出现，发痒，有时有风疹块，未予重视，几天后出现咳嗽、发热、食欲减退，给予感冒片治疗好转。1 个月前患者又出现发热、腹泻、脓血便，3~4 次/天，上腹部疼痛，消瘦，到当地医院给予抗生素治疗无效。

体检：体温 39.2℃，消瘦面容，神志清楚，心肺(-)，腹部稍膨胀，肝剑突下 3cm，有压痛，脾可触及。

血常规：白细胞升高，嗜酸粒细胞增多。

X 线胸片：正常。

1. 根据上述病史、体检及化验结果，你认为该患者患的是什么病？

2. 你认为还应当进行哪些检验以便确诊？

3. 患者如何处理？

病例十一

患者，男，46 岁，因肌肉酸痛 1 个月，头痛、头晕、恶心、呕吐、少语而就诊入院。既往有高血压病史。

体检：体温 36℃，血压 180/110mmHg(24/14kPa)。眼底检查发现双侧视乳头轻度水肿，无出血；脑脊液压力 2.16kPa，蛋白(+)。颅脑 CT 示：额叶 2cm×3cm 大小低密度灶，第四脑室轻度扩大。拟诊断为脑梗死。

病程：入院后，经降颅内压，静脉滴注羟乙基淀粉(代血浆)、曲克芦丁(维脑路通)、蝮蛇抗栓酶等，治疗10天，症状加重，出现视力模糊、抽搐，重新考虑诊断。

经详细询问病史及做体格检查，发现患者经常吃"烤猪肉串"；胸前区有多个皮下活动性结节，手术摘取皮下结节检查，确诊为猪囊尾蚴；免疫学诊断囊虫抗体阳性，给予阿苯达唑治疗后症状完全缓解出院。

请回答以下问题：

1. 患者误食什么而感染( )(单选题)

A. 链状带绦虫卵　　　　　　B. 猪囊尾蚴　　　　　　C. 棘球蚴

D. 细粒棘球绦虫卵　　　　　E. 肥胖带绦虫卵

2. 确诊本病的主要依据为( )(单选题)

A. 患者经常吃"烤猪肉串"　　　　　　　　　B. 皮下有多个活动性结节

C. 活检皮下结节为猪囊尾蚴　　　　　　　　D. 免疫学诊断阳性

E. 阿苯达唑治疗有效

3. 本病的常用免疫学诊断方法有( )(多选题)

A. 皮内试验　　　　　　　B. 酶联免疫吸附试验　　　　C. 环卵沉淀试验

D. 间接血凝试验　　　　　E. 尾蚴膜试验

4. 除阿苯达唑外，治疗本病的常用有效药物还有( )(单选题)

A. 伯氨喹　　　　　　　　B. 吡喹酮　　　　　　　　C. 甲硝唑

D. 槟榔和南瓜子合剂　　　E. 乙胺嘧啶

病例十二

患者，男，30岁，导游。2年前因反复腹痛、腹泻诊断为"慢性结肠炎"，经对症治疗，病情好转，但仍时有腹泻，并时有便秘。曾查粪便未检出阿米巴包囊。近1个月，患者因发热、肝区疼痛、消瘦而入院治疗。

体格检查：消瘦，体温38.3℃，肝肋下一指，脾未触及，右上腹有压痛，心肺(-)。

实验室检查：RBC 4.1×10^{12}/L，WBC 6.5×10^9/L，Hb 120g/L，中性粒细胞0.8，淋巴细胞0.19，单核细胞0.1。粪检：大便成形，反复粪检查见溶组织内阿米巴包囊。腹部B超示肝右叶有一3cm×2cm×2cm的囊性灶，可见液面。

病程：患者入院后进行对症治疗及抗阿米巴治疗，使用甲硝唑800mg，3次/天，共9天。患者体温降至正常，经两个疗程治疗后，患者康复出院。

请回答以下问题：

1. 该患者应诊断为( )(单选题)

A. 慢性肠阿米巴病　　　　　　　　　　　　B. 急性肠阿米巴病

C. 慢性肠阿米巴病伴阿米巴肝脓肿　　　　　D.慢性结肠炎伴阿米巴肝脓肿

E. 急性阿米巴肝脓肿

2. 甲硝唑可杀灭( )(多选题)

A. 肠道中的包囊　　　　　　　　　　　　　B. 肠道及肠壁中的滋养体

C. 肝脏中的包囊　　　　　　　　　　　　　D. 肝脏中的滋养体

E. 肝脏中的包囊及滋养体

3. 患者还需服用以下何种药物杀灭肠道内阿米巴包囊( )(多选题)

A. 青蒿素　　　　　　　B. 二氯尼特糠酸酯　　　　　C.二碘羟基喹啉

D. 乙胺嘧啶　　　　　　E. 氯喹

4. 作为职业导游，患者治愈后，应注意采取哪些措施防止再感染(　　)(多选题)

A. 不喝生水　　　　　　　　　　　B. 不吃生鱼

C. 注意个人卫生　　　　　　　　　D. 必要时服用氯碘喹啉

E. 不吃水生植物

病例十三

患者，男，18岁，在山东省某县工作，1985年7月自感头痛、发热、乏力，服用APC、安乃近等解热镇痛药无效，发热已持续2周。体温39.5℃，门诊以"发热待查"收入住院。

体检：血压90/60mmHg(12/8kPa)，脉搏120次/分，贫血面容，牙龈少许出血，两腋窝及腹股沟处可触及蚕豆大小的肿大淋巴结，无压痛，肝肋下2cm，脾肋下10cm，质软，两肺有轻度啰音，心脏(−)。

实验室检查：RBC 180×10^{10}/L，WBC 2.0×10^9/L，血小板 4.6×10^{10}/L，Hb 40g/L，A/G=25∶45。

病原学检查：检出杜氏利什曼原虫。

免疫学检查：leishmania Intradermal test(−)。

诊断：内脏型利什曼病。

请回答以下问题：

1. 该患者确诊依据是(　　)(单选题)

A. 骨髓穿刺涂片查到前鞭毛体　　　　　B. 骨髓穿刺涂片查到无鞭毛体

C. 脾脏穿刺涂片查到前鞭毛体　　　　　D. 脾脏穿刺涂片查到前鞭毛体与无鞭毛体

E. 穿刺物培养检出无鞭毛体

2. 该病例与黑热病特点相符的有(　　)(多选题)

A. 患者来自流行区　　　　　　　　B. 青年男性

C. 全血性贫血　　　　　　　　　　D. 肝脾、淋巴结肿大

E. 持续发热2周

3. 患者出现全血性贫血的原因是(　　)(多选题)

A. 无鞭毛体可破坏血细胞　　　　　B. 前鞭毛体可破坏血细胞

C. 脾功能亢进　　　　　　　　　　D. 骨髓造血功能受抑制

E. 免疫性溶血

4. 患者 *Leishmania* intradermal test(−)，显示(　　)(单选题)

A. 体液免疫低下　　　　　　　　　B. 细胞免疫低下

C. 轻度感染，抗体产生量少　　　　D. 操作误差，应重做

E. 患者存在先天性免疫缺陷

5. 患者 A/G 倒置是由于(　　)(多选题)

A. 肝脏合成清蛋白增多　　　　　　B. 肝脏合成清蛋白减少

C. 浆细胞增生产生球蛋白增多　　　D. 浆细胞大量被破坏，球蛋白减少

E. 部分清蛋白可从尿中排出

6. 黑热病的特效药物有(　　)(多选题)

A. 抗生素　　　　　　　　　　　　B. 葡萄糖酸锑钠

C. 氯喹　　　　　　　　　　　　　D. 喷他脒

E. 乙胺嘧啶

7. 在黑热病患者可能出现以下情况(　　)(多选题)

A. 不经治疗可自愈　　　　　　　B. 免疫力低下，易死于感染

C. 免疫球蛋白增高，免疫力增强　D. 治愈后患者仍可再感染

E. 治愈后患者利什曼素试验呈(+)

8. 防治该病的根本措施是(　　)(多选题)

A. 查治患者　　　　　　　　　　B. 加强卫生管理

C. 消灭白蛉　　　　　　　　　　D. 捕杀病犬

E. 搞好环境卫生

病例十四

患者，女，26岁，已婚，内蒙古某地牧民。自感近几周外阴痛痒，腰酸，白带增多、味臭、泡沫状，同时伴有尿频、尿急等症状，月经后加重。妇科检查外阴部红肿。取阴道分泌物生理盐水涂片可见大量梨形或圆形虫体，前端可见鞭毛运动，轴柱从后端伸出，做螺旋式运动。

请回答以下问题：

1. 根据镜检的虫体形态，鉴定为(　　)(单选题)

A. 溶组织内阿米巴滋养体　　　　B. 脆弱双核阿米巴滋养体

C. 阴道毛滴虫滋养体　　　　　　D. 蓝氏贾第鞭毛虫滋养体

E. 人毛滴虫滋养体

2. 哪些情况有助于本病诊断(　　)(多选题)

A. 已婚女性　　　　　　　　　　B. 日常工作与犬接触密切

C. 外阴痛痒，白带呈泡沫状　　　D. 有泌尿系刺激症状

E. 镜检有病原体

3. 治疗患者可选用的药物有(　　)(多选题)

A. 口服抗生素　　　　　　　　　B. 口服甲硝唑

C. 局部使用甲硝唑栓剂　　　　　D. 乙胺嘧啶

E. 乙胺嗪

4. 防治此种寄生虫病的有效措施是(　　)(多选题)

A. 注意饮食卫生　　　　　　　　B. 消灭保虫宿主

C. 讲究性卫生　　　　　　　　　D. 防止间接接触感染

E. 对其配偶亦应检查治疗

病例十五

患者，女，18岁，北京市某农场挤奶工人。主诉腹痛、腹泻1周。患者自幼喜饮生水和生奶。近半年来常出现腹痛、腹泻、水样便、量大、恶臭味、无脓血，并伴有发热、头痛，经服抗生素后缓解，近来又出现症状。

病原学检查：粪检发现有梨形虫体，背面隆起，腹面扁平，借助鞭毛运动，运动活泼。

请回答以下问题：

1. 根据上述病史应诊断为(　　)(单选题)

A. 阿米巴痢疾　　　　　　　　　B. 蓝氏贾第鞭毛虫病

C. 人毛滴虫病　　　　　　　　　D. 脆弱双核阿米巴病

E. 口腔毛滴虫病

2. 该患者病原学检查可选用(　　)(单选题)

A. 取急性期粪便涂片查滋养体　　　　B. 乙状结肠镜活检

C. 取粪便作毛蚴孵育法　　　　　　　D. 取粪便作钩蚴孵育法

E. 饱和盐水浮聚法查包囊

3. 除了发现病原体之外,哪些病史有助于诊断(　　)(多选题)

A. 发热、腹泻、腹痛　　　　　　　　B. 水样便,恶臭味、无脓血

C. 有饮生水、生奶史　　　　　　　　D. 经常与食草动物接触

E. 女性青年

4. 治疗此病可选用(　　)(多选题)

A. 磺胺嘧啶　　　　　　　　　　　　B. 甲硝唑

C. 阿苯达唑　　　　　　　　　　　　D. 槟榔加南瓜子

E. 硫酸镁

5. 为防止此种寄生虫感染,可采取以下哪些措施(　　)(多选题)

A. 注意饮食卫生和饮水卫生　　　　　B. 对急性期患者粪便应及时做消毒处理

C. 消灭保虫宿主　　　　　　　　　　D. 防止媒介昆虫叮咬

E. 避免接触患者,防止空气传播

病例十六

患者,男,30 岁,8 月 15~21 日赴海南岛工作。8 月 30 日出现发热、腹泻,因工作忙未及时就医,9 月 7 日病情加重,出现休克,立即住院。

体格检查:定向力障碍,颈强直,肺无异常,肝、脾无肿大,无皮疹。

实验室检查:Hb 75g/L,WBC 1.3×10^9/L,中性粒细胞 0.82、淋巴细胞 0.18,血涂片有大量疟原虫环状体,脑脊液检查正常,胸透正常。

病程:患者服用 1.5g 氯喹后昏迷,药物无法口服,9 月 8 日~9 日改用肌内注射氯喹,9 月 10 日苏醒,因治疗休克时输血和甘露糖醇以及静脉滴注,所以血压有时正常,除尿氮暂时增高外,其他化验指标无异常。

9 月 10 日血涂片检查疟原虫环状体数量减少,9 月 11 日转阴,但在 9 月 10 日和 9 月 11 日体温突然升到 39℃,体检显示左肺叶典型实变,脾可触及、胸部 X 线检查确定左下叶肺炎,故用青霉素治疗。

住院前患者已用磷酸氯喹 4g 治疗,以后继续治疗,250mg/次,2 次/天,血涂片转阴后才停药,医师建议不必用伯氨喹治疗。在休克期间停止服用皮质醇,因为此药可减弱对疟疾的抵抗力,患者治愈后最好进行神经病学和脑电图检查。偶尔,此类疟疾病例可有脑损伤后遗症。

请回答以下问题:

1. 患者感染了哪种疟原虫(　　)(单选题)

A. 间日疟原虫　　　　B. 恶性疟原虫　　　　C. 卵形疟原虫

D. 三日疟原虫　　　　E. 卵形疟原虫和三日疟原虫混合感染

2. 患者哪些组织器官出现毛细血管堵塞(　　)(单选题)

A. 脑　　　　　　　　B. 眼　　　　　　　　C. 脂肪组织

D. 皮肤　　　　　　　E. 淋巴结

3. 患者的潜伏期是(　　)(单选题)

A. 48h
B. 9~15 天
C. 1 个月以上
D. 15~28 天
E. 36~48h

4. 为什么此患者不用伯氨喹治疗(　　)(单选题)

A. 因为此药加重毛细血管堵塞
B. 因为这种寄生虫生活史中无复发
C. 因为这种寄生虫对伯氨喹有抗性
D. 因为伯氨喹能引起溶血性贫血
E. 因为伯氨喹的副作用太大

病例十七

患者，女，47 岁，四川人，因 5 天来间歇性发热入院。

住院前 4 天早晨体温正常，但下午发热(38.3℃)、寒战，晚上退热。住院前 2 天再次发作，症状同前。两次发作之间体温正常。在不发热期间，患者感觉良好，入院前经医师诊断为流行性感冒，经治疗无效，入院当天左侧胸痛、伴轻度咳嗽、体温升至 40.5℃、寒战而入院。

体检：血压 146/90mmHg(19.42/11.97kPa)，心率 120 次/分，呼吸 20 次/分，体温 40.3℃，急性病容，心脏检查正常，左肺可闻少量啰音，腹部检查正常。

实验室检查：Hb 140g/L，红细胞沉降率 14mm，WBC 6.65×10^9/L，其中中性粒细胞 0.80，淋巴细胞 0.20，尿糖及蛋白(-)。

病程：入院后 4h 虽没服药却退热。血涂片检查显示一个油镜视野中有 4 个红细胞内有原虫寄生，虫体均有一个细胞核和多量细胞质，细胞质形态不规则，有空泡和伪足，其上有棕黄色小点。被寄生的红细胞胀大、色变浅，其上有红色小点。入院后检查脾可触及、质软。

请回答以下问题：

1. 此患者患的疾病是(　　)(单选题)

A. 间日疟疾
B. 黑热病
C. 恶性疟疾
D. 弓形虫病
E. 三日疟疾

2. 血涂片所见的病原体是(　　)(单选题)

A. 刚地弓形虫包囊
B. 杜氏利什曼原虫无鞭毛体
C. 间日疟原虫滋养体
D. 恶性疟原虫环状体
E. 三日疟原虫配子体

3. 应在什么时间作血涂片检查最好(　　)(单选题)

A. 寒战前取血
B. 发热前取血
C. 在夜晚取血
D. 发热数小时取血
E. 寒战后即刻取血

4. 杀死血内原虫应选择哪种药物(　　)(多选题)

A. 伯氨喹
B. 乙胺嘧啶
C. 氯喹
D. 甲硝唑
E. 青蒿素

5. 此患者还应服什么药以达到彻底治疗的目的(　　)(单选题)

A. 奎宁
B. 伯氨喹
C. 乙胺嘧啶
D. 咯萘啶
E. 乙胺嗪

病例十八

婴儿出生(正常产)6 个月后出现脑积水，脑部 X 线检查显示一块脑钙化灶，血清学试验阳性。

32岁男性，淋巴结肿大，发热、咽炎、精神欠佳、食欲缺乏、头痛，血清学检查阳性。

48岁女性，体重减轻、发热、嗜睡，X线检查显示右中叶和左下叶肺浸润，此后，发生尿失禁，突然半身瘫痪，谈话迟缓，WBC 3.8×10^9/L，Hb 104g/L，脑脊液检查600个白细胞/μl，其中大部分为多核白细胞，蛋白83mg。细菌和真菌培养阴性，住院12天进行骨髓穿刺检查，发现含有数十个新月形虫体的假包囊。同天进行特异性血清学检查(阳性)，在入院后14天死亡。

16岁男性，几个星期来右眼视力降低、眼痛。检眼镜检查显示视网膜脉络膜炎，血清学检查阳性。

请回答以下问题：

1. 上述4个病例均诊断为(　　)(单选题)
A. 原发性脑膜脑炎　　　　　　B. 阿米巴病　　　　　　C. 弓形虫病
D. 卡氏肺孢子虫病　　　　　　E. 黑热病

2. 你还应询问哪些病史(　　)(多选题)
A. 与猫接触的历史　　　　　　B. 与家畜接触的历史　　　C. 食用水生植物的历史
D. 食生的或未煮熟肉的历史　　E. 游泳的历史

3. 下列哪些方法有助诊断(　　)(多选题)
A. IFA　　　　　　　　　　　　B. 尿培养　　　　　　　　C. ELISA
D. 蛋白电泳　　　　　　　　　E. IHA

4. 治疗药物有(　　)(多选题)
A. 螺旋霉素　　　　　　　　　B. 米诺环素+磺胺嘧啶　　　C. 甲硝唑
D. 阿苯达唑　　　　　　　　　E. 吡喹酮

5. 6个月患儿的先天性感染来自(　　)(单选题)
A. 污染牛奶　　　　　　　　　B. 分娩时产道　　　　　　C. 蚊媒介
D. 饮生水　　　　　　　　　　E. 母亲子宫内胎盘

病例十九

患儿，男，8岁，家住吉林省某城镇。因发音不清、吞咽困难、下肢瘫痪而入院。患儿平素体健，发病前一天随家长到林区游玩。发病初，患儿易激怒，下肢疼痛，步态蹒跚，随后出现发音不清、吞咽困难及下肢瘫痪。

体检：患儿发育、营养良好，神志尚清楚，各种反射消失。在颈后发际处发现硬蜱1只，细心摘除后，经鉴定为安氏革蜱(*Dermacentor andersoni*)，雌性。常规化验检查均正常。

病程：明确诊断后，经及时治疗，2天后全部症状消失，患儿痊愈出院。

请回答下列问题：

1. 对于上述病例应首先考虑的诊断是(　　)(单选题)
A. 森林脑炎　　　　　　　　　B. 脊髓灰质炎　　　　　　C. 蜱媒回归热
D. 蜱瘫痪　　　　　　　　　　E. 流行性乙型脑炎

2. 如果未能及时明确诊断，患儿最可能出现下列哪一种情况(　　)(单选题)
A. 脑水肿引起昏迷　　　　　　B. 呼吸衰竭　　　　　　　C. 肾衰竭
D. 肝性脑病　　　　　　　　　E. 心脏骤停

3. 患儿的症状是由蜱涎液内的何种物质引起的(　　)(单选题)

A. 森林脑炎病毒　　　　　B. 包柔螺旋体　　　　　C. 贝氏立克次体

D. 神经毒素　　　　　　　E. 克里米亚-刚果出血热病毒

4. 发现蜱叮刺人体时，应采用哪些方法将蜱摘除(　　)(多选题)

A. 滴乙醚或氯仿将蜱麻醉后拔除　　　　B. 涂甘油或凡士林将蜱窒息后拔除

C. 先将蜱轻轻摇动，再果断拔除　　　　D. 捉住蜱躯体迅速拔除

E. 涂抹敌敌畏将蜱杀死后拔除

病例二十

患者，女，28岁，医院护理工。自感皮肤瘙痒1个月。发病起始时，发现两手指间皮肤发红，有针尖大小的小点，痒感，以为与使用清洁剂有关，在改用其他类型的清洁剂之后，仍感瘙痒，而且瘙痒部位扩展到手背、腕部、肘窝、腋下、乳房下、背部，以为缺乏维生素，服用多种维生素后仍不见效，痒感加重，夜间尤甚，遂来就诊。

体检：一般情况尚好。在手背、腕部和臂部有脱皮现象，乳房下和背部有丘疹皮损，可见发亮的小水疱和线状红色病变。

化验：常规化验除嗜酸粒细胞增多外，其余均正常。

病原学检查：刮取线状红疹部镜检，发现圆形乳白色虫体，虫体长约0.2~0.4mm，颚体短小，躯体背面有波纹、皮刺及刚毛。足4对，前两对足与后两足间相距较远，雌虫第1、2对足末端有带柄的吸垫，第3、4对足末端有长刚毛；雄虫除第3对足末端为长刚毛外，其余各足末端均为带柄的吸垫。

治疗：患者经硫磺制剂治疗后，未再出现新的皮损，皮肤瘙痒症状经用炉甘石洗剂涂敷后逐渐消失。在进行流行病学调查时，发现患者所管的病房中有两个同样症状的患者，其中一人在入院前就有皮肤瘙痒，遂对两患者进行皮肤刮片镜检，发现相同的虫体。

请回答下列问题：

1. 根据上述，你首先考虑的诊断是(　　　)(单选题)

A. 恙螨皮炎　　　　　B. 革螨性皮炎　　　　　C. 疥疮

D. 皮肤幼虫移行症　　E. 谷痒症

2. 本病例的感染途径有(　　)(多选题)

A. 与感染本病患者密切接触　　　　　　B. 接触患者的衣服、被褥、毛巾等

C. 蚊子吸血感染　　　　　　　　　　　D. 误食病原体污染的食物

E. 通过空气吸入感染

3. 下列哪些方法可查出该病的病原体(　　　)(多选题)

A. 消毒针头挑破局部皮肤，镜检

B. 消毒的矿物油滴皮损处，用刀片刮取皮损镜检

C. 解剖镜直接检查皮损部位

D. 免疫学试验

E. 血涂片检查

4. 哪些药物可治疗本病(　　)(多选题)

A.10%硫磺软膏　　　　　　　　　　B.10%苯甲酸苄酯搽剂

C.1%丙体666霜剂　　　　　　　　　D.10%优力肤霜

E. 伊维菌素

5. 预防本病的措施有哪些(　　)(多选题)

A. 勤洗澡，勤换衣服　　　　　　　　B. 避免与患者接触

C. 对患者的衣服、被褥及时消毒　　　　D. 饭前便后要洗手、讲究饮食卫生

E. 灭鼠

病例二十一

患者，男，30 岁，已婚，工人。主诉阴部瘙痒 1 个月。发病以来，患者通过洗澡及更换沐浴液均未减轻症状，遂来就诊。

检查：阴部皮肤发红，有丘疹。在阴毛上可见灰白色虫体，宽而短，形似蟹，大小为 1.5~2.0mm；有 3 对足，前足细小，中、后足明显粗大；腹部后部几节腹板侧缘生有锥形突起，突起上有刚毛。在阴毛根部可见白色的虫卵，椭圆形，大小约为 0.8mm×0.3mm，虫卵紧紧黏附在阴毛上，其游离端有盖，上有气孔和小室。

追述病史，患者发病后其妻也出现相同症状，其妻身上也查见与患者身上形态相同的虫体和虫卵。

请回答下列问题：

1. 患者体表寄生的虫体是(　　　)(单选题)

A. 臭虫　　　　　　　B. 蚤幼虫　　　　　　　C. 白蛉幼虫

D. 耻阴虱　　　　　　E. 人体虱

2. 该病的主要传播途径是(　　　)(单选题)

A. 臭虫体表鬃毛携带虫卵所致　　　　　　B. 蚤叮人吸血时注入病原体

C. 白蛉叮人吸血时注入病原体　　　　　　D. 通过性生活感染

E. 误食虫卵感染

3. 该虫体能永久性寄生于体表是由于(　　　)(单选题)

A. 口器上生有倒齿，刺入人皮肤后长时间吸血

B. 足末端生有攫握器，能紧握阴毛不脱落

C. 足末端刚毛上有吸垫，紧紧吸附皮肤

D. 口器末端有 1 对半圆形唇瓣，紧紧吸附皮肤

E. 对人体的汗臭、气味有特殊的趋向性

彩　　图

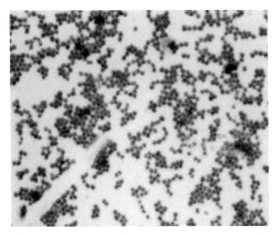

彩图 1　葡萄球菌

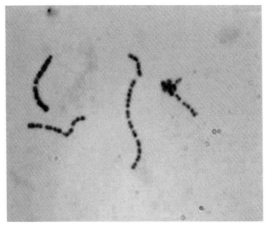

彩图 2　链球菌

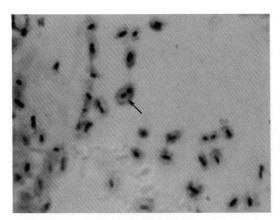

彩图 3　肺炎链球菌

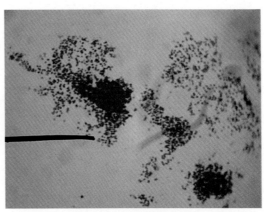

彩图 4　脑膜炎奈瑟菌

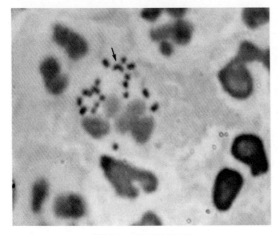

彩图 5　淋病奈瑟菌

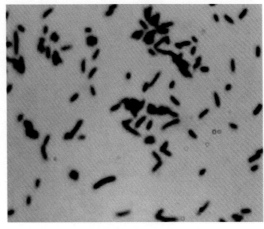

彩图 6　杆菌(G⁻)

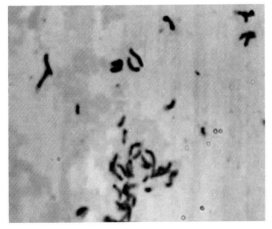

彩图 7 弧菌

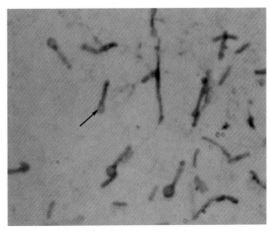

彩图 8 破伤风芽孢梭菌

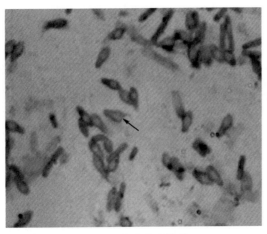

彩图 9 肉毒芽孢梭菌

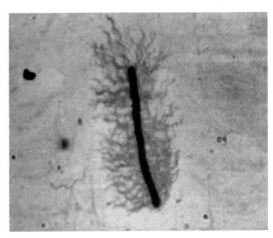

彩图 10 变形杆菌

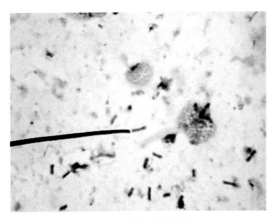

彩图 11 产气荚膜梭菌

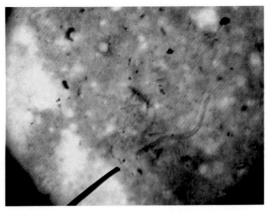

彩图 12 结核分枝杆菌

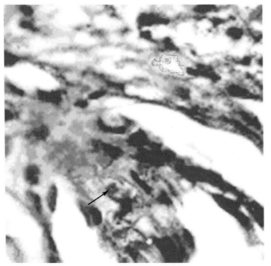

彩图 13　麻风分枝杆菌

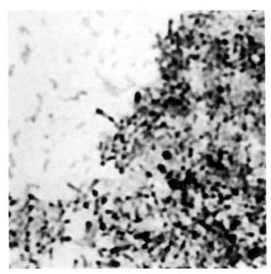

彩图 14　白喉棒状杆菌

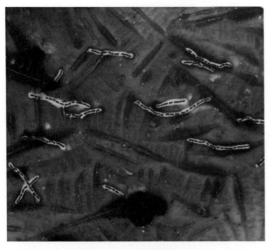

彩图 15　炭疽芽孢杆菌

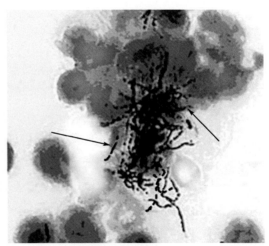

彩图 16　放线菌

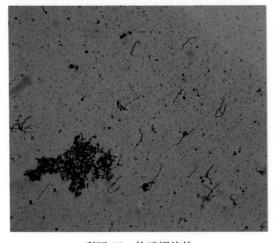

彩图 17　钩端螺旋体

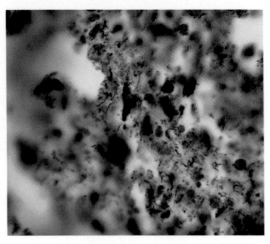

彩图 18　梅毒螺旋体

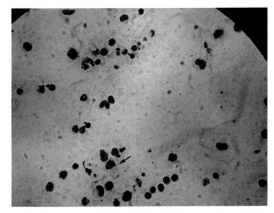

彩图 19　立克次体

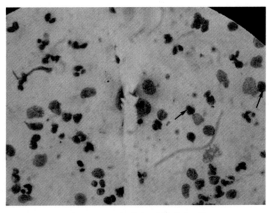

彩图 20　沙眼衣原体包涵体

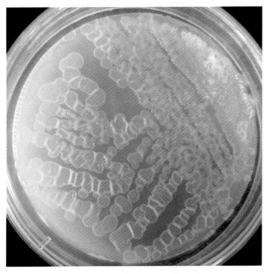

彩图 21　枯草芽孢杆菌菌落

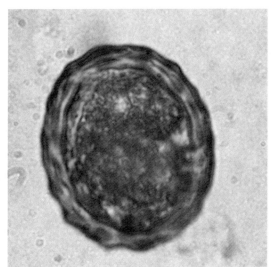

彩图 22　受精蛔虫卵

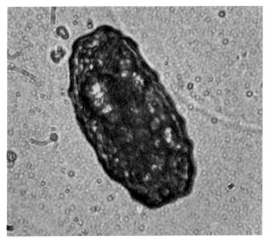

彩图 23　未受精蛔虫卵

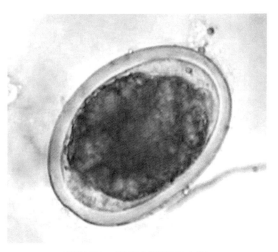

彩图 24　脱蛋白质膜蛔虫卵

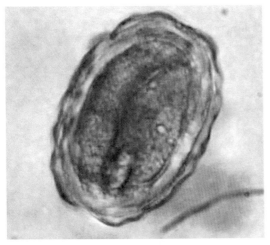

彩图 25　感染性蛔虫卵

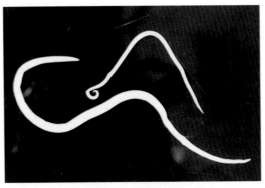

彩图 26　蛔虫成虫

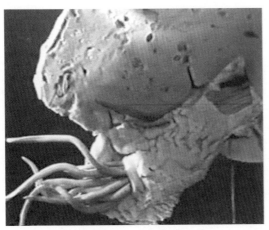

彩图 27　胆道蛔虫病

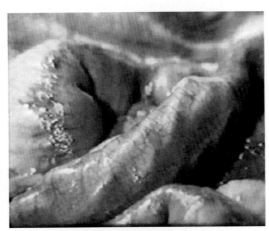

彩图 28　蛔虫性肠梗阻

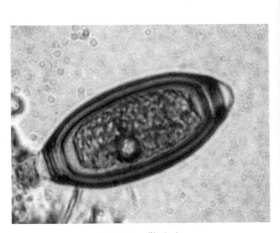

彩图 29　鞭虫卵

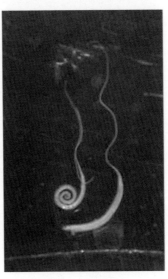

彩图 30　鞭虫成虫

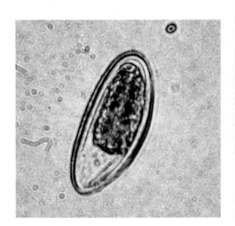

彩图 31　蛲虫卵

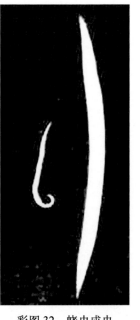

彩图 32　蛲虫成虫

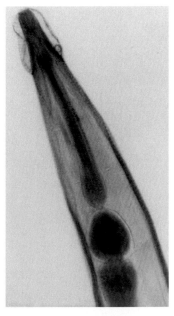

彩图 33　蛲虫成虫染色标本

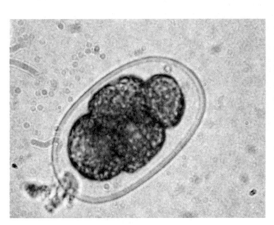

彩图 34　钩虫卵

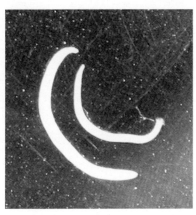

彩图 35　十二指肠钩虫成虫

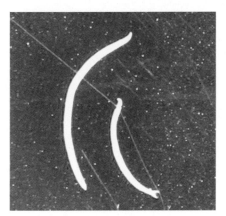

彩图 36　美洲钩虫成虫

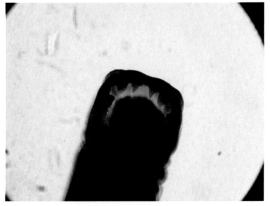

彩图 37　十二指肠钩虫口囊

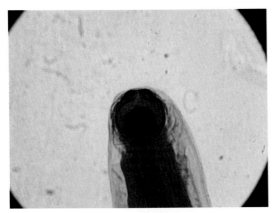

彩图 38　美洲钩虫口囊

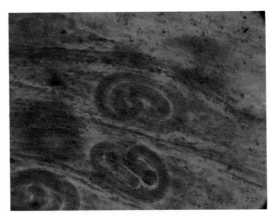

彩图 39　旋毛虫幼虫囊包

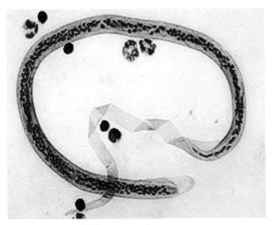

彩图 40　班氏丝虫微丝蚴

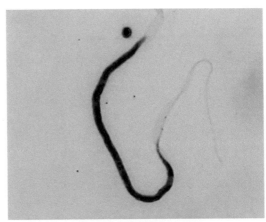

彩图 41　马来丝虫微丝蚴

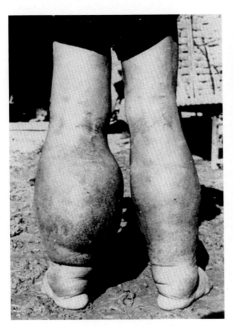

彩图 42　下肢象皮肿

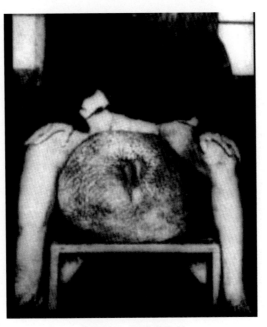

彩图 43　阴囊象皮肿

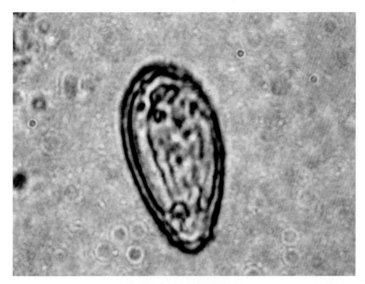

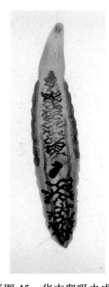

彩图 44　华支睾吸虫卵　　　　　　　　　　　彩图 45　华支睾吸虫成虫

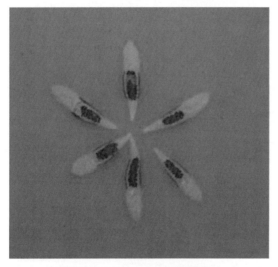

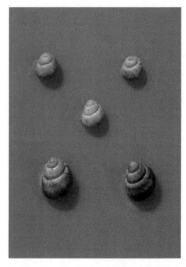

彩图 46　华支睾吸虫浸制标本　　　　　　彩图 47　华支睾吸虫第一中间宿主

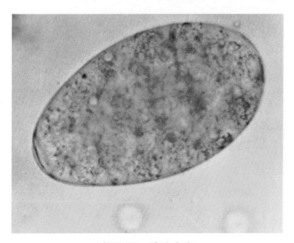

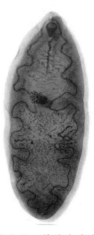

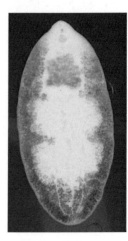

彩图 48　姜片虫卵　　　　　　　彩图 49　姜片虫成虫　　彩图 50　姜片虫成虫
　　　　　　　　　　　　　　　　　　　　　染色标本　　　　　　浸制标本

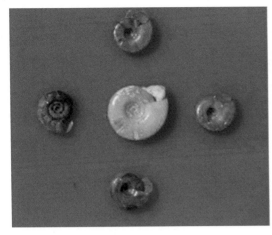

彩图 51　扁卷螺

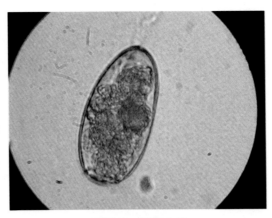

彩图 52　肺吸虫卵

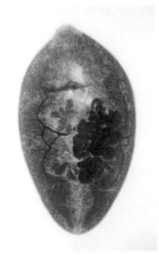

彩图 53　卫氏并殖吸虫成虫染
色标本

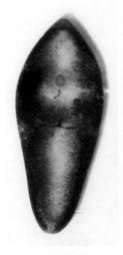

彩图 54　斯氏狸殖吸
虫成虫染色标本

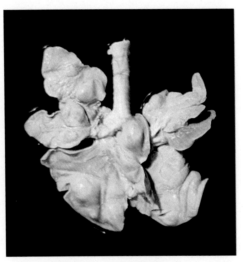

彩图 55　肺吸虫狗肺标本

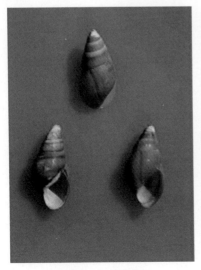

彩图 56　川卷螺

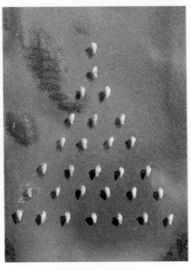

彩图 57　拟钉螺

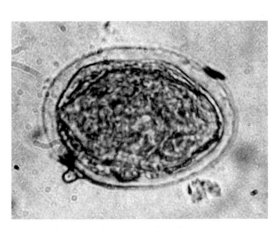
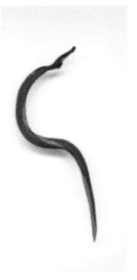
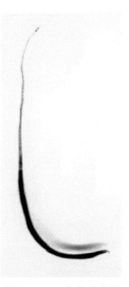

彩图 58　日本血吸虫卵　　　　彩图 59　日本血吸虫雄　彩图 60　日本血吸虫雌
　　　　　　　　　　　　　　　　　　　　　虫成虫　　　　　　　　　虫成虫

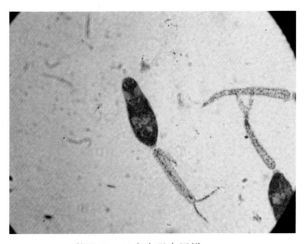
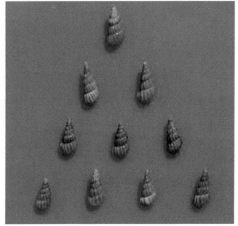

彩图 61　日本血吸虫尾蚴　　　　　　　　　彩图 62　湖北钉螺

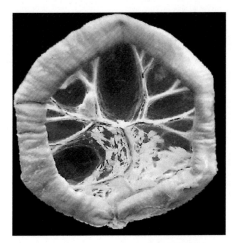
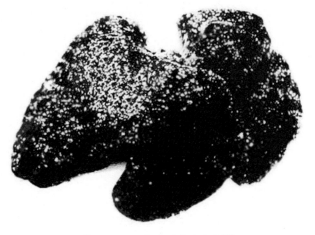

彩图 63　日本血吸虫病兔肠系膜　　　　彩图 64　日本血吸虫病兔肝脏

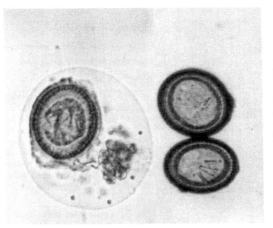

彩图 65　带绦虫卵

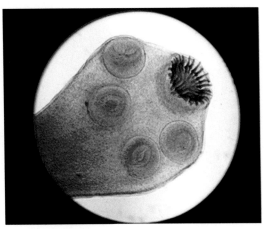

彩图 66　猪带绦虫成虫头节

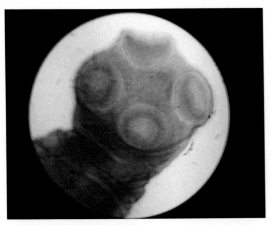

彩图 67　牛带绦虫成虫头节

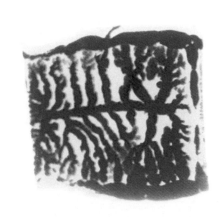

彩图 68　猪带绦虫孕节

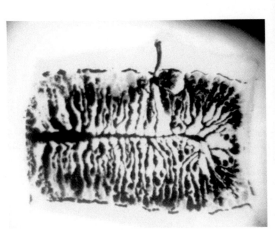

彩图 69　牛带绦虫孕节

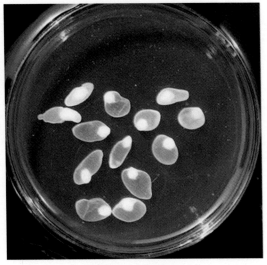

彩图 70　猪囊尾蚴

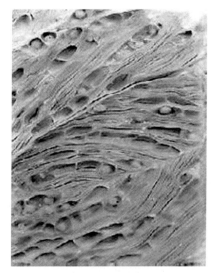
彩图 71　米猪肉

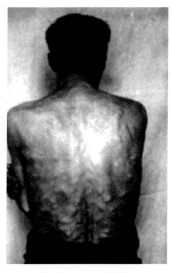
彩图 72　皮下囊虫

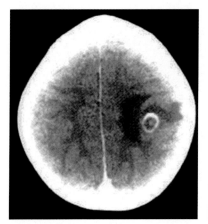
彩图 73　脑囊虫 CT 片

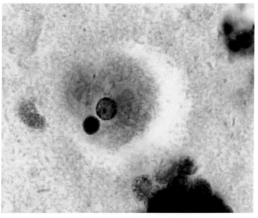
彩图 74　溶组织内阿米巴滋养体

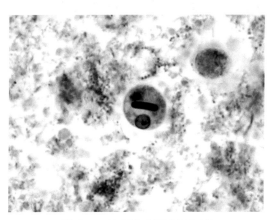
彩图 75　溶组织内阿米巴包囊

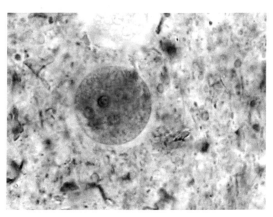
彩图 76　结肠内阿米巴包囊

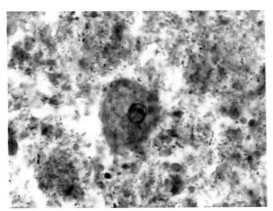

彩图 77　结肠内阿米巴滋养体

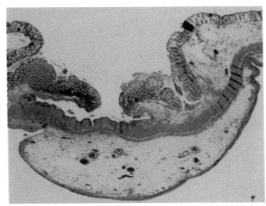

彩图 78　肠壁溃疡切片

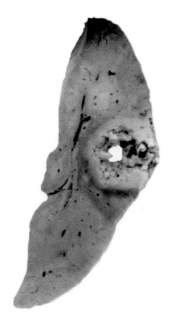

彩图 79　阿米巴肝脓肿

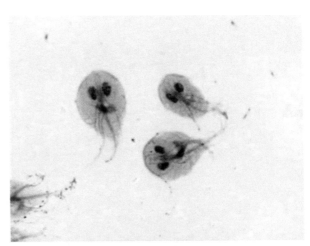

彩图 80　蓝氏贾第鞭毛虫滋养体

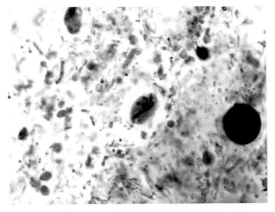

彩图 81　蓝氏贾第鞭毛虫包囊

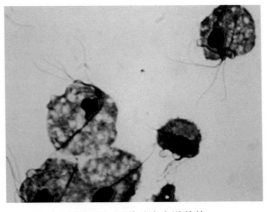

彩图 82　阴道毛滴虫滋养体

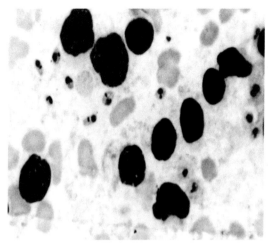

彩图 83　杜氏利什曼原虫无鞭毛体

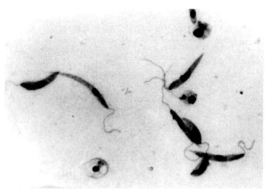

彩图 84　杜氏利什曼原虫前鞭毛体

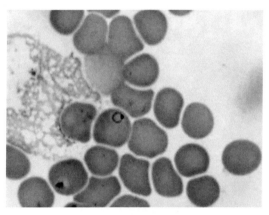

彩图 85　间日疟原虫环状体

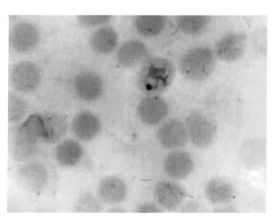

彩图 86　间日疟原虫大滋养体

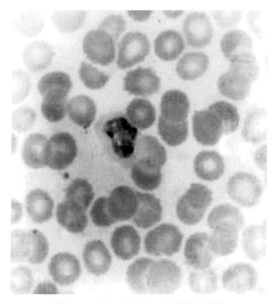

彩图 87　间日疟原虫未成熟裂殖体

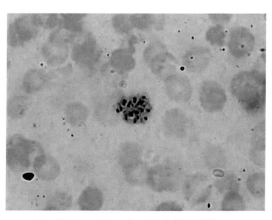

彩图 88　间日疟原虫成熟裂殖体

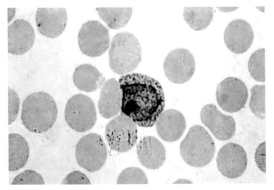

彩图 89 间日疟原虫雌配子体

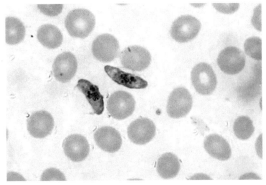

彩图 90 恶性疟原虫配子体

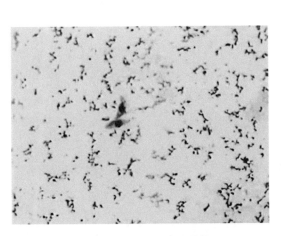

彩图 91 刚地弓形虫滋养体

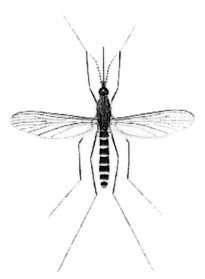

彩图 92 成蚊

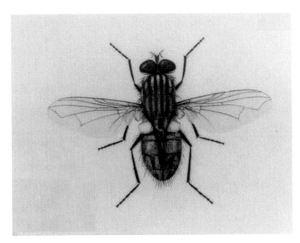

彩图 93 饭蝇

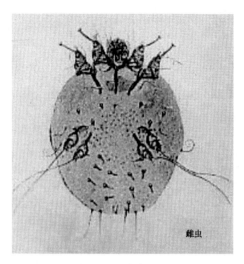

雌虫

彩图 94 疥螨成虫

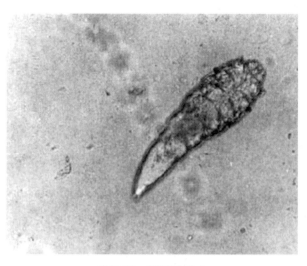

彩图 95 蠕形螨成虫